Antiandrogen-Östrogentherapie bei Androgenisierungserscheinungen

Antiandrogen-Östrogentherapie bei Androgenisierungserscheinungen

Herausgegeben von
Adolf E. Schindler

Walter de Gruyter
Berlin · New York 1988

Prof. Dr. med. Adolf E. Schindler
Direktor
Abteilung für Gynäkologie, insbesondere
gynäkologische Onkologie
Zentrum für Frauenheilkunde
Universitätsklinikum Essen
Hufelandstrasse 55
D-4300 Essen 1

Das Buch enthält 101 Abbildungen und 59 Tabellen.

CIP-Kurztitelaufnahme der Deutschen Bibliothek

Antiandrogen-Östrogentherapie bei Androgenisierungserscheinungen
hrsg. von Adolf E. Schindler
- Berlin; New York: de Gruyter, 1988.
Engl. Ausg. u. d. T.: Antiandrogen-estrogen therapy for signs of androgenization
ISBN 3-11-011402-X
NE: Schindler, Adolf E. [Hrsg.]

Satz, Druck und Bindung: Mohndruck, Gütersloh.
Umschlagentwurf: Rudolf Hübler, Berlin.

Begrüßungsrede

C. Flamigni

Sehr geehrter Herr Vorsitzender,
liebe Kollegen,
meine Damen und Herren,
mit Freuden habe ich die Einladung der Kongreßorganisation angenommen, Sie heute hier willkommen zu heißen. Dies geschieht zunächst einmal in meinem Namen – wenn ich es so ausdrücken darf –, aber auch im Namen der italienischen Gynäkologen, Endokrinologen und Forschungsbeauftragten. Sie alle sind hier und heute zu einem internationalen Kongreß über eines der wichtigsten Moleküle in der Geschichte der Pharmakologie zusammengekommen, das in vielen Gebieten der klinischen Medizin eingesetzt wird.

Ich war aus verschiedenen Gründen sehr glücklich, hierher zu kommen und die Begrüßungsrede halten zu dürfen: Einmal aus Freude darüber, alte Freunde, die ich lange nicht gesehen habe, wiederzutreffen – zum anderen aus Freude und Neugier, berühmte Forscher zu treffen, mit denen ich nur durch ihre Publikationen bekannt bin – und dann infolge der seit langer Zeit bestehenden und nützlichen Zusammenarbeit mit der Firma Schering, die schon lange währt. Und ich muß sagen – wie das gewöhnlich bei Menschen über 50 üblich ist – werden bei dieser Gelegenheit vielerlei Erinnerungen in meinem Gedächtnis wachgerufen. So hat die Einladung, hierher zu kommen und zu Ihnen über das wichtige progestative Molekül zu sprechen, mich an eine Reihe von Erlebnissen und Ereignissen in meinem bisherigen Leben erinnert. Z. B. traf ich 1968 Dr. Neumann das erste Mal in Berlin, wo ich mit einem lieben Freund von mir zu Schering hinfuhr. Es war mit Jan Sommerville, einem sehr bekannten Wissenschaftler, der leider heute nicht hier ist, um sich meiner Begrüßung anzuschließen. Und dann erinnere ich mich an ein späteres merkwürdiges Ereignis – es war 1971 –, von dem Dr. Neumann vielleicht heute zum ersten Mal hört: Die Invasion seiner Mäuse in die Stadt Bologna. Wir führten gerade eine Forschungsarbeit an feminisierten Mäusen durch, die uns von Dr. Neumann im Flugzeug nach Bologna gesandt wurden. Aber diese Mäuse wurden am Flughafen Bologna aufgrund eines leicht hysterischen Anfalls eines offiziellen Veterinärs aufgehalten, der diese mysteriösen Geschöpfe, die solche morphologischen Veränderungen aufwiesen, vielleicht aus Angst vor einer Epidemie nicht in seiner Stadt haben wollte. Während der Zeit, in der wir darum kämpften, diese Mäuse durch den Zoll zu bekommen, fraßen sie sich im wahrsten Sinne des Wortes durch den Boden ihres Käfigs. Als wir sie dann freibekommen hatten und abholen wollten, flohen sie in alle Richtungen. Bologna ist eine Stadt mit großer Liberalität. So bin ich ziemlich sicher, daß diese Mäuse ein glückliches und ruhiges Leben geführt haben. Vielleicht hatten sie nach ihrer Flucht in die Stadt sogar ein Sexualleben.

Etwas anderes, das mir in den Sinn kommt, das aber sehr viel ernster als diese Geschichte ist, sind die guten Erfahrungen, die wir über lange Zeit in unserem Institut für Physiopathologie und Reproduktion in Bologna mit diesem Molekül bei der Behandlung der verschiedenen Arten des Hirsutismus hatten. Schon vor vielen Jahren haben wir die ersten 500 Fälle veröffentlicht, die mit Cyproteronacetat in der üblichen Dosierung in Verbindung mit Ethinylestradiol behandelt wurden. Vor kurzem haben wir weitere 550 Fälle veröffentlicht. Insgesamt beträgt die Zahl der behandelten hirsuten Patientinnen über 1300. Die Ausfallsquote während der Behandlung war gering, etwa 8 – 9 %. Es wurden höchst erfolgreiche Resultate sowohl hinsichtlich der Behandlung des Hirsutismus als auch der Akne erzielt. Wir konnten auch exzellente Ergebnisse mit Kombinationen mit sehr niedrigen Dosen Ethinylestradiol, die wir in Mengen von nur 20 µg in den ersten zwei Wochen und 30 µg in der dritten Woche verwendeten, erreichen. Darüber hinaus fanden wir besonders auch dann zufriedenstellende Ergebnisse, wenn die Gesamtdauer der Therapie 3 Jahre überschritt. Im Verlauf dieser Behandlungen wurden zunehmend Kombinationspräparate mit niedrigerem Ethinylestradiolgehalt eingesetzt: Diane und nun dieses niedrig dosierte Kombinationspräparat mit einem noch niedrigeren Ethinylestradiolgehalt. Hier ist unsere Erfahrung, daß es sowohl in bezug auf die Therapie der Akne als auch in bezug auf die Fortsetzung der Dauertherapie bei schwerem Hirsutismus Erfolg hatte. Besonders erfolgreich aber ist die Therapie in einer ganz speziellen Gruppe von jungen Frauen, nämlich bei denen, die das Stadium der Multifollikularität verlassen haben, sich der Entstehung von polyzystischen Ovarien nähern und beginnen, Frühzeichen der Androgenität und des Hirsutismus aufzuweisen. Ich weiß nicht, ob diese Punkte hier behandelt werden. Aber es ist ein Beitrag von Professor Falsetti über die Behandlung des Syndroms der polyzystischen Ovarien vorgesehen, in dem diese Ausführungen relevant sein könnten.

Ich glaube, ich habe die Zeit, die mir für diese Einführung, dieses Willkommen zugeteilt war, reichlich ausgenutzt. Ich darf wiederholen, daß ich mich glücklich schätze, Sie willkommen zu heißen, und darf gleichzeitig meine Hoffnung aussprechen, daß dieses Treffen – und ich bin sicher, daß sich meine Hoffnung erfüllt – sich als gewinnbringend, nützlich und wichtig für uns alle erweisen wird. Danke.

Inhalt

IV Spezielle Aspekte

V Metabolische und klinische Aspekte

Einführung

A. A. Haspels, N. van der Vange

Neue Aspekte der Therapie mit einem Östrogen-Antiandrogen-Kombinationspräparat: Cyproteronacetat (2 mg) und Ethinylestradiol (0,035 mg)

»Das Leben eines Arztes, der sich mit Familienplanung und deren Methoden beschäftigt, ist niemals langweilig« [4].

Als vor mehr als 25 Jahren die kontrazeptive Pille eingeführt wurde, mußte sie in genügend hohen Dosierungen eingenommen werden, um eine möglichst minimale Schwangerschaftsrate sicherzustellen. Später wurden kontrazeptive Pillen 1968 in China in reduzierten Dosierungen mit guter kontrazeptiver Wirksamkeit eingesetzt. Diese enthielten 0,035 mg Ethinylestradiol, kombiniert mit einer niedrigen Dosis Norethisteron.

Cyproteronacetat ist in der Behandlung von Akne und Hypertrichose ausgiebig getestet worden. Zuerst wurde es in hohen Dosierungen von 100 mg/Tag zusammen mit 0,050 mg Ethinylestradiol als umgekehrte Zweiphasentherapie nach Hammerstein [7] eingesetzt. Anschließend erkannte man, daß auch eine beträchtlich niedrigere Dosis Cyproteronacetat zweifellos zu therapeutischen Erfolgen führt [5]. Ich persönlich habe Patienten beobachtet, die über 10 Jahre hinweg ohne großen Erfolg Tetrazykline eingenommen hatten, und deren Akne nach dreimonatiger Behandlung mit Cyproteronacetat verschwunden war. Schon seit längerem wurde die Umstellung der Patientinnen von Präparaten mit einem höheren Ethinylestradiolgehalt auf Präparate mit einem niedrigeren Östrogenanteil befürwortet. Dies war eine Konsequenz aus der Erkenntnis, daß östrogenniedrig dosierte Pillen mit weniger metabolischen und kardiovaskulären Risiken verbunden sind als hochdosierte. Die sogenannten »niedrig dosierten« Pillen sind seit 1974 zunehmend eingeführt und hinsichtlich Wirksamkeit und Verträglichkeit den bisherigen Präparaten gleichwertig.

Da es klar ist, daß 2 mg Cyproteronacetat eine ausreichende Ovulationshemmdosis darstellt, ist die Kombination mit 0,035 mg Ethinylestradiol der mit 0,050 mg vorzuziehen. Wie von Aydinlik [2] 1986 beschrieben, begann ich 1974, diese niedrig dosierte Kombination einzusetzen, die von unserer Klinik-Apotheke in Utrecht hergestellt wurde. Eine Doppelblindstudie mit Diane®-50 und Diane®-35 wurde in Deutschland, Österreich, England, Frankreich, Italien, Dänemark, der Schweiz und Holland durchgeführt. Wie zu erwarten war, waren die östrogenen Nebenwirkungen – Brustspannen, Ödeme, Übelkeit, Erbrechen, Chloasma, Varikosis und Gewichtszunahme – beim Gebrauch von Diane®-35 vermindert. Im 9. Behandlungsmonat mit Diane®-35 wiesen nur 13% der Patientinnen eine Gewichtszunahme von 2 kg auf. Der entsprechende Prozentsatz bei der Einnahme von Diane®-50 betrug 21%.

Darüber hinaus wurde die interessante Beobachtung gemacht, daß eine Besserung der Akne unter Diane®-35 früher eintrat als unter Diane®-50. Der Grund hierfür könnte darin liegen, daß eine hohe Östrogendosis einen starken inhibitorischen Effekt auf die 3β-Hydroxysteroid-Dehydrogenase-Aktivität der menschlichen Nebenniere hat [3]. Um es einfacher zu sagen: Eine niedrige Dosis Ethinylestradiol führt zu einer geringeren Hemmung der 3β-HSD und damit zu einer geringeren Produktion von adrenalem DHEA und DHEAS.

Sexualhormon bindendes Globulin (SHBG) und Transcortin (CBG)

Die Wirkung eines oralen Kontrazeptivums auf der Ebene des SHBG ist, genau so wie die Wirkung auf die Lipase in der Leber, ein Gleichgewicht zwischen östrogenen und androgenen Eigenschaften [8]. Ethinylestradiol induziert einen Anstieg des SHBG. Diesem Anstieg wirkt die androgene Aktivität des Gestagens entgegen. Verglichen mit 6 anderen untersuchten Präparaten bewirkt Diane®-35 die höchsten SHBG-Werte, was ein Ausdruck der fehlenden androgenen Komponente des Gestagenanteils ist. Ebenso induziert monophasisches Cyproteronacetat höhere CBG-Werte als die anderen 6 Präparate, die sich in der Wirkung nicht voneinander unterscheiden (Abb. 1A und 1B, Tab.

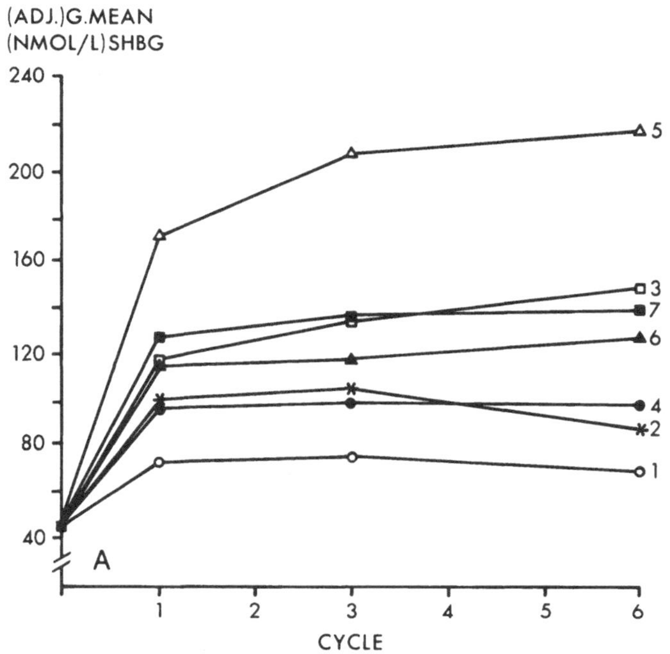

Abb. 1A

1). Da SHBG der Proteinträger für Testosteron ist, deutet dies auch darauf hin, daß der Anteil des gebundenen Testosterons ansteigt, während der Anteil des freien, d. h. biologisch aktiven Testosterons abfällt. Das ist neben der direkten Einwirkung des Cyproteronacetats auf den Androgenrezeptor ein weiterer Vorteil.

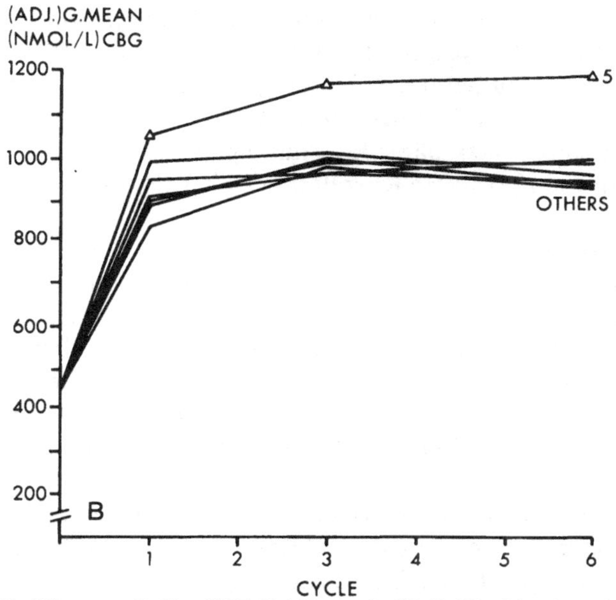

Abb. 1 B

Abb. 1 Einflüsse auf die SHBG-(A) und CBG-(B) Plasmaspiegel bei 70 gesunden Frauen von monophasischem LNG (1., ○----○), monophasischem NET (2., ×----×), monophasischem DSG (3., □----□), triphasischem LNG (4., ●----●), monophasischem CPA (5., ∧----∧), triphasischem GSD (6., ▲----▲) und biphasischem DSG (7., ■----■). Die angeglichenen Mittelwerte (korrigiert nach den Unterschieden in den vortherapeutischen Werten) sind angegeben.

Tabelle 1 Orale Kontrazeptiva: Zusammensetzung und Einnahmeplan

Präparat	Tage	Ethinylestradiolmenge (μg)	Menge und Typ des Gestagens (μg)	
1. Monophasisches LNG	21	30	150	Levonorgestrel
2. Monophasisches NET	21	35	1000	Norethisteron
3. Monophasisches DSG	21	30	150	Desogestrel
4. Triphasisches LNG	6	30	50	Levonorgestrel
	5	40	75	Levonorgestrel
	10	30	125	Levonorgestrel
5. Monophasisches CPA	21	35	2000	Cyproteronacetat
6. Triphasisches GSD	6	30	50	Gestoden
	5	40	70	Gestoden
	10	30	100	Gestoden
7. Biphasisches DSG	7	40	25	Desogestrel
	14	30	125	Desogestrel

Lipidstoffwechsel

Exogene Steroide beeinflussen den Lipidstoffwechsel: Östrogene steigern das HDL-Cholesterol (-C) und die Triyglyzeride, während die meisten Gestagene das LDL-Cholesterol erhöhen und das HDL-Cholesterol herabsetzen. Diese Wirkung der Gestagene muß ihren androgenen Moleküleigenschaften zugeschrieben werden und ist daher von der Dosis und vom Typ des Gestagens abhängig. Epidemiologische Studien [6, 8] haben gezeigt, daß die HDL-Cholesterolpartikel, insbesondere die Unterfraktion HDL 2, im umgekehrten Verhältnis zum Auftreten kardiovaskulärer Erkrankungen stehen. Der LDL-Cholesterolspiegel steht in einer positiven Korrelation zu kardiovaskulären Erkrankungen.

HDL-C-Spiegel werden durch Gestagene mit androgener Eigenwirkung herabgesetzt, weil die Leberlipase stimuliert wird [9]. Dieses Enzym ist für den Abbau des HDL 2 verantwortlich. Die Aktivität der Leberlipase wird durch Androgene stimuliert und durch Östrogene herabgesetzt. Da alle Pillen (Antikonzeptiva) Ethinylestradiol enthalten, wird letztendlich die Wirkung eines kombinierten oralen Kontrazeptivums auf die Leberlipase – und daraus folgend sein Effekt auf HDL 2 – durch das in dem jeweiligen Kombinationspräparat enthaltene Gestagen bestimmt.

In unserem Krankenhaus wurde die Wirkung von Diane®-35 auf den Lipidstoffwechsel mit 6 anderen niedrig dosierten Kombinationspräparaten verglichen. Sie hatten etwa den gleichen Ethinylestradiolgehalt (30 – 35 μg), enthielten aber verschiedene Arten und Dosierungen von Gestagenen (Tab. 1). Außer Cyproteronacetat waren alle Gestagene 19-Norethisteron-Derivate und hatten als solche bis zu einem gewissen Grad androgene Teilkomponenten.

Im Vergleich zu den anderen Präparaten induzierten Diane®-35 und biphasisches Desogestrel die höchsten HDL-2-Spiegel (Abb. 2). Die höchsten Werte für Gesamt-HDL-Cholesterol, Apo A-I, HDL-2-Cholesterol, HDL-2-Phospholipide, HDL-3-Cholesterol und HDL-3-Phospholipide wurden immer bei der monophasischen Anwendung von Cyproteronacetat gefunden (Abb. 3). Es wurde folgende Reihenfolge von hoher zu niedriger androgener Wirkung der Gestagene aufgestellt: Levonorgestrel > Gestoden > Norethisteron = Ketodesogestrel > Cyproteronacetat. Der positiven Wirkung von Ethinylestradiol auf HDL wirkte die androgene moleküleigene Aktivität nicht entgegen [10].

Kohlenhydratstoffwechsel und Vitamin B_6

In derselben Studie wurden auch die Einflüsse auf den Kohlenhydratstoffwechsel und das Vitamin B_6 untersucht. Dabei wurden während einer 6monatigen Behandlung mit Diane®-35 keine nachteiligen Wirkungen festgestellt. Dies gilt sowohl für die kurzzeitigen Parameter des Kohlenhydratstoffwechsels (Nüchternzucker und Insulinspiegel, Glukose-Belastungstest) als auch für die

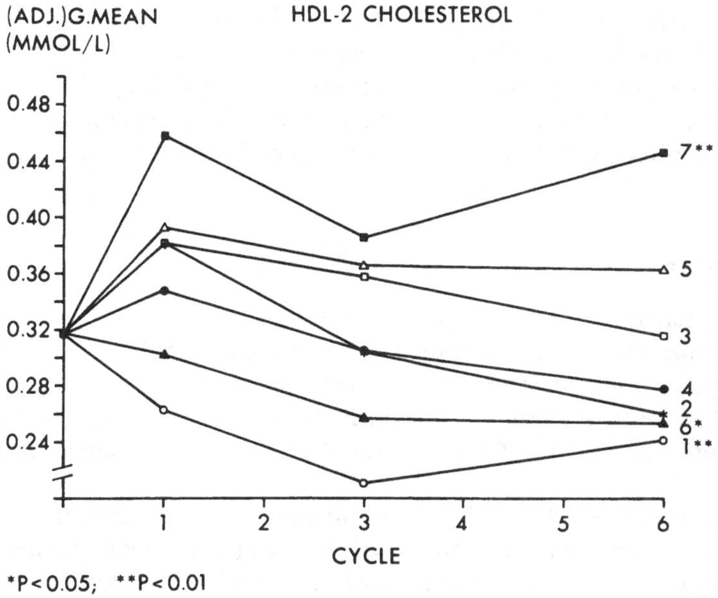

Abb. 2 Wirkungen der 7 Präparate auf HDL-2-Cholesterol. Zur Erkärung der Symbole siehe Abb. 1.

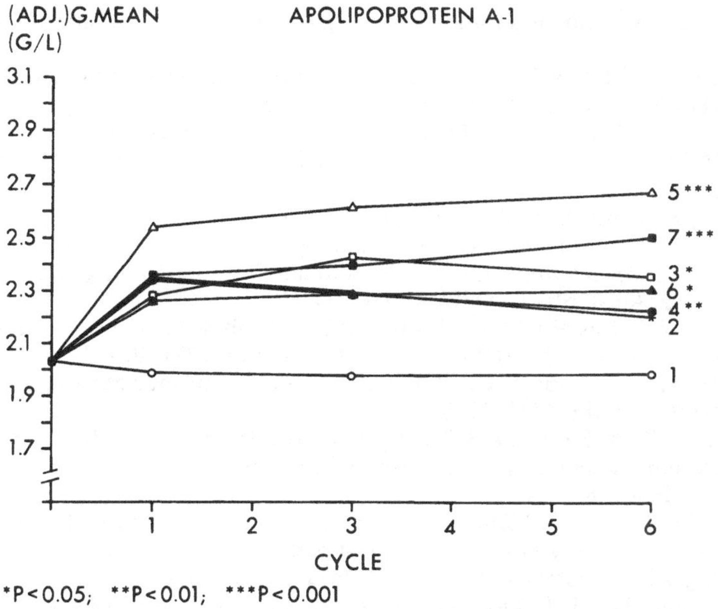

Abb. 3 Wirkungen der 7 Präparate auf Apolipoprotein A-I. Zur Erklärung der Symbole siehe Abb. 1.

langfristigen (glykolisiertes HB (HBA-1-C) und glykolysierte Proteine). Dieselbe Beobachtung fand sich bezüglich des Vitamin B_6: es gab keine Veränderungen in den erythrozytären Transaminasespiegeln (SGOT), die einen indirekten Parameter für Vitamin B_6 bedeuten. Auch die Pyridoxal-5-phosphat-Plasmaspiegel blieben während der 6monatigen Behandlung mit Diane®-35 unverändert.

Schlußfolgerung

Unsere vergleichende Studie mit sieben niedrig dosierten oralen Kontrazeptiva, die alle ungefähr den gleichen Ethinylestradiolgehalt hatten, aber verschiedene Typen und Dosierungen von Gestagenen, zeigt, daß:

- Diane®-35 keine nachteilige Wirkung auf die untersuchten Stoffwechselparameter hat; der Effekt auf HDL-2 und Apo A-1 scheint sogar nützlich zu sein.
- Der Anstieg des SHBG und CBG verursacht einen Abfall der freien, biologisch aktiven Testosteronfraktion. Diese Wirkung addiert sich zu der antiandrogenen Wirkung des Cyproteronacetats am Androgenrezeptor. Das wiederum ist in der Behandlung von Androgenisierungserscheinungen wie Akne vulgaris und Hypertrichose günstig.

Literatur

[1] Anderson, D. X.: Sex hormone binding globulin. Clin. Endocrinol. **3** (1974) 69—96.
[2] Aydinlik, S., U. Lachnit-Fixson, J. Lehnert: Östrogenreduzierter Ovulationshemmer zur Akne Therapie. Fortschr. med. **104** (1986) 547—551.
[3] Byrne, G. C., Y. S. Perry, J. S. D. Winter: Steroid inhibitory effects upon human adrenal 3β-hydroxysteroid dehydrogenase activity. Clin. Endocrin. e Metabl. **62** (1986) 413.
[4] Elstein, M., Forword: J. of Obstet. e Gynaec. **4** (1984) (suppl. 2) S 73.
[5] Fanta, D.: Oral contraceptives in dermatology. In: Haspels, A. A., C. R. Kay, (eds.): International Symposium on Hormonal Contraception, pp. 50—56. Excerpta Medica, Amsterdam—Oxford 1978.
[6] Gordon, T., W. P. Castelli, M. C. Hjortland et al.: High density lipoprotein as a protective against coronary heart disease. Am. J. Med. **62** (1977) 707—714.
[7] Hammerstein, J., B. Cupceancu: Behandlung des Hirsutismus mit Cyproteronacetat. Dtsch. med. Wschr. **94** (1969) 829.
[8] Miller, N. E., O. H. Forde, D. S. Thelle et al.: The Tromso Heart Study. High density lipoprotein and coronary heart disease: a prospective case control study. Lancet **1** (1977) 956—958.
[9] Tikkanen, M. J., E. A. Nikkila, T. Kuusi: Reduction of plasma high-density lipoprotein 2—cholesterol and increase of post heparin plasma hepatic lipase activity during progestin treatment. Clin. Chim. Acta. **115** (1981) 63—71.
[10] Van der Vange, N., H. J. Kloosterboer, A. A. Haspels: Effects of seven low dose combined oral Contraceptives on HDL subfraction. Brit. Journ. of Obst. e Gynaec. In press.

Antiandrogentherapie bei Androgenisierungserscheinungen – Ein Überblick

A. E. Schindler

Unter den verschiedenen Verbindungen mit antiandrogenen Eigenschaften lassen sich, wie aus Tabelle 1 zu ersehen ist, zwei chemische Hauptgruppen unterscheiden. Antiandrogene sind Substanzen, die am Endorgan mit den Androgenen konkurrieren (kompetitiver Effekt am Androgenrezeptor). Allerdings hat sich keines der reinen Antiandrogene als sehr wirksam erwiesen [10]. Deshalb finden Antiandrogene mit zusätzlichen Eigenschaften klinisches Interesse und werden praktisch angewendet. Diese Wirkungen werden erreicht durch:

1. Hypothalamisch-hypophysäre Suppression (antigonadotrop, antikortikotrop), die zu einer Reduktion der ovariellen und adrenalen Androgensekretion führt.
2. Veränderungen im Androgenstoffwechsel, herbeigeführt durch die 5α-Reduktaseaktivität.

Verbindungen mit progestativer Aktivität sind von besonderem Interesse, da sie in Kombination mit Östrogenen eine gute Kontrolle des Menstruationszyklus erreichen. Östrogene ihrerseits können die Androgenwirkung herabsetzen, indem sie die zirkulierenden Steroidbindungsproteine anheben und dadurch den Spiegel der zirkulierenden freien Androgene senken. Die nichtsteroidalen Verbindungen Flutamid und Cimetidin haben bisher keine klinische Bedeutung erlangt [17, 24]. Jedoch haben die in Tabelle 1 aufgeführten Steroide unterschiedlich große klinische Anwendung gefunden. Cyproteronacetat wird besonders häufig benutzt.

Bisher wurde eine Vielfalt von Behandlungsschemata entwickelt, in dem Bemühen, den klinischen Anforderungen gerecht zu werden. Auf drei der in der Tabelle 1 aufgeführten Steroide soll genauer eingegangen werden:

Tabelle 1 Verbindungen mit antiandrogener Wirkung

Verbindung	Chemische Struktur
Cimetidin	nicht steroidal
Flutamid	nicht steroidal
Chlormadinonacetat	Steroid/Gestagen
Cyproteronacetat	Steroid/Gestagen
Medrogeston	Steroid/Gestagen
Medroxyprogesteronacetat	Steroid/Gestagen
Megestrolacetat	Steroid/Gestagen
Spironolacton	Steroid/Aldosteronantagonist

1. Cyproteronacetat
2. Chlormadinonacetat und
3. Spironolacton.

Die Gestagene Cyproteronacetat und Chlormadinonacetat können auf zweierlei Weise eingesetzt werden:

1. monotherapeutisch,
2. als Kombinationstherapie.

Weiterhin kann eine Monotherapie allein mit Gestagenen sowohl zyklisch als auch kontinuierlich durchgeführt werden.

Monotherapie

Zyklische Antiandrogentherapie

Chlormadinonacetat wird in Dosierungen von 2–4 mg vom 15. bis 24./26. Zyklustag angewandt [13]. Eine ähnliche Therapie mit Cyproteronacetat wurde meines Wissens bisher noch nicht getestet, aber es erscheint möglich, 10 mg Cyproteronacetat vom 15. bis 24. Zyklustag einzusetzen. Die klinische, antiandrogene Wirkung dieser Behandlungsform ist wahrscheinlich nicht erheblich, kann aber bei einigen Patienten zufriedenstellend sein.

Kontinuierliche Antiandrogentherapie

Bei postmenopausalen Frauen oder nach Hysterektomie scheint eine tägliche Dosis von 10 – 100 mg wirksam zu sein. Postmenopausal verhindert dieses Behandlungsschema Entzugsblutungen, die bei Östrogen-Gestagenkombinationen häufig auftreten. Die kontinuierliche Antiandrogentherapie übt günstige Effekte bei androgener Symptomatik aus, beseitigt klimakterische Beschwerden und bewirkt eine Regression von abnormalen Proliferationen des Endometriums und der Brust und übt einen protektiven Effekt gegen übermäßigen Knochenabbau aus [25].

Kombinationstherapie

Eine Vielzahl von Kombinationen von Östrogenen, vornehmlich mit Cyproteronacetat, wurde zur Behandlung von Androgenisierungserscheinungen bei der Frau entwickelt.

Monphasische Präparate

Diane®

(21 Tabletten 0,05 mg Ethinylestradiol/2 mg Cyproteronacetat)

Diane®-35
(21 Tabletten 0,035 mg Ethinylestradiol/2 mg Cyproteronacetat)
Gestamestrol®
(21 Tabletten 0,1 mg Mestranol/3 mg Chlormadinonacetat)

Große klinische Erfahrungen wurden mit Diane® und Diane®-35 gewonnen [1, 13, 14, 16, 19, 20].

Biphasische Präparate

Eunomin®
(11 Tabletten 0,1 mg Mestranol, 10 Tabletten 0,1 mg Mestranol/2 mg Chlormadinonacetat)
Neo-Eunomin®
(11 Tabletten 0,05 mg Ethinylestradiol/1 mg Chlormadinonacetat, 11 Tabletten 0,05 mg/ Ethinylestradiol/2 mg Chlormadinonacetat)

Umgekehrte Zweiphasentherapie

Da Cyproteronacetat beim Einsatz höherer Dosen akkumuliert, wurde ein Therapieschema vorgeschlagen, das die Cyproteronacetatgabe auf den 5. bis 14. Zyklustag limitiert, während Ethinylestradiol über 21 Tage gegeben wird. Dies wurde erstmals 1969 veröffentlicht [9]:

0,05 mg Ethinylestradiol vom 5. bis 24. Zyklustag/100,0 mg Cyproteronacetat vom 5. bis 14. Zyklustag.

Für eigene Studien und Behandlungen wurde folgendes Schema benutzt [26]:

0,04 mg Ethinylestradiol (2 Tbl. Progynon® C) vom 5. bis 24. Zyklustag
100,0 mg Cyproteronavetat (2 Tbl. Androcur®) vom 5. bis 14. Zyklustag.

Um die Wirksamkeit zu verbessern, kann die tägliche Dosis von Cyproteronacetat bis auf 200 mg gesteigert werden. Es wurden verschiedene Modifikationen zum Prinzip der umgekehrten Zweiphasentherapie vorgeschlagen [18, 20]. So wurde der Gebrauch von 4 mg Estradiolvalerat vom 5. bis 24. Zyklustag oder intramuskuläre Injektionen von 10 mg Estradiolvalerat am 5. und 14. Zyklustag in Kombination mit 100 mg Cyproteronacetat vom 5. bis 14. Zyklustag empfohlen.

Auch wurde die Gabe von Diane® in Kombination mit entweder 100 mg Cyproteronacetat vom 5. bis 14. Zyklustag oder 10 mg Cyproteronacetat vom 1. bis 15. Tag der Behandlung mit Diane® vorgeschlagen [19, 21]

Eine weitere Möglichkeit ist der Einsatz einer Kombinationstherapie von 300 mg Depot-Cyproteronacetat am 5. Tag mit 40 bis 50 µg Ethinylestradiol täglich vom 5. bis 24. Zyklustag [18]. Im Falle von Nebenwirkungen durch die orale Östrogeneinnahme hat sich die Kombination von perkutanem Östradiol und oralem Cyproteronacetat klinisch bewährt. Das Behandlungsschema besteht aus 50 mg Cyproteronacetat vom 5. bis 25. Zyklustag und 3 mg Östradiol perkutan vom 16. bis 25. Zyklustag. Von dieser Kombination wurde eine außergewöhnlich gute klinische Toleranz berichtet [15, 23].

Spironolacton

Spironolacton wurde intermittierend für 3 Wochen oder kontinuierlich in Dosierungen von 50 bis 200 mg gegeben. Da aber Zyklusstörungen auftreten können, wurde empfohlen, diese Substanz zusammen mit Östrogen/Gestagenkombinationen einzusetzen, so daß sowohl die Blutungen reguliert werden, als auch die Wirksamkeit verbessert und der kontrazeptive Effekt gesichert wird [2, 3, 5, 6, 7, 16, 22, 27].

Wegen der Berichte von Nebenwirkungen wird der Einsatz von Spironolacton bei Frauen mit Androgenisierungserscheinungen in Zukunft wahrscheinlich verboten werden.

Hormonale Kontrazeptiva

Im Prinzip können alle hormonalen Kontrazeptiva Androgenisierungserscheinungen bei der Frau verbessern. Da sie antigonadotrope und antikortikotrope Wirkung haben, führen sie zu einer Senkung der zirkulierenden Androgene. Sie können auch einen Anstieg der Steroidbindungsproteine und damit eine Reduktion des biologisch aktiven, d. h. nicht gebundenen Androgens bewirken. Das Ausmaß einer solchen Wirkung hängt von Art und Dosis des verwendeten Östrogens und Gestagens ab.

Präparate, die als Gestagen ein 19-Nortestosteronderivat benutzen, werden weniger effektiv sein als andere Kontrazeptiva. Dies hängt von den androgenen Teileigenschaften des Derivates und der verwendeten Östrogendosis ab [4, 6, 11, 12].

Schlußfolgerungen

Auf der Suche nach einer verbesserten antiandrogenen Therapie sollte der Blick nicht nur auf die antiandrogenen Verbindungen selber, sondern auch auf die Optimierung der Kombination Östrogen/Antiandrogen gerichtet sein. Diese sollte ein Minimum an möglichen Nebenwirkungen (metabolisch, hämostatisch, kardiovaskulär) und gleichzeitig einen maximalen klinischen Effekt auf die Androgenisierungserscheinungen bei der Frau haben. Mit der Entwicklung von Diane® und Diane®-35 wird das Ergebnis eines solchen Versuches vorgelegt.

Literatur

[1] Aydinlik, S., U. Lachnit-Fixson, J. Lehnert: Östrogen-reduzierter Ovulationshemmer zur Aknetherapie. Fortschritte d. Medizin **104** (1986) 547—551.

[2] Boiselle, A., R. R. Tremblay: New therapeutic approach to the hirsute patient. Fert. Steril. **32** (1979) 276—279.

[3] Chapman, M. G., M. Dowsett, C. J. Dewhurst et al.: Spironolactone in combination with an oral contraceptive: an alternative treatment for hirsutism. Brit. J. Obstet. Gynec **92** (1985) 983—985.

[4] Cullberg, G., L. Hamberger, L. A. Mattson et al.: Positiver Effect oraler Kontrazeption bei Hirsutismus und PCO-Syndrom. Acta Obstet. Gynecol. Scand **64** (1985) 195—202.

[5] Cumming, D. C., J. C. Yang, R. V. Rebar et al.: Treatment of hirsutism with spironolactone. JAMA **247** (1982) 1295—1298.

[6] Dewis, P., P. Petsos, M. Newman et al.: The treatment of hirsutism with combination of desogestrel and ethinyl estradiol. Clin. Endocrinol. **22** (1985) 29—36.

[7] Dorrington-Ward, P., A. C. E. McCartney, S. Holland et al.: The effect of spironolactone on hirsutism and female androgen metabolism. Clin. Endocrinol. **23** (1985) 161—167.

[8] Givens, R. J.: Treatment of hirsutism with spironolactone. Fert. Steril **43** (1985) 841—843.

[9] Hammerstein, J., B. Cupceancu: Behandlung des Hirsutismus mit Cyproteronazetat. Dtsch. Med. Wschr. **94** (1969) 829—834.

[10] Hammerstein, J., S. Nigam, M. Droste-Velm et al.: Experience with antiandrogens in the treatment of hirsutism. In: Bruchowsky, N., A. Chapdelaine, F. Neumann (eds.): Regulation of androgen action, pp. 115—117, Brückner, Berlin 1985.

[11] Hancock, K. W., M. J. Leval: The use of estrogen, progestogen preparations in the treatment of hirsutism in the female. J. Obstet. Gynaec. Brit. Cwlth **81** (1974) 804—811.

[12] Hoffmann, E., H. G. Meiers, A. Hubbes: Wirkungen von Antikonzeptiva auf Alopecia androgenetica, Seborrhoea oleosa, Akne vulgaris und Hirsutismus. Dtsch. Med. Wschr. **99** (1974) 2121—2157.

[13] Kaiser, E.: Behandlung von Androgenisierungserscheinungen der Frau (hormonell). Ärztl. Kosmetologie **15** (1985) 260—271.

[14] Kaiser, E.: Klinische Erfahrungen mit Diane-35®, der zur Zeit niedrigst dosierte antiandrogenwirkende hormonale Ovulationshemmer bei leichten bis mittelstarken Androgenisierungserscheinungen der Frau. Geburtsh. Frauenheilkunde **46** (1986) 738—742.

[15] Kuttenn, F., C. Rigaud, F. Wright et al.: Treatment of hirsutism by oral cyproterone acetate and percutaneous estradiol. J. Clin. Endocrinol. Metab. **51** (1980) 1107—1111.

[16] Lobo, R. A., D. Shoupe, P. Scrafini et al.: The effect of two doses of spironolactone on serum androgens and anagen hair inhirsutism. Fert. Steril. **43** (1985) 200—205.

[17] Molinatti, G. M., M. Messina, C. Manieri et al.: Current approaches to the treatment of virilizing syndromes. In: Molinatti, G. M., L. Martini, V. H. T. James (eds.): Androgenization in women, pp. 179—193, Raven Press, New York 1983.

[18] Moltz, L., F. Haase, U. Schwartz et al.: Die Behandlung androgenisierter Frauen mit intramuskulär applizierbarem Cyproteronazetat. Geburtsh. Frauenheilk. **43** (1983) 281—287.

[19] Moltz, L., E. Kaiser: Mittelhochdosierte orale Cyproteronazetat-Therapie bei

Frauen mit mittelgradig ausgeprägten Androgenisierungserscheinungen. Geburtsh. Frauenheilk. **44** (1984) 47—52.
[20] Moltz, L., U. Schwartz, J. Hammerstein: Die klinische Anwendung von Antiandrogenen bei der Frau. Der Gynäkologe **13** (1980) 1—17.
[21] Neumann, F., S. Aydinlik, U. Lachnit-Fixon: The treatment of androgen-induced or mediated disorders of the skin with cyproterone acetate. In: Bruchowsky, N., A. Chapdelaine, F. Neumann (eds.): Regulation of androgen action, pp. 109—113, Brückner, Berlin 1985.
[22] Pittaway, D. E., W. S. Maxsid, A. C. Wentz: Spironolactone in combination drug therapy for unresponsive hirsutism. Fert. Steril. **43** (1985) 878—882.
[23] Rigaud, C., M. Vincens, J. Mowszowicz et al.: Mecanisme d'action de l'acetate de cyproterone dans le traitement de l'hirsutisme. Ann. d'Endoconologie **44** (1983) 387—392.
[24] Schindler, A. E.: Antiandrogene in der Gynäkologie. Sexualmedizin **5** (1977) 360—366.
[25] Schindler, A. E.: Prävention in Gynäkologie und Geburtshilfe. Terramed communications, Überlingen 1986.
[26] Schindler, A. E., K. Mangold, E. Friederich et al.: Therapy of androgenetic symptomatology with cyproterone acetate and ethinyl estradiol. Arch. Gynäk. **225** (1978) 103—107.
[27] Shapiro, G., S. Evron: A novel use of spironolactone: treatment of hirsutism. J. Clin. Endocrinol. Metab. **51** (1980) 429—432.

I Pharmakologie und Physiologie

Pharmakologische Aspekte von Cyproteronacetat

F. Neumann

Einführung

Über die Pharmakologie von Cyproteronacetat wurde in zahlreichen Übersichtsartikeln berichtet [4–6, 10, 15, 16]. In dieser kurzen Übersicht sollen die wichtigsten pharmakologischen Aspekte zusammengefaßt werden. Es wird auf diejenigen Partialwirkungen von Cyproteronacetat etwas detaillierter eingegangen, die für die Behandlung von Androgen-induzierten oder vermittelten Erkrankungen der Haut von Bedeutung sind.

Für die hier zu diskutierenden Indikationen ist das Wirkungsspektrum von Cyproteronacetat von größter Bedeutung. Dieses Antiandrogen besitzt

1. antiandrogene
2. gestagene und
3. antigonadotrope

Eigenschaften. Es ist nicht androgen und auch nicht östrogen.

Chemie

Chemisch handelt es sich beim Cyproteronacetat um ein Hydroxyprogesteron-Derivat. Für die antiandrogene Partialwirkung dieses Steroids ist der Methylensubstituent in Position 1, 2 des Steroidmoleküls von allergrößter Bedeutung (Abb. 1).

Obwohl bis heute eine große Anzahl von Antiandrogenen synthetisiert wurde, reicht keine dieser Verbindungen an die Wirksamkeit von Cyproteronacetat heran (Abb. 1), so daß auch heute noch dieses Antiandrogen bei intakten nichtkastrierten Individuen die wirksamste Verbindung darstellt.

Da die freien Alkohole von Hydroxyprogesteron-Derivaten keine gestagenen Eigenschaften besitzen, war es überraschend, daß Cyproteron (der freie Alkohol von Cyproteronacetat) noch antiandrogene Eigenschaften aufwies, wenn auch sehr viel schwächer ausgeprägt als beim Cyproteronacetat. Dies gilt für alle freien Alkohole von Derivaten dieses Antiandrogens [19].

Cyproterone acetate

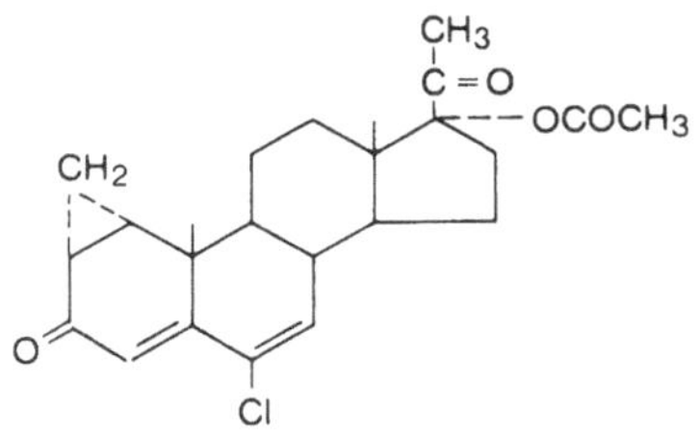

Structural changes of Cyproterone acetate	Relativ potency compared with Cyproterone acetate
- 4-H + 4-Cl	1
- 1α,2α-CH_2 + 1-H + 2-H	0,3
- 1α,2α-CH_2 + 1α-CH_3 + 2-H	0,3
- 3-O + 3-OH + 3-H	0,9
- 6-Cl + 6-H	0,6
- 17-OAc + 17-OH	0,5
D-homo 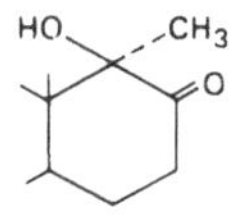	0,7

Abb. 1 Chemische Struktur von Cyproteronacetat und antiandrogene Wirksamkeit einiger Cyproteronacetat-Derivate.

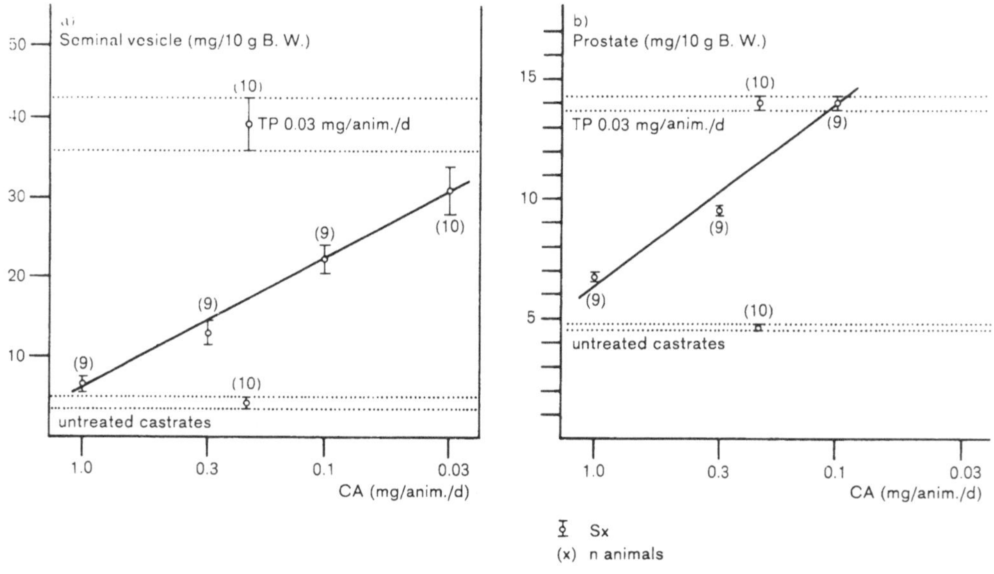

Abb. 2 Hemmung des Stimulationseffektes von 0,03 mg Testosteronpropionat auf die Samenblasen (a) und Prostatagewichte (b) bei kastrierten Mäusen durch Applikation von Cyproteronacetat in ansteigender Dosierung.

Wirkungsmechanismus

Cyproteronacetat wurde als Antiandrogen erkannt, weil es männliche Feten feminisierte [7, 11]. Von Anfang an haben wir vermutet, daß die Feminisierung von männlichen Feten durch die Hemmung von Androgeneffekten an Zielorganen für Androgene bedingt ist. Wie in Abbildung 2 gezeigt wird, war dies tatsächlich der Fall. Es sind Ergebnisse eines historischen Versuches.

In diesem Versuch wurden kastrierte Mäuse mit einem Androgen substituiert. Die gleichzeitige Verabfolgung von Cyproteronacetat führte zu einer dosisabhängigen Aufhebung von Androgeneffekten etwa an der Prostata oder den Samenblasen. Dieser Befund ließ auf einen kompetetiven Antagonismus schließen.

Der molekulare Wirkungsmechanismus von Cyproteronacetat wird in den Abbildungen 3 und 4 kurz zusammengefaßt:

I. Testosteron (T), das wichtigste männliche Geschlechtshormon, gelangt in die Zelle.

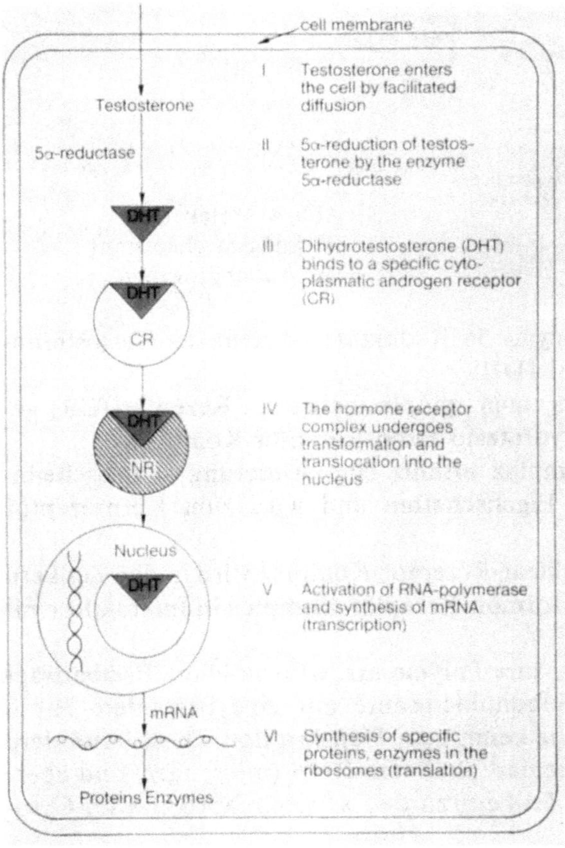

Abb. 3 Molekularer Wirkungsmechanismus von Androgenen.

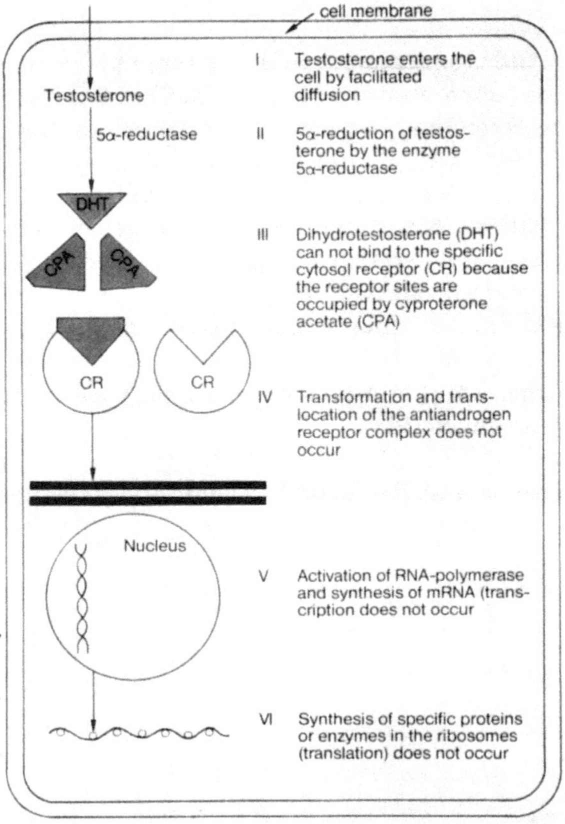

Abb. 4 Molekularer Wirkungsmechanismus von Antiandrogenen.

II. Unter dem Einfluß des Enzyms 5α-Reduktase entsteht der Testosteronmetabolit Dihydrotestosteron (DHT)

III. Dihydrotestosteron wird an einen zytoplasmatischen Rezeptor (CR) gebunden. Es entsteht der Dihydrotestosteron-Rezeptor-Komplex.

IV. Der Hormon-Rezeptor-Komplex erfährt eine Änderung seiner chemischen und physikalischen Eigenschaften und wird zum Kernrezeptor (NR).
Der Dihydrotestosteron-Nuklear-Rezeptor-Komplex wird in den Zellkern verlagert. Im Kern tritt der Hormon-Rezeptor-Komplex in Interaktion mit dem Chromatin.

V. Ein Enzym, die Ribonukleinsäure-Polymerase, wird aktiviert. Es überträgt die Information der Desoxibonukleinsäure auf eine besondere Ribonukleinsäure. Diesen Vorgang nennt man Transkription. Diese besondere RNA (Ribonukleinsäure) fungiert als Boten-RNA (messenger) und überträgt die Information vom Zellkern zu den »Proteinfabriken« im Cytoplasma der Zelle.

VI. Die von der Messenger-RNA getragene Information wird an den »Protein-Fabriken«, den Ribosomen übersetzt und somit die eigentliche Hormonwirkung ausgelöst. Diesen Vorgang nennt man Translation.

Antiandrogene konkurrieren mit Dihydrotestosteron um den zytoplasmatischen Rezeptor. Der Antiandrogen-Rezeptor-Komplex wird nicht in den Zellkern transloziert.

Antiandrogene Eigenschaften

Von wenigen Ausnahmen abgesehen, z. B. Nicht-Beeinflussung der Libido üblicherweise verwandter Laboratoriumstiere, hemmt Cyproteronacetat die Wirkung von endogenen und exogenen Androgenen in allen Zielorganen. Das schließt die Prostata, die Samenblasen und die Samenleiter ein, aber auch weniger sexualspezifische Wirkungen der Androgene werden antagonisiert, wie z. B. die Ossifizierung der Epiphysenfugenknorpel, die Funktion der Talgdrüsen. In Tabelle 1 werden die wichtigsten Wirkungen zusammengefaßt.

Tabelle 1 Wirkungen von Cyproteronacetat

Organsystem/Funktion	Wirkung von Cyproteronacetat
Akzessorische Geschlechtsdrüsen	Atrophie, Verlust der sekretorischen Aktivität
Spermatogenese	Hemmung
Libido und Potenz	Verlust der Libido (mit Ausnahme einiger Nager)
Pubertät	Verzögerung des Pubertätseintritts
Männliche Sexualdifferenzierung	Feminisierung
Längenwachstum der Knochen	Verzögerung
Knochenreifung, Ossifikation	Verzögerung
Talgdrüsenfunktion	Hemmung

Die Effekte von Cyproteronacetat an der normalen Prostata sind vergleichbar mit den Effekten einer chirurgischen Kastration. Die proliferative und sekretorische Aktivität kommt vollständig zum Erliegen. Charakteristische Enzyme, wie z. B. die saure Phosphatase und Inhaltsstoffe der Prostata, wie z. B. Zink, sind nicht mehr nachweisbar [8, 14]. Abbildung 5 zeigt die vollständige Atrophie der Prostata eines Hundes nach einer kombinierten Behandlung mit einem Androgen und Cyproteronacetat. Die Wirkung entspricht einer operativen Kastration.

Auch die Spermatogenese ist ein androgenabhängiger Vorgang und wird somit durch Cyproteronacetat beeinflußt. Ein Beispiel ist in Abbildung 6 wiedergegeben. Es zeigt den Einfluß dieses Antiandrogens auf die Spermatogenese von Hunden.

Mittlere Dosen hemmen die Spermatidreifung (Spermiogenese). Werden höhere Dosen verabfolgt, findet die Meiose nicht mehr statt. Es finden sich dann nur noch sekundäre Spermatozyten und frühere Stadien der Spermatogenese. Unter extrem hohen Dosierungen erscheinen die Tubuli komplett entvölkert, neben Sertolizellen sind dann nur noch Spermatogonien und sehr frühe Spermatozytenformen erkennbar.

Ein letztes Beispiel, das den Einfluß von Cyproteronacetat auch auf den Pubertätsbeginn zeigt, sei erwähnt [17]. Der Pubertätseintritt kann beliebig verschoben werden, sowohl bei Tieren als auch bei Kindern beiderlei Geschlechts, und Pubertas praecox stellt eine Indikation für Cyproteronacetat dar [1, 6]. Ein entsprechender Tierversuch ist in Abbildung 7 wiedergegeben.

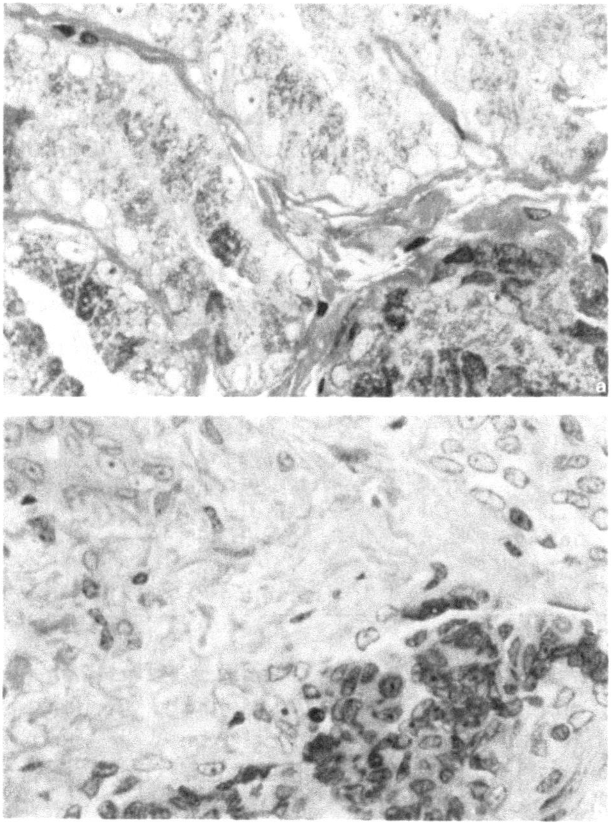

Abb. 5A Prostata eines kastrierten Hundes (Semidünn Schnitte) nach 6monatiger, wöchentlicher Behandlung mit 25 mg 3α, 17β-androstandiol. Die Prostata ist hochaktiv. Dies betrifft sowohl die proliferative als auch sekretorische Aktivität.

Abb. 5B Zusätzliche Behandlung mit 600 mg Cyproteronacetat wöchentlich. Die sekretorische Tätigkeit ist vollständig zum Erliegen gekommen, die Prostata ist atrophisch – vergleichbar mit dem Effekt einer Kastration. Färbung: Laczko; Vergrößerung: 1600 ×.

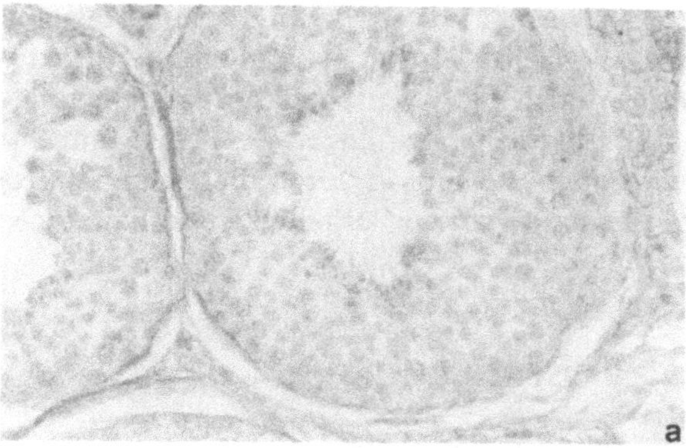

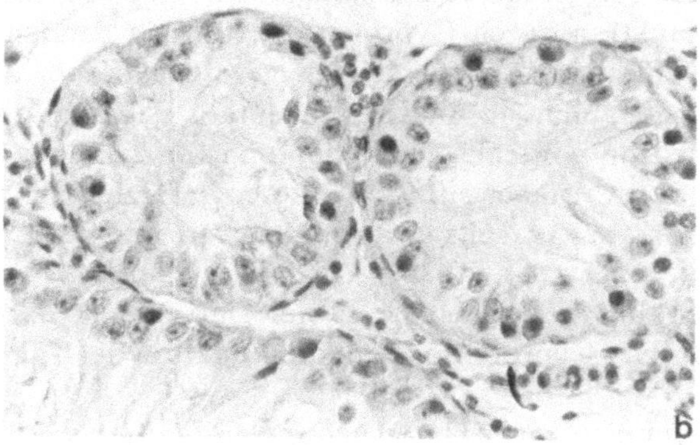

Abb. 6A Testes eines Hundes. Kontrolle.

Abb. 6B Nach etwa 12monatiger Gabe von 100 mg/Tag/kg/Körpergewicht Cyproteronacetat. Man beachte die tubuläre Atrophie und die Depopulation des Keimepithels. Die Meiose ist gehemmt. Färbung: Hämatotoxilin-Eosin; Vergrößerung: 265 ×.

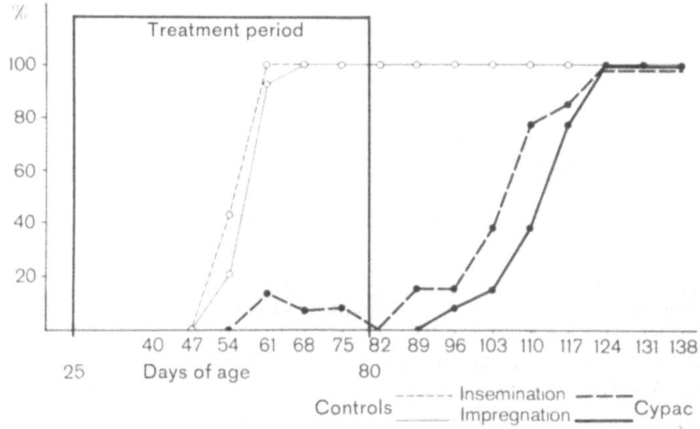

Abb. 7 Einfluß von Cyproteronacetat auf den Eintritt der Pubertät und die Fertilität männlicher Ratten.

Durch die Behandlung mit Cyproteronacetat kann der Pubertätseintritt von Ratten verhindert werden. Gleichzeitig wird der stimulierende Effekt von Androgenen auf die Ossifikation der Epiphysenfugenknorpel gehemmt, so daß die Wachstumsphase der Röhrenknochen verlängert ist. Beim Manne und einigen Versuchstierspezies wird auch die Libido durch dieses Antiandrogen gehemmt. Triebdämpfung bei sexualdivianten Verhalten ist deshalb eine weitere Indikation für Cyproteronacetat [3].

Beeinflussung der Talgdrüsenfunktion

Für die hier zur Diskussion stehenden Erkrankungen der Haut ist die Beeinflussung der Talgdrüsenfunktion durch Cyproteronacetat von eminenter Bedeutung. Es konnte in zahlreichen Tierversuchen gezeigt werden, daß die Talgdrüsenfunktion androgenabhängig ist. Es ist ebenfalls bekannt, daß eine gesteigerte Talgdrüsenfunktion von causaler Bedeutung für die Entwicklung einer Akne oder Seborrhoe ist. Man weiß, daß eine enge Beziehung besteht zwischen der Talgsekretionsrate einerseits und dem Schweregrad der Akne andererseits [2].

Im folgenden sollen nur kurz die Ergebnisse zweier Tierversuche dargestellt werden. Sie zeigen, wie effektiv Cyproteronacetat die Funktion der Talgdrüsen hemmt.

In Tabelle 2 sind die Ergebnisse einer Untersuchung an Mäusen wiedergegeben. Die Behandlung mit 1 mg Cyproteronacetat, jeden 2. Tag über 4 Wochen, führt gegenüber intakten Tieren zu einer 80%igen Reduktion des Talgdrüsen-

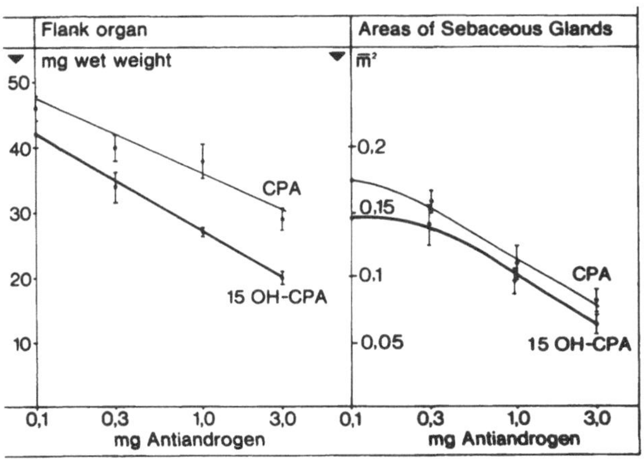

Abb. 8 Einfluß einer 3wöchigen Behandlung mit Cyproteronacetat und seinem Hauptmetaboliten, 15-OH-Cyproteronacetat (15-OH-CPA), auf das Gewicht der Flankenorgane sowie auf die Größe der Talgdrüsenareale im Hamsterohrmodell (kastrierte männliche Hamster substituiert mit 0,1 mg/Tag Tier subc.). Testosteronpropionat).

Tabelle 2 Quantitative Auswertung der Talgdrüsen in Rückenhautschnitten von Mäusen.

Gruppe	n	Zahl der Talgdrüsenalveolen/ 1 cm Haut	Zahl der Drüsenzellen/ Alveol	Zelldurchmesser (μm)	Zellvolumen (μm^3)	Gesamtvolumen des Talgdrüsengewebes μm^3/1 cm Haut)	% der Kontrolle
Intakte männliche Tiere							
1. Lösungsmittelkontrolle	8	19 ± 8 *(a)*	6,9 ± 0,9 *(e)*	15,3 ± 0,4 *(i)*	1866 ± 113 *(m)*	0,262 ± 0,153 (q)	*100 (u)*
2. 1,0 mg/48 h/Tier i. m. Cyproteronacetat über 4 Wochen	7	9 ± 5,8 *(b)*	5,0 ± 0,6 *(f)*	11,5 ± 1,9 *(j)*	862 ± 431 *(n)*	0,0491 ± 0,00447 *(r)*	18,8 *(v)*
Kastrierte männliche Tiere							
3. 0,5 mg/48 h/Tier i. m. Testosteronpropionat über 4 Wochen	8	57 ± 17,4 *(c)*	8,8 ± 1,2 *(g)*	15,8 ± 0,35 *(k)*	2065 ± 140 *(o)*	1,03 ± 0,307 *(s)*	*391 (w)*
4. 0,5 mg/48 h/Tier i. m. Testosteronpropionat + 1,0 mg/48 h/Tier i. m. Cyproteronacetat über 4 Wochen	6	25 ± 6,9 *(d)*	5,5 ± 0,83 *(h)*	13.8 ± 0,8 *(l)*	1390 ± 227 *(p)*	0,196 ± 0,071 *(t)*	75 *(x)*

volumens. Es wird ferner erkennbar, daß der stimulierende Effekt von Testosteronpropionat durch die gleichzeitige Gabe des Antiandrogens aufgehoben wird.

Ein zweites Beispiel gibt Abbildung 8 wieder. In diesem Fall wurde mit dem sogenannten Hamsterohrmodell gearbeitet, in diesem Fall wurde die Fläche der Talgdrüsen planimetrisch ermittelt sowie als weiterer Parameter das Gewicht des Flankenorgans (eine große Drüse mit holokriner Sekretion) herangezogen. Es ist interessant, daß der Hauptmetabolit, 15-Hydroxycyproteronacetat, in diesem Modell stärker wirksam ist als die Mutterverbindung.

Gestagene Eigenschaften

Die gestagene Partialwirkung von Cyproteronacetat ist besonders wichtig für die klinische Anwendung, vor allem bei Frauen.

In allen klassischen Gestagen-Tests konnte gezeigt werden, daß Cyproteronacetat ein stark wirksames Gestagen ist. Es gehört zu den wirksamsten Gestagenen unter den Hydroxyprogesteron-Derivaten, und das gestagene Wirkungsspektrum entspricht weitgehend dem des Progesterons (abgesehen von der antiandrogenen Wirksamkeit). In Tabelle 3 sind die typischen gestagenen Eigenschaften von Cyproteronacetat aufgeführt.

Abbildung 9 zeigt für verschiedene Gestagene einen Vergleich der oralen Schwellenwerte im Clauberg-Test bei Kaninchen mit den oralen Transformationsdosen im Kaufmann-Test bei Frauen. Obwohl die für den Kaufmann-Test

Tabelle 3 Gestagenwirkungen von Cyproteronacetat

Gestagentest	Wirkung
Claubergtest (Kaninchen)	Endometriumtransformation
Claubergtest (Hund)	Endometriumtransformation
Schwangerschaftserhaltung an kastrierten Ratten	In Kombination mit Östrogenen schwangerschaftserhaltend
Verzögerung der Implantation (Ratte)	Die Implantation wird verzögert *(delayed nidation)*
Oxytocin-induzierter Abort (Kaninchen)	Aufhebung des durch Oxytocin induzierten Abortes
Geburt (Ratte)	Hemmung der Geburt (Insensibilität der Uterusmuskulatur)
Antiöstrogene Wirkung in der Peripherie (z. B. Sialinsäuretest an der Maus, Mäuseuterustest)	Aufhebung von Östrogeneffekten an Vagina und Uterus
Befruchtungshemmtest am Kaninchen (Testung auf Beeinflussung des Zervixfaktors)	Hemmung der Befruchtung bei artifizieller vaginaler Insemination
Experimentell induzierter Daueröstrus bei Ratten	Unterbrechung der Daueröstrus

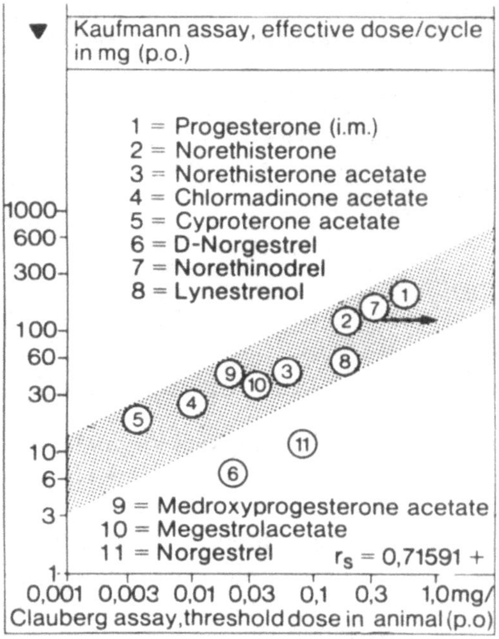

Abb. 9 Gestagene Wirksamkeit. Vergleich der oralen Transformationsdosis bei Frauen (Kaufmann-Test) mit den oralen Schwellenwerten bei Kaninchen (Clauberg-Test).

ermittelten Dosierungen recht ungenau sind, kann man dennoch erkennen, daß eine hochsignifikante Korrelation zwischen der Wirksamkeit in beiden Testmodellen besteht. Die klinische Wirksamkeit von Cyproteronacetat wird hier nur von der des Levonorgestrels und des Norgestrels übertroffen. Es sollte erwähnt werden, daß Cyproteronacetat im Clauberg-Test einen gewissen Depoteffekt zeigt: 13 Tage nach subkutaner Gabe von 5 mg kann immer noch eine Wirkung am Endometrium (Kaninchen) nachgewiesen werden. Dieser schwache Depoteffekt ist klinisch bedeutsam, insbesondere für die hochdosierte Therapie des Hirsutismus.

Antioestrogene Eigenschaften

Zumindest in pharmakologischen Testen korreliert die antioestrogene Wirkung des Cyproteronacetats mit der peripheren Gestagenaktivität. Wie andere Gestagene auch, kann Cyproteronacetat den experimentell induzierten Daueroestrus von Ratten unterdrücken.

Bei kastrierten Mäusen führt die Gabe von Östrogenen zu einer Reduktion des Sialinsäuregehalts im Vaginalsekret. Die Veränderungen sind mit denen der zervikalen Sekretion unter Östrogeneinfluß bei Frauen vergleichbar. Die

Tabelle 4 Vergleich der antiöstrogenen Wirksamkeit verschiedener Gestagene im subkutanen Sialinsäuretest an der Maus mit der oralen „Minipillen"-Dosis bei der Frau

Gestagen	Sialinsäuretest an der Maus		„Minipillen"-Dosis bei der Frau	
	Dosisbereich (mg/Tag)	Relative Wirksamkeit (Kovarianzanalyse: Chlormadinonacetat = 1)	Dosis (mg/Tag)	Relative Wirksamkeit (Kovarianzanalyse: Chlormadinonacetat = 1)
Norethisteronacetat	10 – 100	8	0,6	1,7
Levonorgestrel	0,3– 10	83	0,03	33
Chlormadinonacetat	30 –1000	1	≈ 1	1
Cyproteronacetat	30 – 300	1	< 1	⩾ 1

Gabe von Gestagenen führt zur Schleimbildung des Vaginalepithels und zu einem Anstieg des Sialinsäuregehaltes eben als Ausdruck eines vermehrten Mucingehaltes.

In Tabelle 4 sind die wirksamen Dosen für einige Gestagene in diesem Modell wiedergegeben. Man erkennt, daß die in diesem Modell gefundenen Wirksamkeiten gut korrelieren mit den »Mini-Pillen-Dosen« bei der Frau. Auch hinsichtlich der antioestrogenen Partialwirkung gehört Cyproteronacetat mit zu den wirksamsten Gestagenen.

Antigonadotrope Eigenschaften

Wie alle Gestagene besitzt Cyproteronacetat auch antigonadotrope Eigenschaften. Die antigonadotrope Wirkung ist bei Frauen ausgeprägter als bei Männern. Ein Parameter für antigonadotrope Wirksamkeit ist z. B. die Hemmung der Ovulation. Die antiovulatorische Wirksamkeit verschiedener Gestagene bei Frauen und Ratten wird in Abbildung 10 wiedergegeben. Cyproteronacetat hemmt die Ovulation bei Frauen in einer Dosis von 1 mg/Tag.

Glukokortikoide Eigenschaften

Cyproteronacetat und einige chemisch verwandte Steroide zeigen bei Tieren glukokortikoide Eigenschaften [10]. Zum Beispiel kommt es zu einer Gewichtsabnahme der Nebennieren und des Thymus bei Ratten und einigen anderen Labortierspezies. Diese Effekte sind auf eine herabgesetzte Sekretion von ACTH (adrenokortikotropes Hormon) zurückzuführen. Dies führt zu einer verminderten Synthese und Sekretion von Glukokortikoiden. Zum Beispiel kommt es bei Ratten zu einer Abnahme der Kortikosteron- und beim Meerschweinchen der Kortisolserumkonzentrationen. Andererseits besitzt Cyprote-

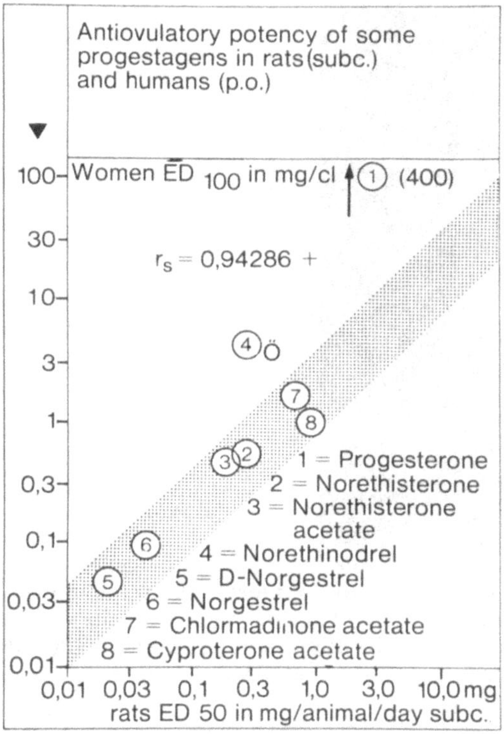

Abb. 10 Antiovulatorische Wirksamkeit verschiedener Gestagene. Vergleich der oralen ovulationshemmenden Dosis bei Frauen mit den subkutanwirksamen Dosen bei Ratten.

ronacetat keine entzündungshemmenden Eigenschaften (granuloma pouch test) und ist auch im Eosinophilentest unwirksam. Cyproteronacetat und chemisch ähnliche Steroide weisen also nur einige der typischen glukokortikoiden Wirkungen auf. In keiner Studie wurden Symptome einer sekundären Nebennierenrindeninsuffizienz beobachtet.

In der Klinik ließen sich glukokortikoide Teilwirkungen nur bei der hochdosierten Cyproteronacetat-Therapie von Kindern mit Pubertas praecox (mehr als 80–100 mg/m² Körperoberfläche) nachweisen. Aber auch diese Kinder wiesen keine Anzeichen einer sekundären Nebennierenrindeninsuffizienz auf [1, 6].

Beeinflussung der Sexualdifferenzierung

Es wurde eingangs bereits darauf hingewiesen, daß Cyproteronacetat – und dies gilt für alle Antiandrogene, in hohen Dosen, an gravide Tiere verabfolgt – zu einer Feminisierung der männlichen Feten führt. Zwei Fragen sind in diesem Zusammenhang wichtig und interessant:

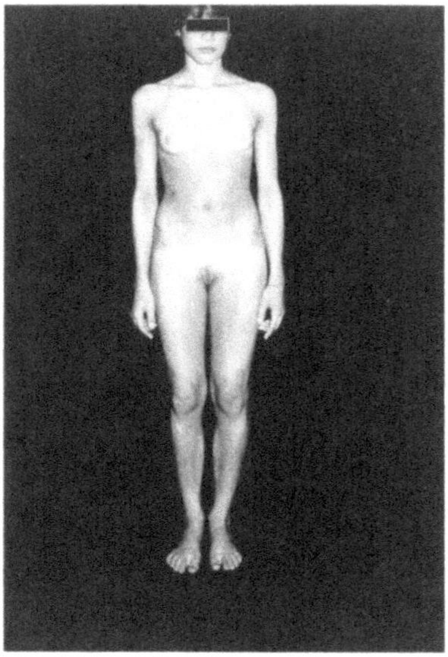

Abb. 11 Testikuläre Feminisierung (Reproduktion mit freundlicher Erlaubnis von Herr Prof. Breckwoldt, Univ. Frauenklinik Freiburg). Diese Individuen sind genetisch und gonadal männlich, es fehlen aber innere ableitende Geschlechtswege. Die Vagina endet blind. Generell wird die Intersexualität dieser Menschen erst in der Pubertät bei Ausbleiben der Menstruation erkannt (Fehlen des Uterus).

1. Welche Form der Intersexualität wird durch Antiandrogene induziert?
2. Wie ist die therapeutische Breite hinsichtlich des Risikos der Feminisierung von menschlichen Feten, wenn die Mutter versehentlich ein cyproteronacetathaltiges Präparat in der kritischen Phase der Sexualdifferenzierung einnimmt?

Zu 1:

Die spezifische Form der Intersexualität, die unter antiandrogenem Einfluß bei männlichen Feten resultiert, kommt spontan beim Menschen und einigen anderen Spezies vor und wird als testikuläre Feminisierung bezeichnet. Im allgemeinen wird man auf das Vorliegen einer Intersexualität erst dann aufmerksam, wenn zum Zeitpunkt der Pubertät keine Menstruationen auftreten (Fehlen des Uterus). In Abbildung 12 ist die Form der Intersexualität schematisch dargestellt, die beim männlichen Geschlecht auftritt, wenn Androgene in der sexuellen Differenzierungsphase nicht wirksam werden. Es handelt sich um eine Rekonstruktion von Hundefeten basierend auf Serienschnitten (45. Tag der fetalen Entwicklung). Die Hoden sind zu diesem Zeitpunkt noch nicht deszendiert. Man erkennt, daß die Feten von Cyproteronacetat-behandelten Müttern normale Testes aufweisen. Es sind jedoch weder männliche noch weibliche abführende Geschlechtswege vorhanden, d. h., es besteht keine Verbindung mehr vom Hoden zur Körperoberfläche. Akzessorische Geschlechtsdrü-

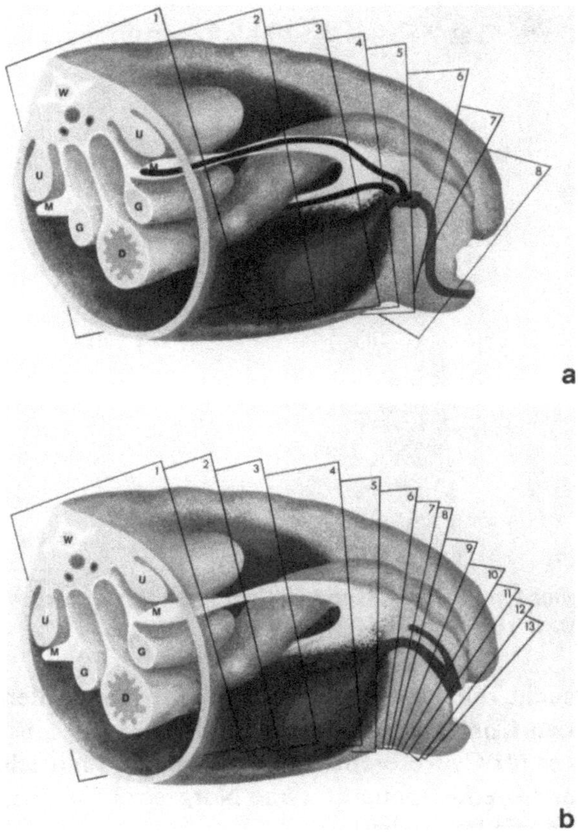

Abb. 12 Schematische Darstellung der Intersexualität, die bei männlichen Feten auftritt, deren Mütter während der kritischen Phase der Sexualdifferenzierung mit Cyproteronacetat behandelt wurden. Diese Zeichnung basiert auf Serienschnitten von Hundefeten (45. Tag). a = normale männliche Kontrolle; b = feminisierter männlicher Fet (die Mutter wurde vom 23. bis 44. Tag mit 10 mg/kg/Tag Cyproteronacetat, intramuskulär, behandelt. Man beachte das Fehlen von ableitenden Geschlechtswegen, das Fehlen der Prostata. Das äußere Genitale ist weiblich, einschließlich einer blind endenden Vagina.

sen sind nicht angelegt. Das äußere Genitale ist weiblich einschließlich einer blind endenden Vagina. Abbildung 13 zeigt das äußere Genitale eines erwachsenen feminisierten Hundes. Man beachte die gut entwickelte Vagina [11–13].

Zu 2:

Wie hoch ist das Feminisierungsrisiko männlicher Feten beim Menschen? Diese Frage wird immer wieder gestellt. Es sollte zunächst festgehalten werden, daß Frauen unter der Einnahme von Diane® oder Diane®-35 nicht gravid werden. Dennoch kommt es immer wieder einmal vor, daß eine Frau mit der Einnahme des Medikaments erst beginnt, wenn sie bereits schwanger ist.

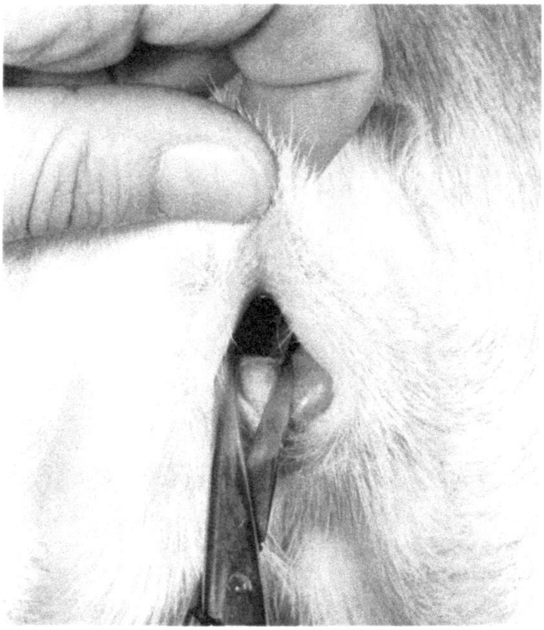

Abb. 13 Erwachsener feminisierter Hund (Behandlung der Mutter wie in Abb. 12 beschrieben).

Wir haben versucht, die therapeutische Breite für verschiedene gestagene Inhaltsstoffe in oralen Kontrazeptiva zu kalkulieren, einmal hinsichtlich des Feminisierungsrisikos für Cyproteronacetat, zum anderen hinsichtlich des Virilisierungsrisikos für Norethisteronacetat und Norgestrel. Die Ergebnisse werden in Tabelle 5 und 6 wiedergegeben.

Wie aus Tabelle 5 ersichtlich wird, liegt die niedrigste Dosis, die Rattenfeten virilisiert oder feminisiert, bei allen drei Substanzen im selben Dosisbereich.

In Tabelle 6 wurden diese Dosen auf 50 kg/Körpergewicht/Mensch umgerechnet. Die therapeutische Breite ergibt sich bei Division dieser Werte durch

Tabelle 5 Kalkulation des Feminisierungs- bzw. Virilisierungsrisikos oraler Kontrazeptiva an Hand der Bestimmung der niedrigsten Dosis, die den Anogenitalabstand bei Rattenfeten verkleinert bzw. vergrößert

Wirkstoff	Handelspräparat	Gestagendosis (mg/Dragee)	Niedrigste Dosis, die Rattenfeten feminisiert bzw. virilisiert (mg/Tier s.c.)
Norethisteronacetat	Anovlar®	4,0	≈ 1,0
Levonorgestrel	Eugynon®	0,25	≈ 0,3
Cyproteronacetat	Diane®	2,0	≈ 1,0

Tabelle 6 Kalkulation des Feminisierungs- bzw. Virilisierungsrisikos oraler Kontrazeptiva beim Menschen

Wirkstoff	Handelspräparat	Umrechnung der Rattenfeten feminisierenden bzw. virilisierenden Dosis auf den Menschen (mg/50 kg Körpergewicht)	„Therapeutische Breite“ (bezogen auf die Gestagendosis/Dragee)
Norethisteronacetat	Anovlar®	≈200	≈ 50
Levonorgestrel	Neogynon®	≈ 60	≈240
Cyproteronacetat	Diane®	≈200	≈100

den Gestagengehalt (in mg) der jeweiligen Dragees bzw. Tabletten. Bei diesem zugegebenermaßen sehr schematischem Vorgehen ergibt sich für die Drageepräparation mit Norethisteronacetat (4 mg) und Ethinylestradiol (0,05 mg) eine therapeutische Breite von 50, für das Levonorgestrel-haltige orale Kontrazeptivum eine solche von 240 und für Diane® eine von 100.

Mit aller Vorsicht und allen Einschränkungen läßt sich vielleicht folgendes sagen: Bei versehentlicher Einnahme von Diane® in eine schon bestehende Gravidiät hinein ist das Risiko der Feminisierung eines männlichen Fetus wahrscheinlich nicht größer als das Risiko der Virilisierung eines weiblichen Fetus bei Einahme eines anderen oralen Kontrazeptivums.

Inzwischen übersehen wir 15 Schwangerschaften, in denen Diane® über die gesamte hormonsensitive Phase der Sexualdifferenzierung und auch darüber hinaus eingenommen wurde. Alle Schwangerschaften haben mit der Geburt normaler Knaben geendet.

Die Situation stellt sich sicher anders dar, wenn Cyproteronacetat höher dosiert (100 mg/Tag) in eine bestehende Schwangerschaft hinein eingenommen wird. Dann liegt nämlich die errechnete therapeutische Breite nur noch bei einem Faktor 2.

Schlußfolgerung und Zusammenfassung

Cyproteronacetat ist das erste Antiandrogen, das klinisch eingesetzt wurde. Wir haben inzwischen über 25 Jahre Erfahrungen mit diesem Antiandrogen.

Eine erhöhte Talgdrüsenfunktion ist von kausaler Bedeutung in der Ätiologie der Akne und Seborrhoe. Die stark inhibitorische Wirkung von Cyproteronacetat auf die Talgdrüsenfunktion stellt die rationale Basis für diese Indikation dar.

Gerade aufgrund des besonderen Wirkungsspektrums (antiandrogen, gestagen, antigonadotrop) ist Cyproteronacetat für die Therapie von Androgenisierungserscheinungen der Haut besonders geeignet.

Literatur

[1] Girard, J., H. Helge, K. E. v. Mühlendahl: Treatment of idiopathic precocious puberty with cyproterone acetate. Proceedings of a Discussion, Berlin 1977. Horm. Res. (Basel) **9** (1978) 301—312.

[2] Hammerstein, J., U. Lachnit-Fixson, F. Neumann et al. (eds.): Androgenization in Women—Acne, Seborrhoe, Androgenetic Alopecia and Hirsutism. Excerpta Medica, Amsterdam, Oxford, Princeton 1980.

[3] Horn, H. J.: Administration of antiandrogens in hypersexuality and sexual deviations. In: Eichler, O., A. Farah, H. Herken et al. (eds.): Androgens II and Antiandrogens. Handbook of Experimental Pharmacology XXXV/2, chapt. VIII, pp. 543—562.

[4] Neumann, F.: Pharmacological basis for clinical use of antiandrogens. VI. International Congress on Hormonal Steroids, Jerusalem/Israel, September 5—10, 1982. J. Steroid Biochem. **19** (1983) 391—401.

[5] Neumann, F.: Experimental basis for the clinical use of antiandrogens. In: Bruchovsky, N., A. Chapdelaine, F. Neumann (eds.): Regulation of Androgen Action. Proceedings of an Intern. Symposium, Montreal 1984, pp. 43—50. Kongreßdruck R. Brückner, Berlin 1985.

[6] Neumann, F.: Pharmacology and clinical uses of cyproterone acetate. In: Furr, B. J. A., A. E. Wakeling (eds.): Pharmacology and Clinical Uses of Inhibitors of Hormone Secretion and Action, pp. 132—159. Baillière Tindall, London, Philadelphia, Toronto 1987.

[7] Neumann, F. H. Hamada: Intrauterine Feminisierung männlicher Rattenfeten durch das stark gestagen wirksame 6-chlor- 6.-1.2-methylen-17-hydroxyprogesteronacetat. 10. Symp. Dtsch. Ges. für Endokrinologie, Wien 1963, S. 301—304. Springer Verlag, Berlin 1964.

[8] Neumann, F., G. H. Jacobi: Antiandrogens in tumour therapy. Clin. Oncol. **1** (1982) 41—64.

[9] Neumann, F., B. Schenck: Antiandrogens: Basic concepts and clinical trials. In: Cunningham, G. R., W.-B. Schill, E. S. E. Hafez (eds.): Regulation of Male Fertility, pp. 93—104. Martinus Nijhoff Publishers bv, The Hague, Boston, London 1980.

[10] Neumann, F., H. Steinbeck: Antiandrogens. In: Eichler, O., A. Farah, H. Herken (eds.): Handbook of Experimental Pharmacology, pp. 235—484. Springer Verlag, Berlin, Heidelberg, New York 1974.

[11] Neumann, F., R. von Berswordt-Wallrabe, W. Elger: Aspects of androgen-dependant events as studied by antiandrogens. Rec. Progr. Horm. Res. **26** (1970) 337—410.

[12] Neumann, F., W. Elger, H. Steinbeck: Drug-induced intersexuality in mammals. Ann. Conference of the Society for the Study of Fertility, Newcastle 1968. J. Repro. Fert., Suppl. 7 (1969), 9—24.

[13] Neumann, F., W. Elger, H. Steinbeck: Antiandrogens and reproductive development. Phil. Trans. R. Soc. London, Series B, **259** (1970) 179—184.

[14] Neumann, F., K. D. Richter, B. Schenck et al.: Action of anti-androgens on accessory sexual glands. In: Schröder, F. H., H. J. de Voogt (eds.): Steroid Receptors, Metabolism and Prostatic Cancer, pp. 22—40.
Excerpta Medica, Amsterdam, Oxford, Princeton 1980.

[15] Neumann, F., A. Schleusener, M. Albring: Pharmacology of antiandrogens. In: Hammerstein, J., U. Lachnit-Fixson, F. Neumann (eds.): Androgenization in

Women—Acne, Seborrhoe, Androgenetic Alopecia and Hirsutism, pp. 147—192. Excerpta Medica, Amsterdam, Oxford, Princeton 1980.
[16] Schleusener, A., M. Albring, F. Neumann: Pharmacology of old and new antiandrogens. In: Jeffcoate, S. L. (ed.): Androgens and Anti-androgen Therapy, Vol. 1, chapt. 4, pp. 71—93. John Wiley & Sons, Chechester, New York, Brisbane 1982.
[17] Steinbeck, H., F. Neumann: Effect of cyproterone acetate on puberty. J. Reprod. Fert. **26** (1971) 59—63.
[18] Wiechert, R., F. Neumann: Gestagene Wirksamkeit von 1-Methyl- und 1.2-Methylen-Steroiden.
IV. Mitteilung: 1-Methyl-Steroide 1.
Arzneimittelforsch. (Drug Res.) **15** (1965) 244—246.
[19] Wiechert, R., H. Steinbeck, W. Elger et al.: Wirkungen und Struktur neuer antiandrogener Steroide. Arzneimittelforsch. **17** (1967) 1103—1116.

Pharmakokinetik von Cyproteronacetat und Ethinylestradiol während der Behandlung mit Diane®-35: Vergleich zwischen Raucherinnen und Nichtraucherinnen

Chr. Zurth, U. Täuber

1. Einleitung

Cyproteronacetat (CPA) ist ein potentes Antiandrogen mit gestagener Wirkung [14, 15].

Es wird bei Männern zur Triebdämpfung bei Sexualdeviationen sowie zur Behandlung des inoperablen Prostatacarcinoms, bei Frauen zur Therapie von Androgenisierungserscheinungen und Hirsutismus [5, 12, 14] eingesetzt. Für die Behandlung der Frau haben sich drei Therapieschemata herauskristallisiert:

1. die niedrig dosierte Therapie mit einem oralen Kontrazeptivum mit 2 mg CPA und 35 µg Ethinylestradiol (EE_2)
2. die mittelhoch-dosierte Therapie mit einmaliger intramuskulärer Gabe von 300 mg CPA pro Zyklus
3. die hochdosierte orale Therapie mit täglicher Einnahme von 100 mg CPA vom ersten bis zum zehnten Zyklustag zusätzlich zur Verabreichung von Diane®-35.

Das pharmakokinetische Verhalten von CPA ist sowohl an männlichen und weiblichen Freiwilligen und Patienten ausführlich untersucht worden [3, 4, 6, 7, 9]. In der vorliegenden Studie wurden die zeitlichen Plasmaspiegelverläufe von CPA, von Sexualhormon bindendem Globulin (SHBG) und von Cortisol-bindendem Globulin (Transkortin, CBG) während eines Behandlungszyklus mit Diane®-35 aufgenommen. Zusätzlich wurde der Wirkstoffspiegelverlauf von CPA und EE_2 nach der ersten und nach der letzten Applikation im Zyklus detailierter untersucht.

Vom Zigarettenrauchen ist bekannt, daß es die arzneimittelabbauenden Enzyme (P450-System) in der Leber induzieren kann. Da CPA und EE_2 im wesentlichen durch Phase-I-Biotransformation aus dem Organismus eliminiert werden, sollte ein möglicher Einfluß des Rauchens auf die Pharmakokinetik von CPA und EE_2 untersucht werden.

2. Probanden und Methoden

2.1. Studiendesign und Probanden

Die Studie wurde als Gruppenvergleich zwischen jeweils 8 gesunden Nichtraucherinnen (Alter 29,4 ± 4,3 Jahre, Gewicht 68,3 ± 13,3 kg, Größe 170 ± 6 cm) und Raucherinnen (Alter 30,5 ± 3,5 Jahre, Gewicht 60,3 ± 4,9 kg, Größe 170 ± 6 cm) durchgeführt. Die Raucherinnen rauchten mindestens 20 Zigaretten pro Tag.

Alle Probandinnen wiesen vor der Behandlung einen normalen, biphasischen Zyklus auf und hatten zwei Zyklen vor Beginn der Studie keine oralen Kontrazeptiva mehr eingenommen.

2.2. Dosierung und Blutentnahmen

Die Frauen erhielten von Tag 1 bis 21 des Behandlungszyklus um 8.00 Uhr morgens jeweils eine Tablette Diane®-35 mit 2 mg CPA und 35 µg EE_2. Bis zum letzten Tag des Zyklus wurde täglich um 8.00 Uhr vor der Tabletteneinnahme venöses Blut entnommen. Zusätzlich wurde am 1. und am 21. Tag 0,5, 1, 2, 4, 6, 8, 10 und 12 Stunden nach der Medikamenteneinnahme Blut gewonnen. Das Blut wurde unmittelbar nach der Entnahme zentrifugiert, das Plasma separiert und bei −18°C bis zur Analyse aufbewahrt.

2.3 Analytische Methoden

Die CPA- und EE_2-Konzentrationen im Plasma wurden nach Diethyletherextraktion mittels spezifischer Radioimmunoassays bestimmt. Als Tracer wurden CPA-17α-Acetoxy-^{3}H (spezifische Aktivität 0,59 TBq/mmol) und 6,7-^{3}H-EE_2 (spezifische Aktivität 1,6 TBq/mmol) eingesetzt.

Die Antiseren stammten von Kaninchen, wobei CPA-11-Succinyl-BSA und EE_2-6β-Carboxymethyloxim-BSA als Immunogene Verwendung fanden. Einzelheiten der Durchführung sind der Literatur [8, 16] zu entnehmen.

2.4. Auswertung

Die terminalen Halbwertszeiten für CPA im Plasma wurden aus der Eliminationskonstante nach $t_{1/2} = \ln 2/k_e$ berechnet. Die Eliminationskonstanten k_e entsprechen der Steigung der Regressionsgeraden nach logarithmischer Auftragung der Plasmaspiegel gegen die Zeit ($t \geq 24$ h). Die Flächen unter den Plasmaspiegelkurven (AUC_{0-24}) wurden mit Hilfe der Trapezregel ermittelt. Für die Berechnung der extrapolierten Flächen AUC^1_{0-00} nach der ersten Einnahme gemäß (1) wurden die nach der letzten Einnahme bestimmten Eliminationskonstanten eingesetzt.

(1) $AUC^1_{0-00} = AUC^1_{0-24} + C_{24}/ke$

Die Kumulationsfaktoren wurden aus den Quotienten zwischen der CPA-Konzentration 24 Stunden nach der letzten und der ersten Einnahme C_{24}^{21} / C_{24}^{1} bzw. aus den Quotienten zwischen den Flächen unter den Plasmaspiegelkurven am 21. und dem 1. Tag AUC_{0-24}^{21} / AUC_{0-24}^{1} errechnet.

Die für die beiden Behandlungsgruppen ermittelten pharmakokinetischen Parameter wurden mit Hilfe des unverbundenen t-Test auf statistische Signifikanz überprüft ($p \leqq 0,05$).

3. Ergebnisse

3.1 Plasmaspiegel von CPA

Die Abbildungen 1 und 2 zeigen die mittleren Zeitverläufe der CPA-Konzentration im Plasma während des ersten und letzten Behandlungstages mit Diane®-35 bei Nichtraucherinnen und Raucherinnen. Nach der ersten Gabe von Diane®-35 an Nichtraucherinnen und Raucherinnen wurden die Maximal-

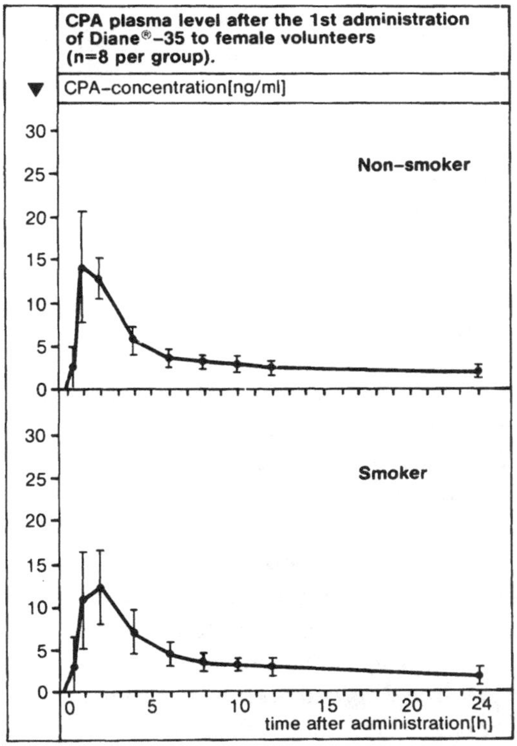

Abb. 1 Zeitlicher Verlauf der Konzentration von CPA im Plasma nach der ersten Gabe von Diane®-35 an 8 nicht rauchende (A) und 8 rauchende (B) Probandinnen Mittelwert ± Standardabweichung.

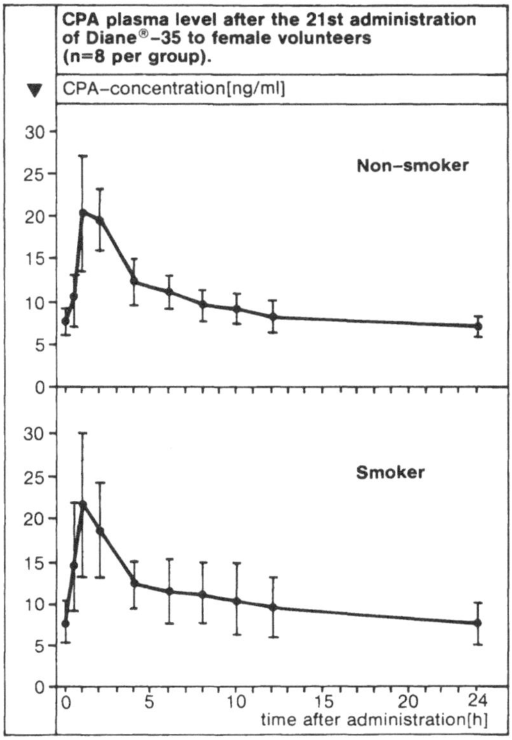

Abb. 2 Zeitlicher Verlauf der Konzentration von CPA im Plasma nach der 21. Gabe von Diane®-35 an 8 nicht rauchende (A) und rauchende Probandinnen Mittelwert ± Standardabweichung.

werte von CPA mit 16 ± 5 ng/ml bzw. 14 ± 4 ng/ml jeweils 1 bis 2 Stunden nach der Applikation gemessen.

Die Fläche unter der CPA-Plasmaspiegelkurve während des ersten Behandlungstages (AUC^{1}_{0-24}) betrug 3,5 ± 0,8 ng × d/ml (Nichtraucherinnen) bzw. 3,9 ± 1,2 ng × d/ml (Raucherinnen). Am 21. Tag waren die AUC^{21}_{0-24}-Werte auf 9,8 ± 1,6 ng × d/ml für Nichtraucher und 10,6 ± 3,2 ng × d/ml für Raucher angestiegen.

Der Anstieg der CPA-Pasmaspiegel während der 21tägigen Behandlung sowie der Abfall nach Beendigung der Einnahme sind für beide Gruppen in Abbildung 3 dargestellt. Wiederum sind die Zeitverläufe der CPA-Konzentration im Plasma bei beiden Gruppen sehr ähnlich. Die morgendlichen steady-state Plasmakonzentrationen (C^{ss}_{min}) von 6-8 ng/ml waren spätestens nach 10 Verabreichungen erreicht. Nach der letzten Einnahme fielen die CPA-Plasmaspiegel mit terminalen Halbwertszeiten von 4,2 ± 1,8 Tagen (Nichtraucherinnen) und 3,5 ± 1,0 Tagen (Raucherinnen) ab. Aus dem Vergleich der CPA-Konzentrationen 24 Stunden nach der 21. und der 1. Einnahme ergibt sich ein Kumulations-

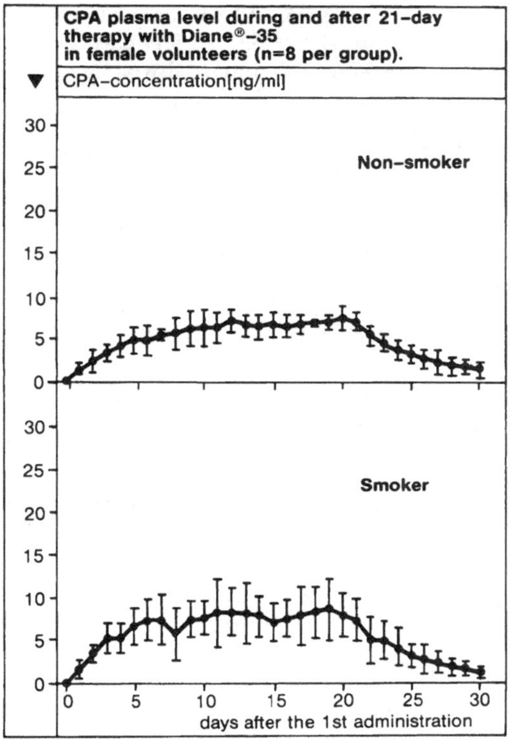

Abb. 3 Zeitlicher Verlauf der Konzentration von CPA im Plasma (C_{24h}) bei 8 Nichtraucherinnen (A) und 8 Raucherinnen (B) während der 21tägigen Behandlung mit Diane®-35
Mittelwert ± Standardabweichung.

faktor von 4,3 für Raucher und Nichtraucher. Aus den Quotienten der AUC-Werte AUC^{21}_{0-24} / AUC^{1}_{0-24}) wurde ein Kumulationsfaktor von 2,9 für beide Gruppen errechnet.

3.2 Plasmaspiegel von EE_2

Die EE_2-Plasmaspiegel überschritten die Nachweisgrenze von 40 pg/ml lediglich zwischen 0,5 und 8 Stunden nach Applikation.

Bei den Nichtraucherinnen wurden die maximalen EE_2-Konzentrationen im Plasma mit Werten von 0,10 ± 0,04 ng/ml (1. Tag) und 0,12 ± 0,03 ng/ml (21. Tag im Mittel - 1,3 ± 0,5 Stunden nach der Einnahme erreicht. Die Flächen unter der Plasmaspiegel-Zeitkurve lagen bei 0,50 ± 0,11 ng × h/ml am 1. Tag bzw. 0,54 ± 0,31 ng × h/ml am 21. Tag. Bei den Raucherinnen wurden die maximalen EE_2-Spiegel von 0,09 ± 0,04 ng/ml am 1. Tag bzw. vom 0,15 ± 0,07 ng/ml am 21. Tag 2,1 ± 1,3 Stunden bzw. 2,6 ± 2,7 Stunden nach der Einnahme gemessen. Die entsprechenden AUC-Werte betrugen bei den Rauche-

Tabelle 1 Pharmakokinetische Parameter von CPA und EE_2 nach einmaliger und täglicher wiederholter, oraler Gabe von Diane-35® bei 8 Nichtraucherinnen (NR) und 8 Raucherinnen (R). Mittelwert ± Standardabweichung

	NR	R	NR	R
	CPA		EE_2	
1. Einnahme				
C^1_{max} (ng/ml)	16±5	14±4	0,10±0,04	0,09±0,04
C^1_{24} (ng/ml)	1,6±0,7	1,9±0,8	–	–
t_{max} (h)	1,4±0,5	1,8±1,0	1,3 ±0,5	2,1 ±1,3
AUC^1_{0-24}	3,5±0,8*	3,9±1,2*	0,50±0,11**	0,65±0,57**
AUC^1_{0-00}	12,8±4,8*	14,2±5,4*	0,50±0,11**	0,65±0,57**
21. Einnahme				
C^{21}_{max} (ng/ml)	22±5	24±5	0,12±0,03	0,15±0,07
C^{21}_{24} (ng/ml)	7,1±1,2	7,4±2,7	–	–
t_{max} (h)	1,3±0,5	1,9±2,5	1,3 ±0,5	2,6 ±2,7
$t_{1/2}$ term. (d)	4,2±1,8	3,5±1,0	–	–
AUC^{21}_{0-24}	9,8±1,6*	10,6±3,2*	0,54±0,31**	1,7 ±1,5**
Akkumulationsfaktor				
$R = C^{21}_{24}/C^1_{24}$	4,3±1,3	4,3±1,0	–	–
$R = AUC^{21}_{0-24}/AUC^1_{0-24}$	2,9±0,6	2,9±0,9	–	–

* AUCs sind für CPA in ng × d/ml angegeben
** AUCs sind für EE_2 in ng × h/ml angegeben

rinnen 0,65 ± 0,57 ng × h/ml (1. Tag) bzw. 1,7 ± 1,5 ng × h/ml (21. Tag), (siehe Tab. 1).

Weder nach der ersten noch nach der 21. Einnahme wurden Unterschiede in den pharmakokinetischen Parametern von EE_2 (C_{max}, t_{max}, AUC) zwischen Nichtraucherinnen und Raucherinnen gefunden.

3.3 Plasmaspiegel von SHBG

Die Konzentrationen von SHBG im Plasma stiegen während der 21tägigen Behandlung mit Diane®-35 von einem Initial-Wert von 47 ± 23 nmol/l auf 178 ± 57 nmol/l bei nicht rauchenden und von 51 ± 21 nmol/l auf 176 ± 63 nmol/l bei rauchenden Frauen an (Abb. 4). Innerhalb von 10 Tagen nach Absetzen des Medikamentes fiel die Konzentration von SHBG in beiden Gruppen ab, erreichte aber noch nicht die initialen Spiegel.

3.4. Plasmaspiegel von CBG

Die Spiegel von Transkortin im Plasma lagen am Beginn des Zyklus bei 40 ± 6 µg/ml bei den Nichtraucherinnen und 37 ± 5 µg/ml bei den Raucherinnen. Die Konzentration von CBG stieg während der Behandlung mit Diane®-35 auf

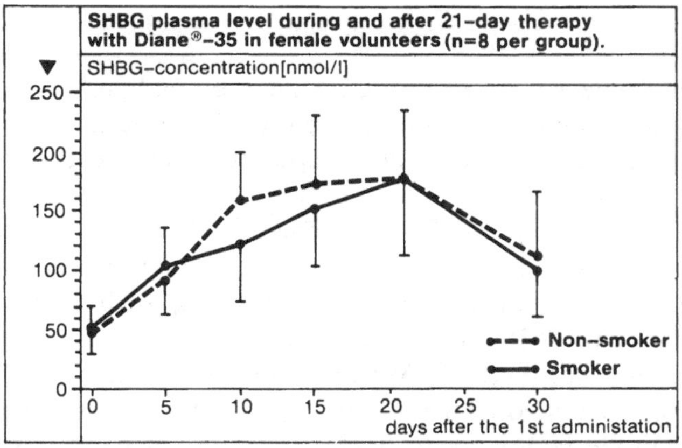

Abb. 4 Zeitlicher Verlauf der Konzentration von SHBG im Plasma bei 8 nicht rauchenden und 8 rauchenden Frauen während und nach der 21tägigen Behandlung mit Diane®-35.

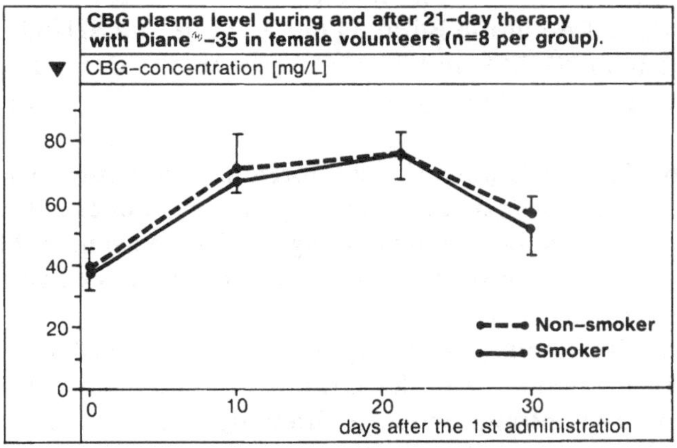

Abb. 5 Zeitlicher Verlauf der Konzentration von CBG im Plasma bei 8 Nichtraucherinnen und 8 Raucherinnen während und nach 21tägiger Behandlung mit Diane®-35.

Werte von 76 ± 7 μg/ml bei nicht rauchenden und 77 ± 9 μg/ml bei rauchenden Frauen an.

Nach der letzten Applikation fiel die CBG-Konzentration in beiden Gruppen wieder ab und erreichte Plasmaspiegel von 56 ± 6 μg/ml und 51 ± 9 μg/ml am 30. Tag. Es wurden keine Unterschiede in den CBG-Spiegeln zwischen Nichtraucherinnen und Raucherinnen festgestellt (Abb. 5).

4. Diskussion

Das pharmakokinetische Verhalten von CPA nach einmaliger und mehrmaliger Gabe von Diane®-35 entsprach demjenigen nach Einnahme von Diane®-50. CPA wurde nach oraler Gabe beider Präparate rasch resorbiert und war vollständig bioverfügbar.

Die nach einmaliger Gabe von Diane®-35 ermittelten C_{max}-Werte (15 ± 5 ng/ml für Nichtraucher, 14 ± 4 ng/ml für Raucher) und AUC^{1}_{0-24}-Werte (3,5 ± 0,8 ng × d/ml für Nichtraucher und 3,9 ± 1,2 ng × d/ml für Raucher) entsprechen den für Diane®-50 mitgeteilten Werten. Düsterberg et al. [4] ermittelten nach Einmalgabe von Diane®-50 maximale CPA-Spiegel von 11,0 ± 3,4 ng/ml und AUC_{0-24}-Werten von 3,3 ± 1,3 ng × d/ml. In der vorliegenden Studie betrug die terminale Halbwertzeit nach der letzten Behandlung 4,2 ± 1,8 Tage bei den Nichtraucherinnen und 3,5 ± 1,0 Tage bei den Raucherinnen. Nach 21tägiger Behandlung mit Diane®-50 wurde eine terminale Halbwertzeit von 2,9 ± 0,7 Tagen beobachtet [4]. Die etwas längere Halbwertzeit in der vorliegenden Studie könnte damit erklärt werden, daß die Plasmaspiegel deutlich länger, nämlich bis 10 Tage nach der letzten Einnahme verfolgt wurden.

Bindungsversuche mit ^{3}H-Testosteron und ^{3}H-Dihydrotestosteron zeigten keinerlei Einfluß des CPA auf die Bindung der Liganden an SHBG [5]. Offenbar bindet CPA nicht an SHBG, und der dreifache Anstieg der SHBG-Spiegel während der Therapie mit Diane®-35 beeinflußt die Pharmakokinetik von CPA nicht.

Die Zahlenwerte für die Kumulationsfaktoren sind abhängig von der Berechnungsmethode. Der durch den Flächenvergleich gewonnene Wert von 2,9 ist unabhängiger von zufälligen Schwankungen eines einzelnen Meßwertes und stimmt gut mit den von Düsterberg et al. angegebenem Wert von 2,4 ± 0,7 überein.

Die EE_2-Plasmaspiegel nach oraler Applikation von Diane®-35 waren sehr niedrig und zeigten insbesondere in der Gruppe der rauchenden Frauen eine beträchtliche inter- und intraindividuelle Streuung. Die Maximalwerte von etwa 0,1 ng/ml waren zwischen 1 und 2 Stunden nach der Einnahme erreicht. Diese Werte entsprachen etwa dem 2,5fachen der Nachweisgrenze. Die in der vorliegenden Studie bestimmten maximalen EE_2-Konzentrationen entsprachen etwa denjenigen, die nach Applikation von Diane®-50 beschrieben wurden (0,08 ± 0,03 ng/ml).

Wegen der großen Streuung in der Bioverfügbarkeit von EE_2 [8] und den niedrigen, absoluten EE_2-Konzentrationen spiegelt sich der Dosisunterschied von 15 µg EE_2 zwischen Diane®-35 und Diane®-50 in der vorliegenden Studie nicht in den Plasmaspiegelverläufen wider.

Die SHBG- und CBG-Konzentrationen im Plasma dienen als Maß zur Beurteilung der »Gesamtestrogenität« eines oralen Kontrazeptivums [10, 17, 18]: Östrogene erhöhen die absolute, zirkulierende Menge an SHBG und CBG im

Plasma, Gestagene mit androgenen Partialwirkungen antagonisieren die durch Östrogene induzierte SHBG-Synthese [10, 17]. Eine 21tägige Behandlung mit Diane®-35 führt zu annäherend konstanten CBG- und SHBG-Spiegeln im Plasma, die etwa 2- bis 3mal über den Initialwerten am Beginn des Zyklus liegen. Dies zeigt, daß CPA ein Antiandrogen mit gestagener Wirkung, jedoch fehlender Androgenität ist. Nach der einnahmefreien Zeit erreichten die CBG- und SHBG-Konzentrationen nicht wieder die Ausgangswerte. Selbst 2 Wochen ohne Östrogeneinnahme reichen nicht aus, um die SHBG-Spiegel wieder auf die Vorwerte zu bringen [17]. Erhöhte SHBG-Plasmawerte führen zu einer Senkung des freien Testosterons. Dieser Effekt dürfte mit zu der guten therapeutischen Wirkung von Diane®-35 bei der Behandlung von Androgenisierungserscheinungen der Frau beitragen.

Die Behandlung von Nichtraucherinnen und Raucherinnen mit Diane®-35 ergab keinerlei Unterschiede zwischen beiden Gruppen, weder im pharmakokinetischen Verhalten von CPA und EE_2 noch in der Wirkung auf die CBG- und SHBG-Plasmakonzentrationen. Offenbar beeinflußt die Induktion der arzneimittelmetabolisierenden Enzyme in der Leber durch Tabakrauch, die bei jüngeren Menschen intensiver ist als bei älteren [19, 21], nicht die Bioverfügbarkeit von EE_2 und CPA. Daher ist davon auszugehen, daß Diane®-35 bei Raucherinnen und Nichtraucherinnen gleich gut wirksam ist.

5. Zusammenfassung

Unter der täglichen Einnahme von Diane®-35 wurden vom 1. bis 21. Zyklustag die Cyproteronacetat (CPA)- und Ethinylestradiol (EE_2)-Spiegel bei 8 Nichtraucherinnen und 8 Raucherinnen verfolgt. Außerdem wurden die Plasmakonzentrationen von CPA, sexhormonbindendes Globulin (SHBG) und Transkortin (CBG) während und nach Abschluß der Therapie gemessen.

CPA und EE_2 wurden nach oraler Einnahme von Diane®-35 rasch und vollständig resorbiert. Wegen seiner relativ langen Halbwertzeit von ungefähr 3–4 Tagen kumuliert CPA während der 21tägigen Behandlung etwa um den Faktor 3–4. Für EE_2 wurde keine Kumulation beobachtet. Die SHBG- und CBG-Spiegel lagen am 21. Tag um 3- bzw. 2mal höher als die Ausgangswerte am 1. Tag.

In keinem der untersuchten Parameter wurde ein Unterschied zwischen Raucherinnen und Nichtraucherinnen gefunden.

Literatur

[1] Becker, H., B. Düsterberg, H. Klosterhalfen: Bioavailability of cyproterone acetate after oral and intramuscular application in men. Urol. Int. **35** (1980) 381—385.

[2] Beckett, A. H., E. J. Triggs: Enzyme induction in man caused by smoking. Nature (London) **216** (1967) 587—588.

[3] Daniel, S.: Die Pharmakokinetik von Cyproteronacetat unter der hochdosierten oralen Standardtherapie bei androgenisierten Frauen. Thesis, Free University of Berlin, Medical Faculty, 1985.
[4] Düsterberg, B., M. Hümpel, H. Wendt: Plasma levels of active ingredients after single and repeated administration of a new oral contraceptive containing 2 mg cyproterone acetate and 50 µg of ethinyl estradiol (Diane®) to five young women. Acta Obstet. Gynecol. Scand. Suppl. **88** (1979) 27—31.
[5] Frölich, M., M. G. Vanschie, E. C. Brand: Sex hormone binding globulins: Binding capacity and studies on the binding of cyproterone acetate and other steroids. Clin. Chim. Acta **87** (1978) 239—244.
[6] Hammerstein, J., J. Meckies, I. Leo-Rossberg et al.: Use of cyproterone acetate in the treatment of acne, hirsutism and virilism. J. Steroid. Biochem. **6** (1975) 827.
[7] Hümpel, M., G. Dogs, H. Wendt et al.: Plasmaspiegel und Pharmakokinetik von Cyproteronacetat nach oraler Applikation als 50-mg-Tablette bei 5 Männern. Drug. Res. **28** (1978) 319—322.
[8] Hümpel, M., B. Nieuweboer, H. Wendt et al.: Investigations of pharmacokinetics of ethinyl-estradiol to specific consideration of a possible first pass effect in women. Contraception **19** (1979) 421—432.
[9] Hümpel, M., H. Wendt, P. E. Schulze et al.: Bioavailability and pharmacokinetics of 2.0 mg cyproterone acetate in combination with 50 µg ethinyl estradiol to 6 young women. Contraception **15** (1977) 579—588.
[10] Jusko, W. J.: Role of tobacco smoking in pharmacokinetics. J. Pharmacokinet. Biopharm. **6** (1978) 7—39.
[11] Kammen, E. van, J. H. H. Thikssen, B. Rodenaker et al.: The influence of hormonal contraceptives on sex hormon binding globulin (SHBG) capacity. Contraception **11** (1975) 53—59.
[12] Moltz, L., J. Mechies, J. Hammerstein: Die klinische Anwendung von Antiandrogenen bei der Frau. Gynäkologie **13** (1980) 1—17.
[13] Moltz, L., J. Meckies, J. Hammerstein: Die kontrazeptive Betreuung androgenisierter Frauen mit einem niedrig dosierten cyproteronacetathaltigen Einphasenpräparat. Dtsch. Med. Wochenschr. **194** (1979) 1376.
[14] Neumann, F.: Klinik der Antiandrogene. D. Ärzteblatt **75** (1978) 1633.
[15] Neumann, F., A. Schleusner, M. Hümpel: Antiandrogene—Pharmakologische Grundlagen—. Der Gynäkologe **12** (1979) 228—242.
[16] Nieuweboer, B., K. Lübke: Radioimmunological determination of cyproterone acetate. Horm. Res. **8** (1977) 210.
[17] Schwartz, U., J. Hammerstein: The oestrogenic potency of various contraceptive steroids as determined by their effects on transcortin-binding capacity. Acta Endocrin. **76** (1974) 159—1781.
[18] Trienekens, P. H., N. A. Schmidt, J. H. H. Thijssen: The effect of age, weight related parameters and hormonal contraceptives on androgenical assays. Contraception **33** (1986) 503—517.
[19] Vestal, R. W., A. H. Norris, J. D. Tobin et al.: Antipyrine metabolism in man: influence of age, alcohol, caffeine and smoking. Clin. Pharmacol. Ther. **18** (1975) 425—432.
[20] Welch, R. M., Y. E. Harrison, B. W. Gommi et al.: Stimulatory effects of cigarette smoking on the hydroxylation of 3,4-benzpyrene and the N-demethylation of 3-methyl-4-monomethylamino benzene on enzymes in human placenta. Clin. Pharmacol. Ther. **10** (1969) 100—109.
[21] Wood, A. J. J., R. E. Vestal, G. R. Wilkinson et al.: Effect of aging and cigarette smoking on antipyrine and indocyanine green elimination. Clin. Pharmacol. Ther. **26** (1979) 16—20.

Ovulationshemmung durch SH B 209 AE (Diane®-35): Eine neue Antiandrogen-Östrogen-Kombination

J. Spona, J. Huber, J. B. Schmidt

Einleitung

Die antiandrogenen Effekte von Cyproteronacetat (CPA) sind bereits hinlänglich bekannt. Man hat außerdem herausgefunden, daß CPA, bei oraler Applikation, biologische Progesteronaktivität aufweist. Verschiedene Untersuchungen scheinen zu zeigen, daß CPA als Gestagen eine stärkere biologische Aktivität als Chlormadinonacetat oder Medroxyprogesteronacetat besitzt [6]. Weiterhin entwickelt CPA eine stärkere antiandrogene Wirkung als Chlormadinonacetat oder Medroxyprogesteronacetat. Deshalb wurde CPA in Verbindung mit Ethinylestradiol zur Therapie der Androgenisierungserscheinungen der Frau eingesetzt [5]. Bis vor kurzem wurde die Therapie mit einem Kombinationspräparat aus 2 mg CPA und 50 µg Ethinylestradiol durchgeführt. Dabei wurden gute therapeutische Erfolge bei Patientinnen erzielt, die unter Seborrhö, Akne und Alopecia androgenetica litten [12]. Bei Frauen mit starker Androgenisierung kann eine hochdosierte CPA-Therapie eingesetzt werden.

Das Ziel der vorliegenden Untersuchung war es, die Dosis von Cyproteronacetat zur Ovulationshemmung zu finden, sowie die Wirksamkeit der Kombination von 2 mg Cyproteronacetat und 35 µg Ethinylestradiol auf die Hemmung der Ovulation zu untersuchen.

Die Studie war darauf ausgerichtet, dem Vorschlag der WHO [15] nachzukommen, die niedrigst mögliche Dosis, die als Therapie wirksam wird, einzusetzen.

Material und Methode

Die Untersuchung der CPA-Dosis zur Ovulationshemmung wurde bei 12 freiwilligen Frauen im Alter von 20 – 28 Jahren mit normalen ovulatorischen Zyklen durchgeführt. Die Frauen wurden während eines Kontrollzyklus und eines Behandlungszyklus untersucht. Während des Behandlungszyklus wurde ihnen vom 5. bis 25. Tag des Zyklus 0,125, 0,25, 0,50 und 1,0 mg Cyproteronacetat oral verabreicht. LH, FSH, 17β-Estradiol und Progesteron wurden vom 5. Zyklustag an täglich in beiden Zyklen bestimmt. Zusätzlich wurde der Zervix-Score und der Karyopyknose-Index registriert.

Die Wirksamkeit der Kombination von 2 mg CPA plus 35 μg Ethinylestradiol wurde an 6 freiwilligen Versuchspersonen, die normale Zyklen hatten, untersucht. Die Behandlung wurde am 5. Tag begonnen und am 25. Tag beendet. Die Frauen wurden täglich mittels Bestimmung von LH, FSH, 17β-Estradiol, Progesteron, Testosteron, Prolaktin sowie von sexualhormonbindendem Globulin (SHBG) überwacht. Auch wurde während des ersten und dritten Zyklus Antithrombin III erfaßt. Die Blutentnahmen erfolgten zwischen 8 und 9 Uhr morgens.

Die Radioimmunoassays von 17β-Estradiol und Progesteron wurden mit der Solid-Phase-Methode durchgeführt [3]. Die Materialien kamen von Diagnostics Products Corporation (Los Angeles, CA 90045, USA). Die Assays für Prolaktin, FSH und SHBG wurden mit Reagenzien der Firma Serono Diagnostics S. A. (Centre Industriel, CH-Coinsins, Schweiz) gemessen.

Für die Radioimmunoassays von LH und Testosteron wurden Reagenzien von Sorin Biomedica, S.P.A. (13040 Saluggia, Italien) eingesetzt. Antithrombin III wurde mit der Methode von COATTEST Antithrombin Kabi Vitrum (Kabi Vitrum A-1232 Wien, Österreich) bestimmt.

Die Variationskoeffizienten innerhalb und zwischen den Assays variierten zwischen 7 bzw. 12%. Statistische Analysen der hormonellen Serumspiegel wurden mit Varianzanalysen durchgeführt.

Ergebnisse

Die Bestimmung der CPA-Dosis zur Ovulationshemmung zeigt, daß 2/5 der Frauen bei einer Dosis von 0,5 mg normale Zyklen aufwiesen. 3/5 der Frauen zeigten eine Hemmung der Ovulation mit dennoch stattfindender Follikelreifung (Tab. 1). Bei 5/5 der Untersuchten trat eine Hemmung der Ovulation auf, als sie mit 1,0 mg Cyproteronacetat behandelt wurden, 4/5 hatten dennoch eine Follikelreifung. Diese Daten legen nahe, daß die Grenzdosis zur Hemmung der Ovulation bei 1 mg Cyproteronacetat liegt.

Um eine gute antiandrogene Wirksamkeit zu erhalten, wurden 2 mg Cyproteronacetat mit 35 μg Ethinylestradiol kombiniert und die Ovulationshemmung mit diesem Kombinationspräparat untersucht. Die Serumspiegel von LH und FSH während des Kontrollzyklus als auch während des ersten und dritten Therapiezyklus sind in Abb. 1 gezeigt. Alle Frauen wiesen normale Zyklen auf, und die Ovulation war während der Therapie mit 2 mg CPA und 35 μg Ethinylestradiol gehemmt. Ein Abfall der LH- und FSH-Serumspiegel in der Zeit vom 5. bis 25. Tag des Behandlungszyklus ist bemerkenswert (Abb. 1). Der Verlauf der

Tab. 1 Cyproteronacetatdosis zur Hemmung der Ovulation bei 12 Freiwilligen

Cyproteronacetat					
Dosis (μg)	n	Hemmung der Ovulation	mit follikulärer Reifung	Luteal-Insuffizienz	Normaler Zyklus
0,125	1	–	–	–	1
0,25	1	–	–	–	1
0,50	5	3	3	–	2
1,00	5	5	4	–	–

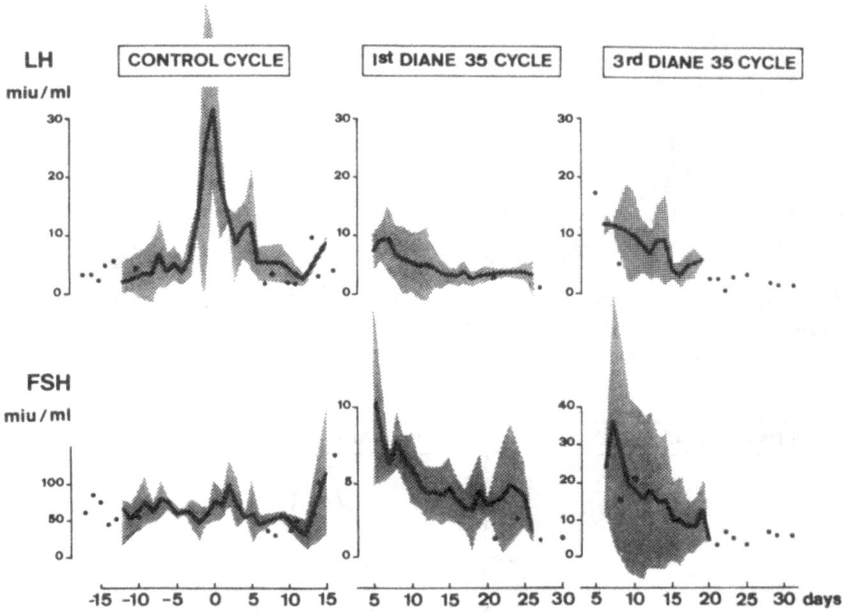

Abb. 1 LH- und FSH-Serumspiegel bei 6 Freiwilligen unter der Behandlung mit 2 mg Cyproteronacetat und 35 μg Ethinylestradiol. Kontrollzyklus (K), erster Zyklus (I) und dritter Zyklus (III)

Progesteronserumspiegel (Abb. 2) weist auf anovulatorische Zyklen während der Behandlung mit 2 mg CPA und 35 μg Ethinylestradiol hin.

Die Verteilung der 17β-Estradiolspiegel (Abb. 2) lassen auf eine normale follikuläre Reifung während des Kontrollzyklus und eine Suppression der Follikelreifung während des ersten Behandlungszyklus schließen.

Die Daten in Abb. 1 und 2 sind Durchschnittswerte ± Standardabweichung bei 6 Frauen. Analysen der einzelnen Zyklen weisen darauf hin, daß eine Frau während des dritten Behandlungszyklus eine Follikelreifung aufwies (Abb. 3). Deshalb ist in Abb. 2 für das Gesamtkollektiv ein Anstieg des 17β-Estradiolserumspiegels zu erkennen. Es ist bemerkenswert, daß die Patientin, die während

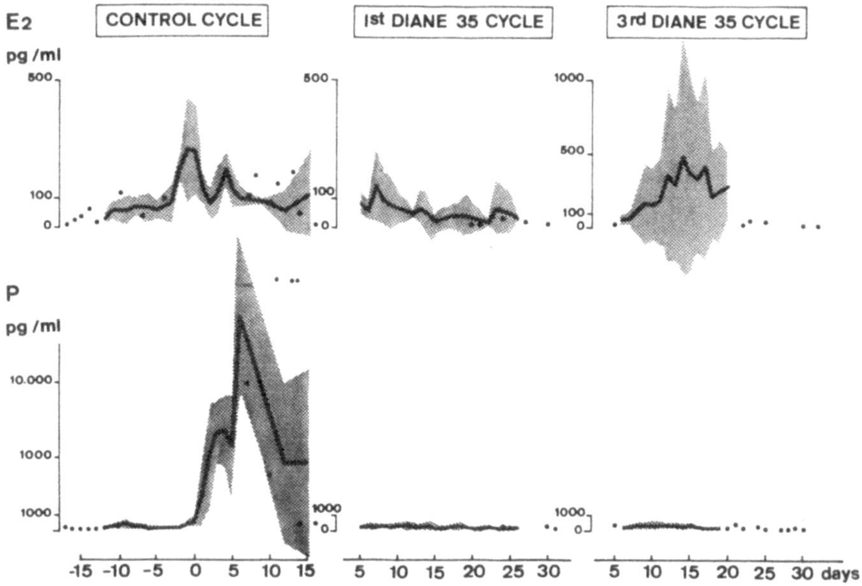

Abb. 2 17β-Estradiol (E_2) und Progesteronserumspiegel (P) bei 6 Frauen unter der Behandlung mit 2 mg Cyproteronacetat und 35 μg Ethinylestradiol. Erster Zyklus (I), dritter Zyklus (III)

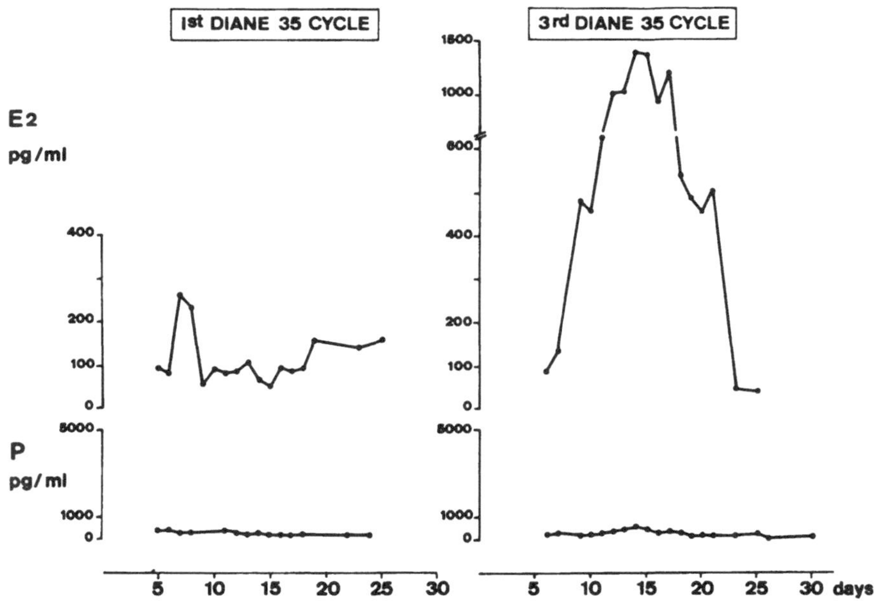

Abb. 3 17β-Estradiol (E_2) und Progesteronserumspiegel (P) einer Frau unter der Behandlung mit 2 mg Cyproteronacetat und 35 μg Ethinylestradiol. Erster Zyklus (I), dritter Zyklus (III)

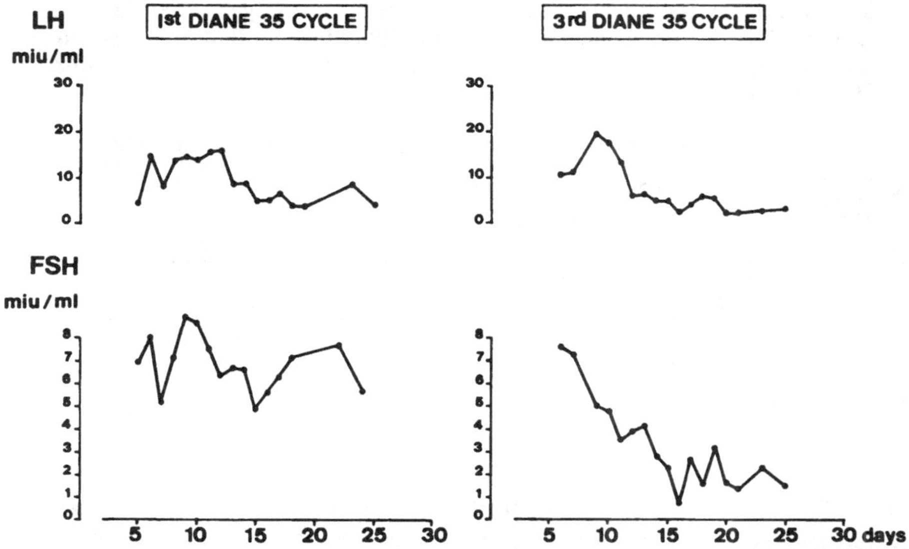

Abb. 4 LH- und FSH-Serumspiegel bei einer Frau unter der Behandlung mit 2 mg Cyproteronacetat und 35 µg Ethinylestradiol. Erster Zyklus (I), dritter Zyklus (III).

des dritten Behandlungszyklus hohe 17β-Estradiolserumspiegel bot, auch zwischen dem 5. und 10. Tag des ersten Behandlungszyklus einen leichten Anstieg der 17β-Estradiolspiegel zeigte (Abb. 3). Andererseits wurde bei ihr während des dritten Zyklus ein LH- und FSH-Abfall bemerkt (Abb. 4).

Statistische Analysen der LH- und FSH-Serumspiegel zeigen, daß die Gonadotropine während des ersten Behandlungszyklus signifikant supprimiert werden. Ein signifikanter Unterschied der FSH-Serumspiegel während des ersten und dritten Therapiezyklus mit 2 mg CPA und 35 µg Ethinylestradiol wurde festgestellt. Progesteron- und 17β-Estradiol-Serumspiegel waren während des Kontroll- und ersten Therapiezyklus signifikant unterschiedlich ($p < 0{,}0025$

Tab. 2 LH- und FSH-Serumspiegel bei 6 Frauen unter der Behandlung mit 2 mg Cyproteronacetat und 35 µg Ethinylestradiol. Kontrollzyklus (K), erster Zyklus (I) und dritter Zyklus (III). Die Werte sind als Durchschnittswerte ± Standardabweichung angegeben. (N. s. = nicht signifikant)

	Kontrollzyklus	I. Behandlungszyklus	III. Behandlungszyklus
LH (mIU/ml)	7,45 ±7,16	4,17±2,30	5,89±4,22
FSH (mIU/ml)	6,554±2,01	4,81±1,86	6,55±3,28

	K gegen I	K gegen III	I gegen III
LH (mIU/ml)	p < 0,05	n.s.	n.s.
FSH (mIU/ml	p < 0,0005	n.s.	p < 0,01

Tab. 3 SHBG, Testosteron und Prolaktinspiegel bei 6 Freiwilligen unter der Behandlung mit 2 mg Cyproteronacetat und 35 µg Ethinylestradiol. Kontrollzyklus (K), erster Zyklus (I) und dritter Zyklus (III). Die Werte sind Durchschnittswerte ± Standardabweichung. (N. s. = nicht signifikant)

	Kontrollzyklus	I. Behandlungszyklus	III. Behandlungszyklus
SHBG (µg %)	2,77 ± 0,54	4,26 ± 0,92	4,85 ± 0,49
T (ng/ml)	0,32 ± 0,17	0,22 ± 0,08	0,37 ± 0,14
hPRL (ng/ml)	10,05 ± 4,62	11,49 ± 6,00	12,59 ± 5,49

	C gegen I	C gegen III	I gegen III
SHBG (µg %)	$p < 0{,}0005$	$p < 0{,}0005$	$p < 0{,}0125$
T (ng/ml)	$p < 0{,}005$	n.s.	$p < 0{,}005$
hPRL (ng/ml)	n.s.	$p < 0{,}05$	n.s.

und $p < 0{,}05$). Zwischen dem ersten und dritten Behandlungszyklus zeigten die Progesteronspiegel keinen signifikanten Unterschied, während für die 17β-Estradiolspiegel ein signifikanter Unterschied gefunden wurde ($p < 0{,}005$).

Zusätzlich sind die Veränderungen in den sexualhormonbindenden Globulin-, Testosteron-, und Prolaktin-Serumspiegeln während der Therapie von Interesse (Tab. 3). Während der Behandlung mit 2 mg CPA in Kombination mit 35 µg Ethinylestradiol zeigte sich ein signifikanter Anstieg der SHBG-Serumwerte während des ersten Behandlungszyklus. Einen weiteren Anstieg der Globuline konnte man während des dritten Behandlungszyklus beobachten (Tab. 3). Andererseits resultierte die Behandlung mit diesem oralen Kontrazeptivum in einer Verminderung der Testosteronspiegel während des ersten Zyklus. Allerdings wurde kein signifikanter Unterschied der Testosteronspiegel zwischen dem dritten Behandlungs- und dem Kontrollzyklus festgestellt (Tab. 3). Die Behandlung mit 2 mg CPA in Kombination mit 35 µg Ethinylestradiol resultierte in einem leichten Anstieg der Prolaktinserumwerte (Abb. 3). Die Prolaktinspiegel lagen im dritten Behandlungszyklus signifikant höher als im Kontrollzyklus, blieben aber im Normbereich. Die Therapie mit 2 mg CPA kombiniert mit 35 µg Ethinylestradiol zeigte keine Veränderungen der Antithrombin III-Werte.

Diskussion

Es ist bereits gut dokumentiert, daß CPA kompetitive Bindungen mit dem Androgenrezeptor eingeht. Das resultiert in einem guten therapeutischen Effekt dieses Antiandrogens bei Patienten mit Seborrhö, Akne, Hirsutismus und Alopecia androgenetica. Bei Patienten mit Androgenisierungserscheinungen können erhöhte Androgenspiegel beobachtet werden. Außerdem kann auch eine stärkere Sensivität des Endorgans auf Androgene ein Grund für die Androgenisierung sein.

Die Applikation von Antiandrogenen bei der Behandlung von Akne wurde ebenso wie der Gestageneffekt von Cyproteronacetat beschrieben [2]. Bis vor kurzem wurde eine Kombination von 2 mg Cyproteronacetat mit 50 μg Ethinylestradiol eingesetzt. Die vorliegenden Daten zeigen, daß die Dosis zur Ovulationshemmung bei 1 mg Cyproteronacetat liegt.

Über die Wirksamkeit der oralen »low-dose«-Therapie mit CPA bei Patienten mit leichter Androgenisierung ist ausführlich berichtet worden. Man hat beobachtet, daß Patientinnen mit mittelschweren Formen von Hirsutismus und schwerer Akne den größten Nutzen daraus ziehen, wenn man die »low-dose«-Präparate, die 2 mg CPA und 50 μg Ethinylestradiol enthalten, mit einer zusätzlichen CPA-Dosis kombiniert [13]. Die Indikationen für die antiandrogene Therapie mit Kombinationspräparaten oraler Kontrazeptiva wurden bereits früher beschrieben [16]. Neuere Studien zeigen auf, daß die Applikation eines Kombinationspräparates, das CPA und Ethinylestradiol enthält, in einer 60%igen Verringerung der Akne innerhalb von 6 Monaten und in einem 30%igen Abfall der Talgsekretionsrate innerhalb von 3 Monaten resultiert [4, 10].

Um der Vorstellung der WHO-Empfehlung nachzukommen, wurde in der vorliegenden Studie die Reduktion der Östrogendosis von 50 auf 35 μg in einem Kombinationspräparat mit 2 mg Cyproteronacetat untersucht. Die Ergebnisse dieser Untersuchung zeigen, daß eine Kombination von 2 mg Cyproteronacetat plus 35 μg Ethinylestradiol bei allen Patienten eine Hemmung der Ovulation bewirkt. Die Follikelreifung bei einer Patientin während des 3. Behandlungszyklus stimmt mit ähnlichen Beobachtungen während der Behandlung mit anderen niedrigdosierten Kontrazeptiva überein. Es ist bemerkenswert, daß die Behandlung mit 2 mg Cyproteronacetat und 35 μg Ehtinylestradiol in einer starken Suppression der FSH-Spiegel resultierte. Während der Einnahmepause zwischen den Behandlungszyklen wurde ein Anstieg der FSH-Serumspiegel beobachtet. Die Supprimierung der FSH-Serumspiegel durch das Kombinationspräparat führte zu einer Hemmung der Follikelreifung bei 5 von 6 Frauen. Andererseits führte dieses orale »low-dose«-Kontrazeptivum zu einer vollständigen Hemmung des Zervix-Scores und zu einer Suppression des Karyopyknose-Indexes.

Außerdem scheint die Stimulation des SHBG während des ersten und dritten Behandlungszyklus mit 2 mg Cyproteronacetat und 35 μg Ethinylestradiol die Beobachtung zu unterstützen, daß dieses neue Kontrazeptivum eine ähnliche Wirksamkeit in der Therapie der Androgenisierung entwickelt wie das mit einem höheren Östrogengehalt [9, 11]. Die Reduktion des Gesamttestosterons und der Anstieg des SHBG führt zu einem Abfall der Konzentration des freien Testosterons im Serum. Darüber hinaus ist mit Interesse zu vermerken, daß die Applikation dieses neuen oralen Kontrazeptivums nicht zu pathologischen

Veränderungen der Antithrombin-III- und der Prolaktinserumspiegel führt.

Die Entwicklung eines oralen Kontrazeptivums, das ein Antiandrogen enthält, erlaubt die Behandlung der Androgenisierungssymptome bei Frauen, wie Akne, Seborrhö und Hirsutismus, mit Cyproteronacetat [7, 8, 14]. Die gegenwärtigen Fakten lassen darauf schließen, daß die Reduktion der Östrogendosis von 50 μg auf 35 μg pro Tag die vollständige Hemmung der Ovulation nicht beeinträchtigt.

Literatur

[1] Fanta, D., W. H. F. Schneider, J. Spona et al.: Die Anwendung von Antiandrogenen in der Behandlung der Akne. Wien. klin. Wschr. **89** (1977) 622—624.

[2] Fixson, U.: Vorläufige Mitteilung über ein neues oral wirksames Gestagen. Geburtsh. u. Frauenheilk. **23** (1963) 371—376.

[3] Gitsch, E., W. H. F. Schneider, J. Spona: Der Radioimmunoassay. In: Gitsch, E. (ed.): Radioisotope in Geburtshilfe und Frauenheilkunde, pp. 373. Walter de Gruyter, Berlin 1977.

[4] Greenwood, R., B. Burke, L. Brummitt et al.: Cyclic Cyproterone/Ethinylestradiol for Acne. Lancet **1** (1983) 796.

[5] Hammerstein, J., B. Cupceanu: Die Behandlung des Hirsutismus mit CPA. Dtsch. med. Wsch. **94** (1969) 829—833.

[6] Kauffmann, C.: Umwandlung der Uterusschleimhaut einer kastrierten Frau aus dem atrophischen Stadium in das der sekretorischen Funktion durch Ovarialhormone. Zbl. Gynäk. **34** (1932) 2058—2061.

[7] Keller, J. P., A. Fetz, A. Schär et al.: Behandlung von Akne Seborrhö mit Antiandrogenen. Schweiz. Med. Wsch. **108** (1978) 1640—1644.

[8] Lachnit-Fixson, U.: The Development and Evaluation of an Ovulation Inhibitor (Diane) Containing an Antiandrogen. Acta Obstet. Gynecol. Scand. Suppl. **88** (1979) 33—37.

[9] Ludwig, E., W. Meinhof, H. Zaun: Zur Therapie androgenabhängiger Hauterscheinungen mit Cyproteronacetat-Östrogen-Kombination. Aktuelle Dermatol. **3** (1977) 32—36.

[10] Marsden, J., S. Shuster: Cyclic Cyproterone/Ethinylestradiol for Acne. Lancet **1** (1983) 736.

[11] Moltz, L., J. Meckies, J. Hammerstein: Die kontrazeptive Betreuung androgenisierter Frauen mit einem niedrig dosierten cyproteronacetathaltigen Einphasenpräparat. Dtsch. med. Wschr. **104** (1979) 1376—1381.

[12] Moltz, L., U. Schwartz, J. Hammerstein: Klinische Anwendungen von Antiandrogenen bei der Frau. Gynäkologe **13** (1980) 1—6.

[13] Moltz, E., E. Kaiser: Mittelhochdosierte orale Cyproteronacetat-Therapie bei Frauen mit mittelgradig ausgeprägten Androgenisierungserscheinungen. Ergebnisse einer multizentrischen Doppelblind-Studie. Geburtsh. u. Frauenheilk. **44** (1984) 47—51.

[14] Taubert, H. D., O. Jürgensen: Die Behandlung des Hirsutismus und anderer Störungen des Haarfollikelapparates mit Antiandrogenen. Therapiewoche **28** (1978) 2951—2956.

[15] WHO — World Health Organization: Steroid contraception and the risk of neoplasia. WHO Tech. Rep. Ser. (1978) 619.

[16] Zaun, H., E. Ludwig: Dermatologische Indikationsstellung zur antiandrogenen Behandlung. Zeitschr. f. Hautkrankh. **53** (1978) 759—764.

Eine Untersuchung über die Aufrechterhaltung des ovulationshemmenden Effektes bei Patientinnen, die von Diane® auf Diane®-35 wechseln

H. P. Higgins, T. G. Davies, E. Hutchinson

Einleitung

Die Kombination aus 50 µg Ethinylestradiol plus 2 mg Cyproteronacetat (Diane®) hat sich als eine effektive Behandlungsform bei Frauen mit schwerer Akne erwiesen. Dabei wird in 74% eine klinische Verbesserung der Akne erreicht und in 25% eine Verminderung der Talgdrüsensekretion [1–3]. Zusätzlich bietet Diane® einen kontrazeptiven Schutz, der in seinem Wirkungsgrad mit jedem anderen derzeit erhältlichen kombinierten oralen Kontrazeptivum vergleichbar ist.

Kürzlich wurde ein niedrig dosiertes Medikament mit 35 µg Ethinylestradiol und 2 mg Cyproteronacetat (Diane®-35) hergestellt. Dieses Präparat ist sowohl bei der Behandlung der Akne vulgaris [4] als auch hinsichtlich des kontrazeptiven Effektes ebenso wirksam wie das Östrogen – höher dosierte Präparat.

Wahrscheinlich möchten deshalb die Kliniker die Patientinnen von Diane® auf Diane®-35 umsetzen. Ziel der vorliegenden Untersuchung war es, zu überprüfen, ob bei einem Präparatewechsel der kontrazeptive Schutz ohne Unterbrechung weiterbesteht. Zwei Verabreichungsschemata wurden berücksichtigt:

1. Der sofortige Beginn des niedrigdosierten Medikamentes am ersten Tag des nachfolgenden Zyklus.
2. Der Beginn nach einer 7tägigen Pause zwischen den beiden Präparaten.

Methode

Theoretische Erwägungen

Das Vorhandensein oder Fehlen der Ovulation ist indirekt über Veränderungen von Östradiol, Progesteron, FSH und LH während des Menstruationszyklus untersucht worden. Die bekannten, zu erwartenden und normalen Veränderungen der ovariellen Steroidhormone während des Menstruationszyklus

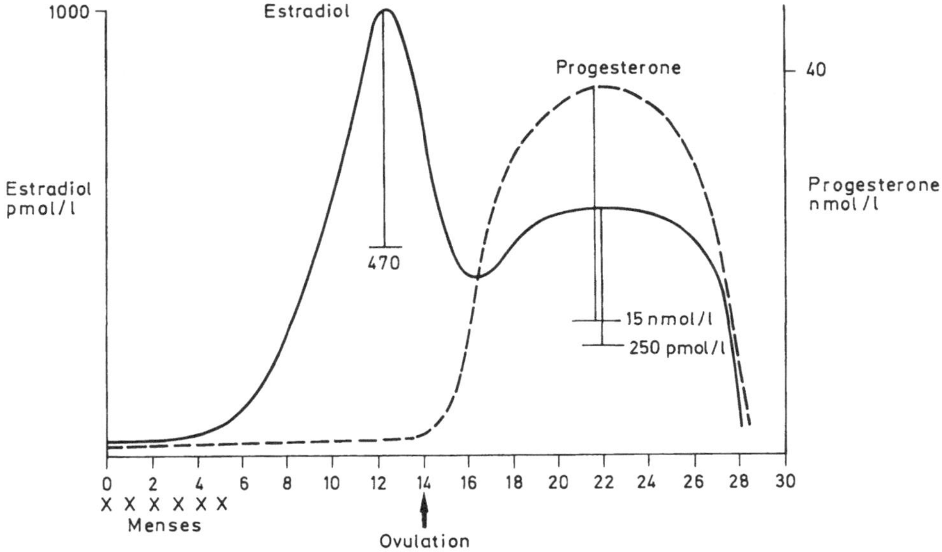

Abb. 1 Verlaufsmuster von Östradiol und Progesteron in einem 28tägigen ovulatorischen Zyklus.

sind in Abbildung 1 gezeigt. Das Serumprogesteron, das in größeren Mengen vom Corpus luteum produziert wird, steigt von einem basalen Spiegel in der Follikelphase von ungefähr 2 nmol/l nach der Ovulation auf einen Höchstwert von etwa 40 nmol/l an. Östradiol hat ein biphasisches Muster mit einem hohen präovulatorischen Spitzenwert von etwa 1000 pmol/l und einem mehr gleichmäßigen Anstieg während der Lutealphase auf ungefähr 500 pmol/l; bei einem basalen Spiegel in der Größenordnung von 50 – 100 pmol/l. Für die vorliegende Studie wurden die niedrigeren Grenzen dieser Spitzenwerte genommen, die mit einem normalen ovulatorischen Zyklus vereinbar sind. Als »minimale ovulatorische Spiegel« (minimal ovulatory levels = M.O.L.) wurden gewertet: als lutealer Spitzenwert des Progesterons 15 nmol/l, als präovulatorischer Östrogenspitzenwert 470 pmol/l und als lutealer Östradiolspitzenwert 250 pmol/l.

Bei der Betrachtung der Gonadotropine (Abb. 2) ergeben sich Spitzen von LH und FSH, die über den kurzen Zeitraum von 2 Tagen zur Zeit der Ovulation entstehen. Der ovulatorische M.O.L.-Urinwert für LH liegt in der Größenordnung von 7 IU/mmol Kreatinin. Bei Frauen, die orale Kontrazeptiva einnehmen, sind diese hormonalen Spitzenwerte supprimiert.

Die vorliegenden Daten wurden grundsätzlich auf zweierlei Weisen analysiert. Erstens wurde ein externer Vergleich der beobachteten Spitzenspiegel mit den jeweiligen M.O.L. durchgeführt. Zweitens fand ein interner Vergleich der beobachteten Spitzenwerte mit den basalen Spiegeln statt. Sollten keinerlei Un-

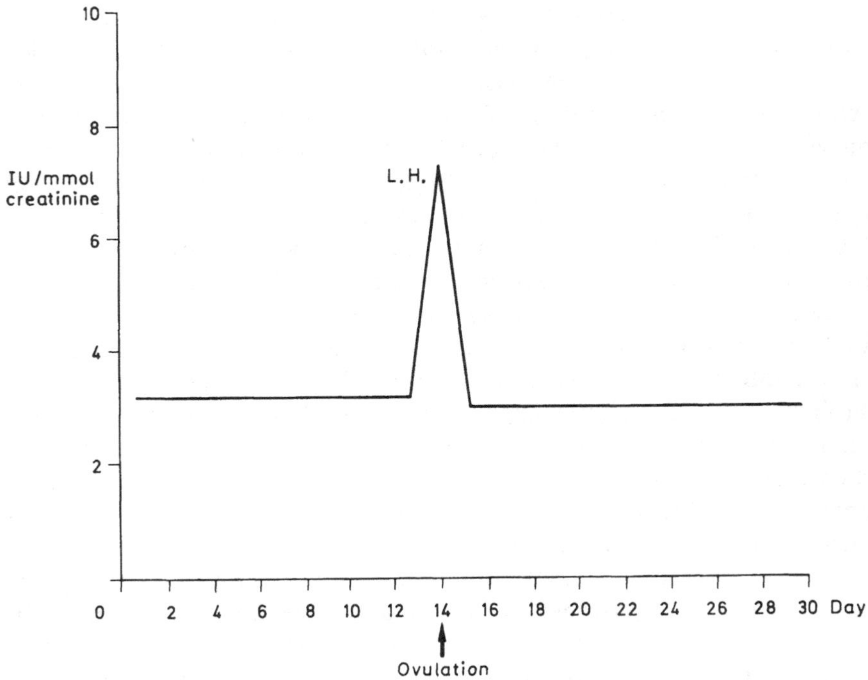

Abb. 2 Verlaufsmuster der Gonadotropine in einem 28tägigen ovulatorischen Zyklus.

terschiede nachweisbar sein, so würde das eine vollständige Suppression des hormonalen Zyklus bedeuten.

Patientinnengut und Methode

13 Patientinnen nahmen an der Studie teil. Es waren Frauen im Alter zwischen 16 und 30 Jahren, bei denen keine der anerkannten Kontraindikationen gegen die Einnahme oraler Kontrazeptiva bestanden. Außerdem hatten sie bereits mindestens 3 Monate vor Eintritt in die Studie zur Behandlung einer Akne vulgaris Diane® eingenommen. Keine der Patientinnen stillte oder erhielt eine systemische Therapie.

Die Patientinnen wurden durch Randomisierung in die Gruppen A und B eingeteilt. In Gruppe A wurde eine Pause von 7 Tagen zwischen der letzten Einnahme von Diane®-50 bis zur ersten Einnahme von Diane®-35 gemacht. In Gruppe B gab es kein ähnliches Zeitintervall, so daß die Patientinnen direkt am 1. Tag der folgenden Menstruation Diane®-35 einnahmen.

Radioimmunoassays von Coat A Count (Diagnostic Products Corporation), Sorin und dem Chelsea Hospital wurden zur Bestimmung von Progesteron, Östradiol (E_2) und der Gonadotropine benutzt. Für die Bestimmung der ovariellen Steroide wurde an einem Tag zwischen dem 1.–4., 5.–7., 8.–11., 12.–14., 15.–17. und 18.–21. Zyklustag Blut entnommen. Als Spitzenwert des lutealen Progesterons wurde der genommen, der zwischen dem 15. und 21 Zyklustag gemessen wurde. Der durchschnittliche E_2-Wert der Follikelphase bei der einzelnen Frau wurde als arithmetischer Mittelwert aller Bestimmungen zwischen dem 1. und 14. Zyklustag errechnet. Der Spitzenwert für das luteale Östradiol wurde entsprechend dem Wert zwischen dem 18.–21. Zyklustag ermittelt. Als präovulatorischer Östradiolspitzenwert wurde der höchste individuelle Wert zwischen dem 10.–14. Zyklustag gewertet. Als basaler Östradiolspiegel wurde der Wert zwischen dem 1.–4. Zyklustag angesehen.

Für die Gonadotropinbestimmung wurden während des 12.–17. Zyklustages täglich morgendliche Urinproben gewonnen. Die Vorteile dieser Methode, die kleine Proben über eine relativ lange Zeit erfordert, sind erstens, daß eine große Chance besteht, eine echte ovulatorische Gonadotropinspitze zu erfassen, und daß sie zweitens von den Patientinnen gut akzeptiert wird. Ein Nachteil besteht in der Möglichkeit der unterschiedlichen Nierenfunktion. Dies wurde ausgeglichen, indem man die Gonadotropinsekretion in Relation zum Harnkreatinin ausgedrückt hat. Allerdings gibt es leider nur wenige verfügbare Daten von M.O.L. für diese Einheiten. Aufgrund unserer Laborergebnisse würden wir einen präovulatorischen M.O.L. von etwa 7 IU/mmol Kreatinin und einen basalen von ungefähr 3 IU/mmol für die Werte der Follikel- und Lutealphase vorschlagen. Eine zusätzliche statistische Annäherung an die Gonadotropindaten bestand darin, die Ergebnisse gegenüber den Spitzenwerten abzusichern. Dazu wurden die Basalspiegel der Tage, die einen oder mehrere Tage von dem maximalen Tag entfernt lagen, dargestellt. Ein »Schultereffekt« sowie die Gonadotropinspitzenwerte müßten über ein 2tägiges Intervall erfolgen. Die maximalen und die »Schulterwerte« wurden mit den Basalspiegeln verglichen. Zugleich sollten die LH- und FSH-Spitzen in einem ovulatorischen Zyklus zusammenfallen. Dies wurde dadurch untersucht, indem die FSH-Messungen in Relation zu dem Tag des höchsten LH-Wertes gesetzt wurden und die daraus resultierende FSH-Verteilung überprüft wurde. Zusätzlich wurden die Tage mit den Spitzenwerten der beiden Gonadotropine einander gegenübergestellt.

Ergebnisse

Die Spitzenwerte des lutealen Progesterons und aller Werte der Follikelphase sind in Abbildung 3 zu sehen. Die Ergebnisse sind so dargestellt, daß ein sofortiger optischer Vergleich aller gefundenen Werte mit denen in einem ovulatorischen Zyklus zu erwartenden Werten möglich ist, und gleichzeitig die Tage der Probenentnahme gezeigt werden. Die Probenentnahme für die lutealen Spitzenwerte war am 20. Zyklustag. Es ist bereits zu erkennen, daß die lutealen Spitzenwerte im Vergleich zu den zu erwartenden Spiegeln eines ovulatori-

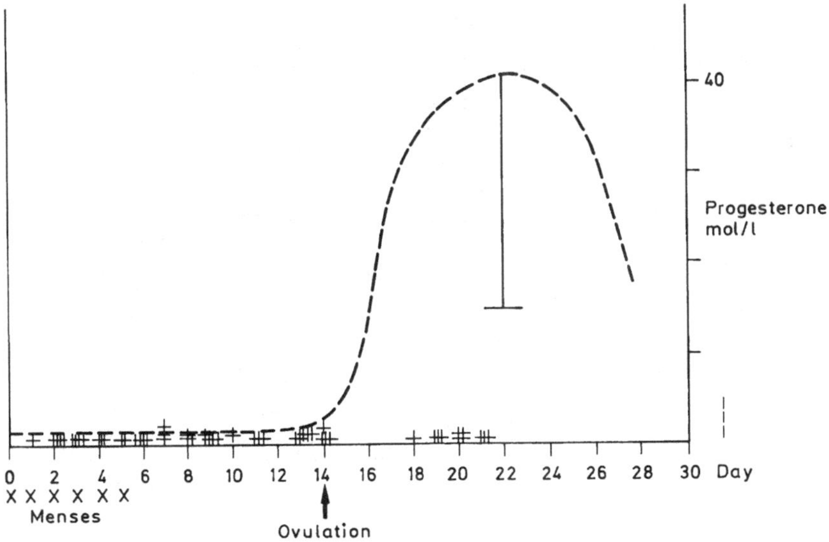

Abb. 3 Ergebnisse des Progesterons in der Follikelphase und luteale Spitzenwerte im Zyklus mit Diane®-35.

Tabelle 1 Progesteronergebnisse

	Follikel-Phase		Luteal-Phase	
Gesamte Versuchsgruppe				
Durchschnitt	0,7		0,6	
(Standardabweichung)	(0,3)		(0,2)	
nmol/l				
Untergruppen	A	B	A	B
Durchschnitt	0,6	0,8	0,6	0,7
(Standardabweichung)	(0,2)	(0,4)	(0,2)	(0,2)
nmol/l				

schen Zyklus merklich niedriger liegen. In der Tat erscheinen die Werte denen sehr ähnlich, die während der Follikelphase gefunden wurden. Der höchste Progesteronwert betrug 1,0 nmol/l.

Die statistischen Ergebnisse sind in Tabelle 1 dargestellt. In der Follikelphase lag der durchschnittliche Spiegel bei 0,7 nmol/l, der mittlere luteale Spitzenwert bei 0,6 nmol/l. Letzterer unterscheidet sich mit $p < 0{,}001$ signifikant vom M.O.L. (15 nmol/l). Im t-Test bestand kein statistischer Unterschied zwischen den lutealen Spitzenwerten und den durchschnittlichen Spiegeln der Follikelphase, $p > 0{,}05$.

Die Ergebnisse für die beiden Gruppen, d. h. für die Gruppe A, in der eine

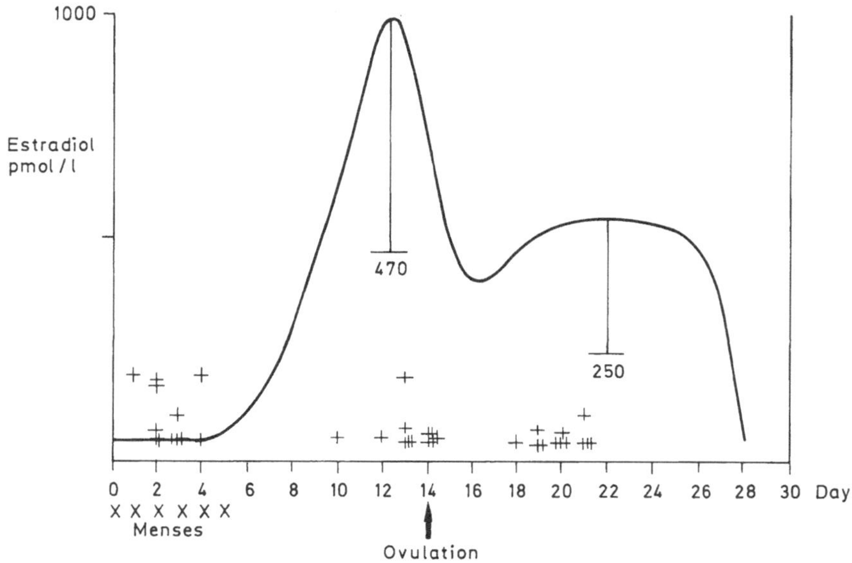

Abb. 4 Östradiol-Ergebnisse – Basalspiegel, präovulatorische Spitzenwerte und luteale Gipfel – im Behandlungszyklus mit Diane®-35.

Tabelle 2 Östradiolergebnisse

	Basal		präovulatorische Spitze		Luteale Spitze	
Gesamte Versuchsgruppe						
Durchschnitt (Standardabweichung) pmol/l	101 (65)		70 (42)		57 (21)	
Untergruppen	A	B	A	B	A	B
Durchschnitt (Standardabweichung) pmol/l	106 (71)	97 (67)	65 (14)	73 (45)	47 (2)	63 (25)

7tägige Pause zwischen den beiden Präparaten eingehalten wurde, und für Gruppe B, die keine Pause machte, sind ebenfalls dargestellt. Es bestand kein signifikanter Unterschied ($p > 0{,}05$) zwischen den Durchschnittswerten der beiden Untergruppen.

Abbildung 4 zeigt die in der Studie gefundenen Östradiolwerte für die Basalwerte, die präovulatorischen Spitzenwerte und den lutealen Gipfel. Der Probenentnahmetag für die basalen Werte war der 2. Zyklustag, für die präovulatorische Spitze der 13. und für die lutealen Gipfel der 20. Zyklustag. In keiner Phase bestand ein offensichtlicher Unterschied zwischen den Östradiolwerten.

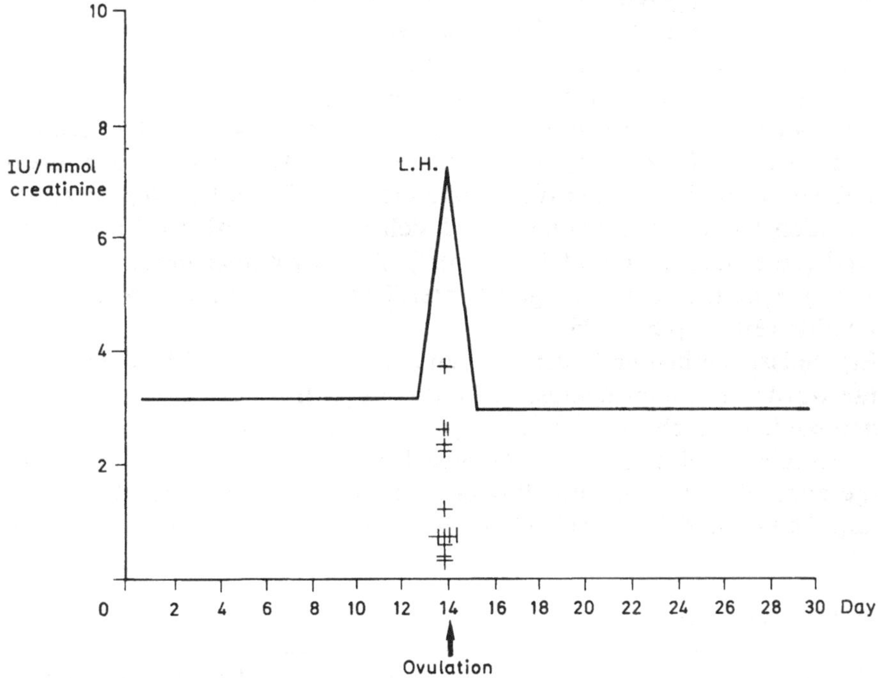

Abb. 5 Maximale LH-Spiegel (bezogen auf Tag 14) im Behandlungszyklus mit Diane®-35.

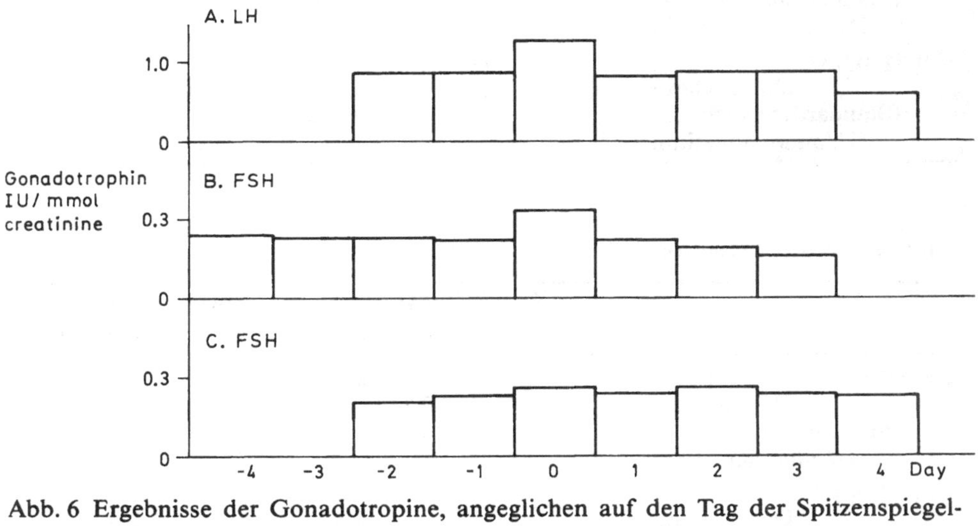

Abb. 6 Ergebnisse der Gonadotropine, angeglichen auf den Tag der Spitzenspiegelwerte.
A + B: LH/FSH angeglichen auf den Tag des eigenen Spitzenwertes
C: FSH justiert auf den LH-Spitzenwert

Verglichen mit den Spiegeln, die in einem ovulatorischen Zyklus zu erwarten sind, sind die ovulatorischen und lutealen Spitzenwerte allerdings merklich niedriger. Der höchste präovulatorische Östradiolwert lag mit 199 pmol/l genauso hoch wie der höchste Wert für die luteale Spitze.

Tabelle 2 gibt die Ergebnisse der statistischen Analyse wieder. Der Durchschnittswert der Basalspiegel lag bei 101 pmol/l, der Mittelwert für den lutealen Gipfel bei 57 pmol/l und der für die ovulatorische Spitze bei 70 pmol/l. Jeder der beiden letzten Werte unterschied sich mit $p < 0{,}001$ signifikant von dem jeweiligen M.O.L. (470 und 250 pmol/l). Darüber hinaus bestand bei der Varianzanalyse kein statistisch signifikanter Unterschied zwischen den drei Durchschnittswerten ($p > 0{,}005$).

Die Ergebnisse der beiden Untergruppen A und B sind ebenfalls dargestellt. Auch hier wurde in keinem Zyklusabschnitt ein signifikanter Unterschied zwischen den beiden Durchschnittswerten gefunden ($p > 0{,}005$).

Die maximalen ovulatorischen LH-Spiegel für jede Patientin sind in Abbildung 5 gezeigt. Die entsprechende Probenentnahme erfolgte am 13. Zyklustag. Diese Ergebnisse sind im Vergleich zu den zu erwartenden ovulatorischen

Tabelle 3 LH-Ergebnisse

	LH-Gipfelwerte		Durchschnittswerte der übrigen Tage
Gesamte Versuchsgruppe			
Durchschnitt	1,28		0,82
(Standardabweichung)	(0,97)		(0,52)
IU/mmol Kreatinin			
Untergruppen	A	B	
Durchschnitt	1,57	1,10	
(Standardabweichung)	(1,36)	(0,67)	
IU/mmol Kreatinin			

Tabelle 4 FSH-Ergebnisse

	LH-Gipfelwerte		Durchschnittswerte der übrigen Tage
Gesamte Versuchsgruppe			
Durchschnitt	0,34		0,21
(Standardabweichung)	(0,18)		(0,13)
IU/mmol Kreatinin			
Untergruppen	A	B	
Durchschnitt	0,30	0,37	
(Standardabweichung)	(0,16)	(0,19)	
IU/mmol Kreatinin			

Spiegeln von 7 IU/mmol Kreatinin offensichtlich herabgesetzt. Der höchste festgestellte Wert betrug 3,86 IU/mmol Kreatinin. Abbildung 6 A zeigt die justierten Angaben für LH. Bei den Durchschnittswerten gibt es offensichtlich keinen »Schultereffekt«. Der durchschnittliche maximale Spiegel betrug 1,3 IU/mmol Kreatinin. Das Verhältnis dieses Wertes zu dem durchschnittlichen basalen Spiegel war 1,6, im Gegensatz zum erwarteten von >2 im ovulatorischen Zyklus. Die Varianzanalyse konnte keinen statistisch signifikanten Unterschied zwischen den Durchschnittswerten verschiedener Tage, selbst unter Einschluß des maximalen Spiegels erbringen. Abbildung 6 B zeigt ähnlich justierte Angaben für FSH. Wiederum gab es keinen offensichtlichen »Schultereffekt«. Der durchschnittliche maximale FSH-Spiegel betrug 0,34 IU/mmol Kreatinin. Das Verhältnis der maximalen zu den basalen Werten war 1,6. Es wurde kein statistisch signifikanter Unterschied zwischen den Durchschnittswerten, einschließlich der maximalen Spiegel gefunden. Abbildung 6 C zeigt für den maximalen LH-Tag justierte FSH-Angaben. Das erbrachte eine Abflachung der FSH-Verteilung, die eine Desynchronisation der LH- und FSH-Exkretion annehmen läßt. Das gleiche Ergebnis erhielt man, als die Tage des Auftretens maximaler Gonadotropinwerte zwischen LH und FSH mittels der Spearman Rangkorrelation verglichen wurden. Tabelle 3 zeigt die LH-Werte der Patientinnen in den zwei Untergruppen. Ein signifikanter Unterschied wurde zwischen ihnen nicht gefunden. Tabelle 4 zeigt ähnliche Ergebnisse für FSH. Wiederum wurde kein signifikanter Unterschied gesehen.

Diskussion

Nach vorhergehender, mindestens 3monatiger Einnahme von Diane®-50 wurde bei Patientinnen im ersten Menstruationszyklus unter Diane®-35 eine Suppression der zu erwartenden Spitzenwerte von Progesteron und Östradiol beobachtet. Die Daten wurden von zwei verschiedenen Ansätzen her analysiert.

Erstens wurde ein externer Vergleich der beobachteten Spitzenspiegel mit den zu erwartenden minimalen ovulatorischen Spiegeln (M.O.L.) angestellt, und zweitens ein interner Vergleich mit den Basalspiegeln. Die gefundenen Steroidspiegel waren im Vergleich zu den jeweiligen M.O.L. nachhaltig unterdrückt und waren nicht von den basalen Spiegeln der Patientinnen selbst zu unterscheiden. Demzufolge scheint bei allen Patientinnen eine vollständige Suppression der steroidalen Hormonspiegel vorzuliegen. Die Gonadotropinspiegel waren ebenfalls herabgesetzt. Der Durchschnitt der maximalen ovulatorischen LH-Spiegel lag merklich unter dem M.O.L. Allerdings kann dieser Tatsache weniger Bedeutung beigemessen werden als den Steroidergebnissen. Wegen der geringen Zahl bereits vorliegender Angaben über ovulatorische Gonadotropinspiegel in kleinen Urinmengen sollte man die M.O.L. nicht überbewerten. Demzufolge wurde mehr Betonung auf die internen Vergleiche gelegt. Dabei konnten keine signifikanten Unterschiede zwischen basalen und maximalen Spiegeln ermittelt werden. Außerdem bestand kein Hinweis auf eine Synchronisation der Maximalwerte der beiden Gonadotropinspiegel. Diese Ergebnisse legen nahe, daß keine echte gonadotrope Spitze vorlag. Es bestand kein feststellbarer Unterschied zwischen den Patientinnen, die Diane®-35 mit einer 7tägigen Pause nach Diane®-50 einnahmen und denen, die mit der Einnahme von Diane®-35 am ersten Tag des nachfolgenen Zyklus begannen. Daraus kann geschlußfolgert werden, daß die Ovulation bei allen Patientinnen, unabhängig vom Einnahmeschema, gehemmt wurde.

Zusammenfassung

Eine Gruppe von 13 Patientinnen, die vorher für mindestens 3 Monate Diane®-50 zur Behandlung der Akne eingenommen hatten, wurden auf Diane®-35 umgestellt. Eine Untergruppe dieser Frauen begann mit der Einnahme von Diane®-35 nach einer 7tägigen Pause nach Diane®-50, während die zweite Untergruppe am 1. Tag der nachfolgenden Menstruation begann.

Während des ersten Zyklus mit Diane®-35 waren die Serumspiegel der lutealen Progesteronspitze, der präovulatorischen Östradiolspitze und der lutealen Östradiolspitze vollständig supprimiert. Es fand sich auch keinerlei Hinweis auf eine ovulatorische Gonadotropinspitze; die LH- und FSH-Werte waren nicht nur niedrig, sondern auch desynchronisiert.

Zwischen den Ergebnissen der beiden Behandlungsschemata bestand kein Unterschied. Daraus darf man schließen, daß bei allen Patientinnen, ungeachtet des Behandlungsschemas, eine vollständige Suppression der Ovulation stattfand.

Literatur

[1] Miller, J. A., F. T. Wojnarowska, P. M. Dowd et al.: Antiandrogen treatment in women with acne: A controlled trial. Brit. J. Derm. **114** (1986) 705—716.

[2] Greenwood, R., L. Brummitt, B. Burke et al.: Acne: Double blind clinical and laboratory trial of tetracycline, oestrogen/cyproterone acetate and combined treatment. Brit. Med. J. **291**: (1985) 1231—1235.

[3] Mugglestone, C. J., E. L. Rhodes: The treatment of acne with an antiandrogen/oestrogen combination. Clin. Exp. Derm. **7** (1982) 593—598.

[4] Data on file: Schering Chemicals Ltd. (1985)

Wirkung einer neuen Östrogen-Antiandrogen-Kombination (unter 50 µg EE_2) auf das Endometrium

L. Fedele, M. Marchini, S. G. Carinelli, D. Zamberletti, A. Baglioni

Einleitung

Kürzlich wurde eine neue Östrogen-Gestagen-Kombination (SHB 209 AE), bestehend aus Cyproteronacetat und Ethinylestradiol in niedriger Dosierung in die Klinik eingeführt. Sie wird eingesetzt bei der Behandlung schwerer Manifestationen der Androgenisierung, besonders dann, wenn eine effektive Kontrazeption ebenfalls erwünscht ist.

Klinische Ergebnisse mit diesem Präparat haben eine niedrige Rate an Zwischenblutungen und ein promptes Wiedereintreten des Zyklusgeschehens nach Absetzen des Medikamentes gezeigt [1]. Ziel der vorliegenden Studie war es, Veränderungen des Endometriums, die unter SHB 209 AE auftreten, zu untersuchen. Dabei wurden nicht nur lichtmikroskopische (LM), sondern auch scanning- und transmissions-elektronenmikroskopische Methoden (SEM, TEM) angewandt, um insbesondere spezifische Veränderungen der Oberfläche des Endometriums und des Drüsenepithels aufzeigen zu können.

Material und Methode

Wir untersuchten 27 Probandinnen im Alter zwischen 18 und 35 Jahren, die während der 3 vorangegangenen Monate SHB 209 AE eingenommen hatten. 15 Frauen hatten sowohl Akne, Seborrhö und Hirsutismus, 6 Patientinnen litten unter Akne und Seborrhö, eine Frau hatte Seborrhö und Hirsutismus und 5 Frauen wiesen nur Hirsutismus auf. Bei 19 Patientinnen war außerdem eine Kontrazeption erwünscht. SHB 209 AE (Diane®-35, Schering) besteht aus 21 Tabletten, von denen jede 0,035 mg Ethinylestradiol und 2 mg Cyproteronacetat enthält und die an 21 aufeinanderfolgenden Tagen, mit dem 1. Zyklustag beginnend, eingenommen werden.

Bei jeder Patientin wurde während der Behandlung eine Endometriumbiopsie durchgeführt: In der ersten Woche bei 9 Frauen, in der zweiten bei 10 und in der dritten Woche bei 8 Frauen. Mit einer kleinen Novak-Kürette wurden jeweils zwei oder drei Endometriumstreifen von etwa 2–5 mm Durchmesser aus dem Fundusbereich und der Uterushinterwand entnommen. Jedes Gewebsstück wurde für die LM-, SEM- und TEM-Untersuchung unterteilt. Die Probenaufbereitung geschah wie an anderer Stelle beschrieben [4, 13].

Als Kontrollen wurden Endometriumbiopsien von 15 normal menstruierenden Frauen entnommen. Bei 6 Frauen wurde die Probe in der 1. Zykluswoche, bei 3 in der zweiten und bei 6 weiteren Frauen in der 3. Zykluswoche gewonnen.

Der Prozentsatz der Zilien tragenden Zellen, verglichen mit den nicht Zilien tragenden Zellen, wurde nach der Methode von Vasquez [11] bei einer mindestens 500fachen Vergrößerung für jede Biopsie errechnet. Für die Ermittlung der Zilien und Mikrovilli wurden Flächen von 5 μ^2 analysiert.

Die Zahlen der Zilien tragenden Zellen, der Zilien und Mikrovilli wurden mit dem Student t-Test für verbundene und unverbundene Stichproben analysiert. $p < 0{,}005$ wurde als signifikant erachtet.

Ergebnisse

Während der ersten 2 Behandlungswochen wies das Endometrium in den meisten Fällen ein Spektrum morphologischer Bilder auf, das dem der Proliferationsphase und beginnenden bis mittleren Sekretionsphase vergleichbar ist [9].

In allen Fällen ähnelte das Endometrium strukturell der Proliferationsphase (Abb. 1). Es zeigte leichte oberflächliche Ödeme mit Blutaustritten ins Gewebe. Das Stroma bestand aus elongierten basophilen Zellen. Die Drüsen lagen tubulär, sie wiesen keine sichtbare Schlängelung oder Stauchung auf und boten unregelmäßige sekretorische Merkmale (Abb. 2).

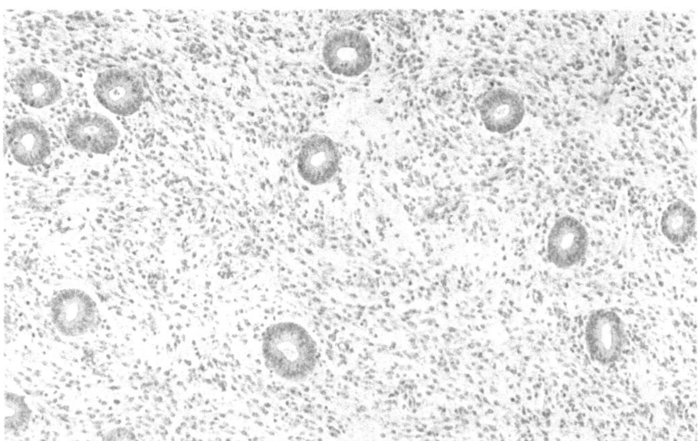

Abb. 1 Endometrium in der Proliferationsphase (Kontrolle) (LM × 40).

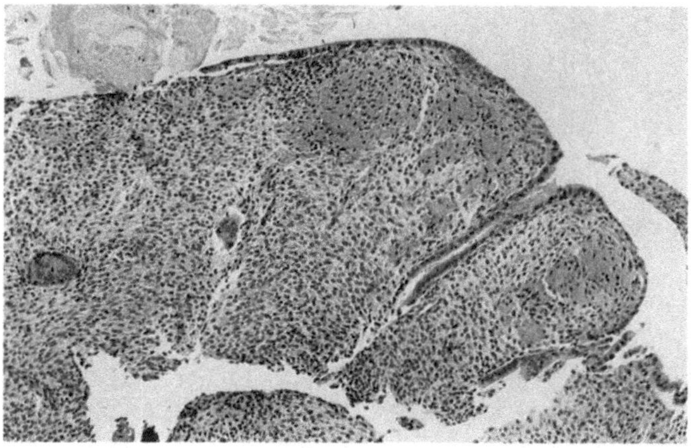

Abb. 2 Erste Behandlungswoche. Leichte oberflächliche Ödeme sind in Verbindung mit Blutaustritten zu sehen. Das Stroma besteht aus elongierten besophilen Zellen. Die Drüsen zeigen unregelmäßige sekretorische Zeichen (LM × 10).

Etwa 50% der Drüsen waren von azidophilen Zellen mit basalem Kern umgeben, die restlichen von hellen oder apokrinen Drüsenzellen. In den anderen Fällen, in denen das Endometrium die beginnende oder mittlere Sekretionsphase simulierte, bestand das Stroma aus sternförmigen Zellen mit verschwindendem Zytoplasma, und gelegentlich aus elongierten eosinophilen Zellen. In einigen Fällen waren leichte oberflächliche Ödeme mit Blutaustritten zu sehen, in anderen eine prädeziduale Transformation und eine leichte Hypertrophie der Spiralarterien. Die Drüsen zeigten leichte und zum Teil sehr stark ausgeprägte Schlängelungen. Sie waren von Zellen umgeben, die dem 3. postovulato-

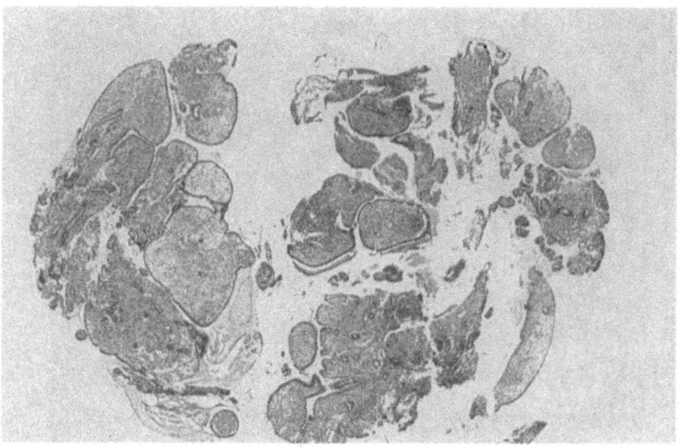

Abb. 3 3. Behandlungswoche. Mikropolypoide Hyperplasien und vereinzelte oberflächliche Ödeme werden beobachtet (LM × 2,5).

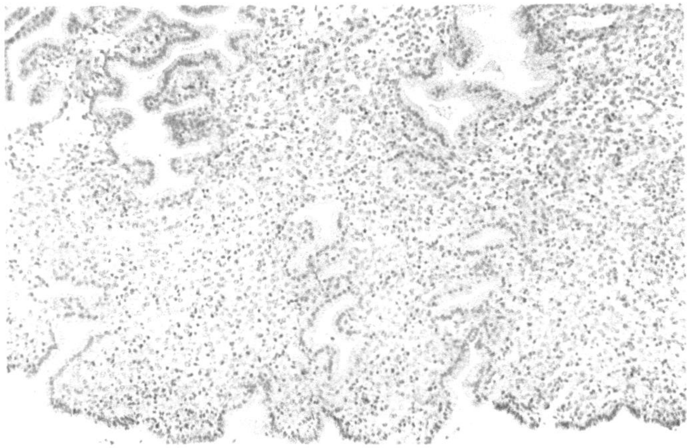

Abb. 4 Endometrium in der fortgeschrittenen Sekretionsphase (LM × 10).

rischen Tag entsprachen, und in einem geringeren Grad von Zellen des apokrinen Typs.

Nur in einem Fall zeigte das Stroma eine vollständig ausgeprägte prädeziduale Umwandlung mit hypertrophischen Spiralarterien. Die Drüsen zeigten leichte Schlängelungen und gelegentliche Glykogeneinlagerungen im Lumen. Sie wurden hauptsächlich von eosinophil-ähnlichen, in wenigen Ausnahmen von apokrin-ähnlichen Zellen gesäumt.

In der dritten Woche zeigte die Oberfläche aller Endometriumproben umschriebene, aber deutliche Ödeme, verbunden mit offensichtlicher mikropolypoider Hyperplasie (Abb. 3). In diesen Gebieten, sowie im oberflächlichen

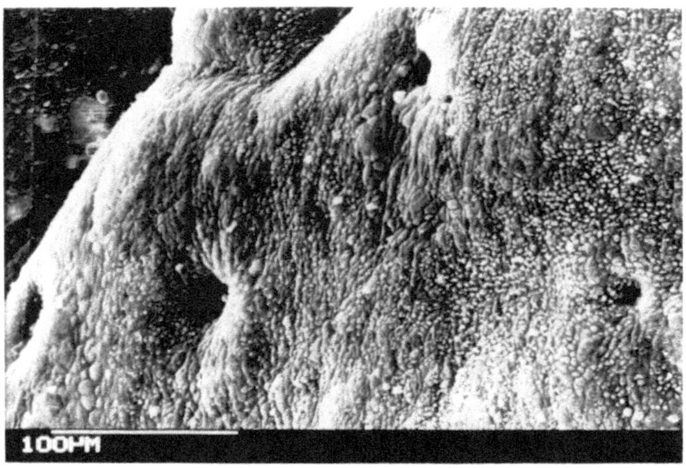

Abb. 5 Darstellung des Kontrollendometriums in der Proliferationsphase (SEM × 200).

Stroma und in den Polypen kamen Flächen mit ödematösen Spindelzellen neben kompakteren Regionen vor. Im erstgenannten Gebiet wurden Hyperämie und Oberflächenblutungen beobachtet. Diese waren in zwei Fällen, in denen vollständig prädeziduales Endometrium vorhanden war, besonders offensichtlich. Glanduläre Schlängelungen waren praktisch nicht mehr vorhanden, während leichte Stauchungen der Drüsenbälge zu erkennen waren. Der Typ der Drüsen war wegen des absoluten Vorherrschens eosinophiler und apokrin-ähnlicher Zellen relativ homogen. Nur bei zwei Patientinnen wurden Drüsen beobachtet, die von hellen Zellen umgeben waren. Der Durchmesser der Drüsen variierte, war allerdings immer kleiner als der, der in den Kontrollendometriumbiopsien gefunden wurde (Abb. 4).

Die stärkste Drüsenerweiterung wurde in der ersten und zweiten Behandlungswoche beobachtet. In Einzelfällen wurde eine extreme Drüsenerweiterung lediglich in der ersten und dritten Woche gesehen.

Während der gesamten drei Wochen der Einnahme von Diane®-35 traten gelegentliche Mitosen in den Drüsen von 14 von 27 Patientinnen, im Stroma bei 24 von 27 Patientinnen auf.

Bereits nach drei Behandlungstagen war es im SEM möglich, Zilien tragende und nicht Zilien tragende Zellen zu unterscheiden. Ihr Verhältnis in den Kontrollen betrug 1:100 (Abb. 5). Bei den behandelten Patientinnen war es 1:130, in einigen Fällen 1:150. Am Ende der ersten Behandlungswoche war das Verhältnis nahezu gleich.

Die Verteilung der Zilien tragenden Zellen und der Drüsenlumina an der en-

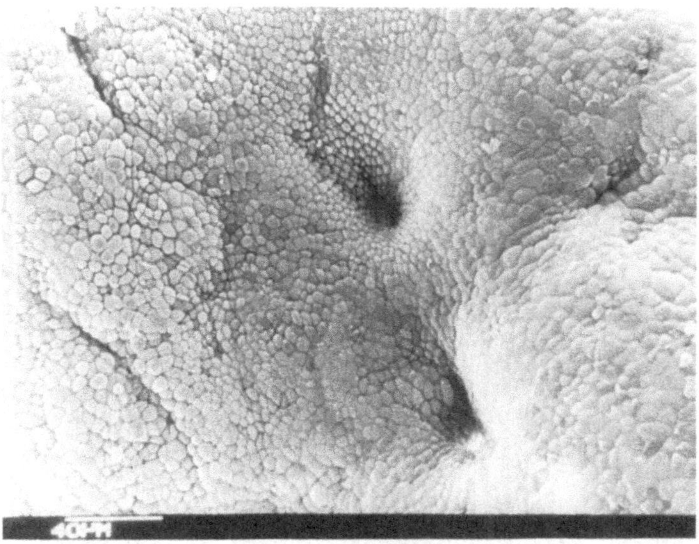

Abb. 6 Ende der ersten Behandlungswoche. Unregelmäßige Verteilung der spärlichen Zilienzellen (SEM × 500).

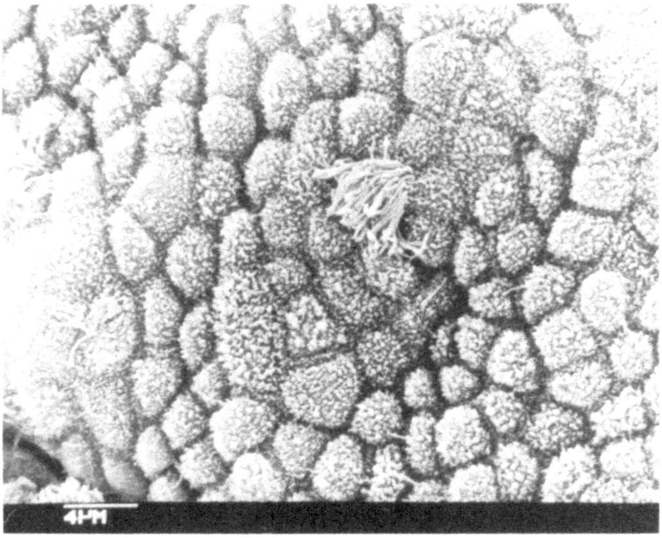

Abb. 7 2. Behandlungswoche. Die nicht Zilien tragenden Zellen weisen seltene und unregelmäßig verteilte Mikrovilli auf (SEM c 5000).

dometrialen Oberfläche war unregelmäßig. Gebiete, in denen Zilien vollständig fehlten (verspätete Ziliogenese), konnten dargestellt werden (Abb. 6).

Verglichen mit den Kontrollen hatten die nicht Zilien tragenden Zellen sehr viel flachere und seltener Mikrovilli (52 ± 16 pro 5 μ^2 gegenüber 67 ± 19 pro 5 μ^2, $p < 0{,}01$). Am 5.–6. Tag wurde der Homogenitätsverlust der Endometriumoberfläche, der typisch für eine Östrogen-Gestagen-Behandlung ist, sichtbar.

Nach 13–14 Behandlungstagen blieb die Verteilung der Drüsenlumina an

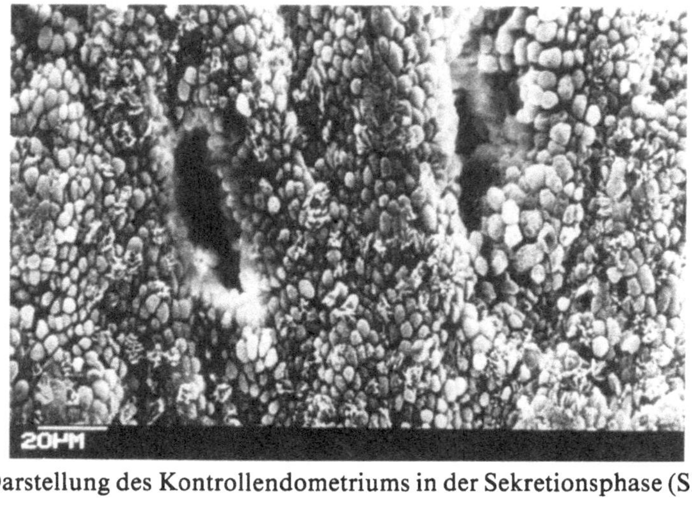

Abb. 8 Darstellung des Kontrollendometriums in der Sekretionsphase (SEM × 1000).

der Endometriumoberfläche unregelmäßiger als bei den Kontrollen. Außerdem gab es keine signifikanten Dichteveränderung im Verhältnis zur ersten Behandlungswoche. Die anfängliche Elongation der Drüsenschläuche war seltener vorhanden als bei den Kontrollendometriumproben.

Zu dieser Zeit waren die Zilien tragenden Zellen zahlreicher als während der Proliferationsphase. (Das Verhältnis der Zilien tragenden zu den nicht Zilien tragenden Zellen war 1:65 in der Zyklusmitte sowie 1:130 während der ersten Behandlungswoche.) Jedoch lag es immer deutlich niedriger als bei den Kontrollen (1:120). Die zelluläre Dichte der Zilien war signifikant niedriger als bei den Kontrollen (61 ± 12 pro 5 μ^2 gegenüber 70 ± 15 pro 5 μ^2, $p < 0{,}05$), jedoch höher als während der frühen Proliferationsphase.

Bei den Patientinnen der Behandlungsgruppe lag die Zahl der Mikrovilli höher als in der vorangehenden Phase (65 ± 18 pro 5 μ^2 gegenüber 52 ± 15 pro 5 μ^2, $p < 0{,}001$), aber niedriger als in den Kontrollen (79 ± 11 pro 5 μ^2, $p < 0{,}001$) (Abb. 7).

In der Mitte der sekretorischen Phase (am 21./22. Behandlungstag) zeigte die Endometriumoberfläche die charakteristische Unregelmäßigkeit und Ausreifung, die typisch für eine Behandlung mit einem Östrogen-/Gestagen-Kombinationspräparat ist. Die Verteilung der Drüsenlumina war unregelmäßiger als bei den Kontrollen. Die Form der Drüsenostien war leicht ellipsoid, genau wie im normalen Epithel.

Das Verhältnis der Zilien tragenden zu den nicht Zilien tragenden Zellen (1:59) unterschied sich während der Zyklusmitte nicht signifikant gegenüber dem übrigen Behandlungszeitraum, obwohl es immer noch merklich niedriger als bei den Kontrollen lag. Die Dichte der Zilien war leicht, wenn auch nicht signifikant niedriger als in der vorhergehenden Phase (55 ± 6 pro 5 μ^2 gegenüber 59 ± 7 pro 5 μ^2, $p < 0{,}005$). Gegenüber den Kontrollen war sie jedoch deutlich gesenkt (67 ± 21 pro 5 μ^2, $p < 0{,}001$).

Die nicht Zilien tragenden Zellen zeigten nur in einem geringen Ausmaß die typische Schwellung und Wölbung, die im normalen Endometrium eine erhöhte zelluläre Sekretionsaktivität anzeigt. In den Endometriumzellen der behandelten Patientinnen wurde eine Wachstumshemmung der Mikrovilli beobachtet. Diese waren abgeflachter und seltener vorhanden als in den Kontrollen (72 ± 19 pro 5 μ^2 gegenüber 93 ± 21 pro 5 μ^2, $p < 0{,}005$).

Im Vergleich zu der vorangegangenen Phase waren sie jedoch nicht signifikant verändert (65 ± 12 pro 5 μ^2).

Die apokrine Sekretion des Endometriums der behandelten Probandinnen war im Durchschnitt niedriger als in den Kontrollen (Abb. 8). Allerdings zeigte sich der Sekretionsbeginn früher, nämlich am 16.–17. Zyklustag.

Ultrastrukturelle Untersuchungen der verschiedenen Organellen im TEM zeigten bemerkenswerte Unterschiede gegenüber den Kontrollendometriumproben. Im Vergleich zu den Kontrollen konnten in der ersten Woche in den Zellen des Drüsenepithels weniger Mitochondrien mit seltenen und gering elektronendichten Cristae beobachtet werden. Auch das rauhe endoplasmatische Retikulum (RER), obwohl es genauso reichlich wie in den Kontrollen vorhanden war, bestand aus irregulären serpiginösen Zisternen, die in Richtung der zytoplasmatischen Membran zusammengedrängt lagen. Glykogeneinlagerungen waren kaum zu finden, während die Zahl der Lipidtröpfchen mit der im Kontrollendometrium vergleichbar war.

Alle Epithelzellen waren durch weite interzelluläre Zwischenräume getrennt, die mit zahlreichen zytoplasmatischen Ausläufern besetzt waren. Dies war bei den Kontrollen nicht der Fall.

Der zelluläre Aufbau des Stromas war dürftig. Die Zellen hatten lange zytoplasmatische Ausläufer, die durch »gap junctions« verbunden waren. Es gab weniger zytoplasmatische Organellen als bei den Kontrollen, insbesondere weniger Golgi-Apparate und Lipidtröpfchen. In dieser Phase schien die mäßige mitotische Aktivität, die im Kontrollendometrium zu beobachten war, bei den mit SHB 209 AE behandelten Probandinnen völlig zu fehlen.

Am 10.–12. Zyklustag wurden einige Veränderungen beobachtet: Das Drüsenepithel, bisher in Einzelreihen angeordnet, war nun mehrschichtig. Im Vergleich zur vorangegangenen Woche konnte auch ein geringer Anstieg der Zahl und Größe der Mikrovilli gesehen werden. Letztere waren jedoch immer noch abgeflachter und seltener als in den Kontrollen und oft miteinander verschlungen.

Frühe sekretorische Charakteristika waren ebenfalls in den Epithelzellen sichtbar. Ihre apikalen Enden waren mit zahlreichen Vakuolen besetzt. Manchmal waren auch ein elektronendichterer Pol und Glykogeneinlagerungen vorhanden. In dieser Phase war die Anzahl der Golgi-Apparate höher als in den vorangegangenen Wochen. Wie in den Kontrollen behielten die Mitochondrien dieselben Merkmale, die sie in den ersten Zyklustagen gezeigt hatten. Allerdings waren sie in der Zyklusmitte häufig von Zisternen des RER umgeben, die sich im Verlauf der Behandlung jedoch verringerten.

Der zelluläre Aufbau des Stromas war stärker als in der vorhergehenden Untersuchung, aber schwächer als in den Kontrollen. Sie zeigten vorzeitige ödematöse Erscheinungen, die typisch für eine Prädezidualisation sind.

Zwischen dem 18. und 20. Tag waren die sekretorischen Merkmale, die in der Zyklusmitte gesehen worden waren, noch nicht vollständig entwickelt. Obwohl die Zahl der Vakuolen sowie die aus ein und mehreren Partikeln bestehenden Glykogeneinlagerungen ebenso wie in den Kontrollen anstiegen, waren die Zeichen einer apokrinen Sekretion, wie z. B. die im Kontrollendometrium typischen apikalen Zellmembranrupturen, nicht sichtbar.

Auch die Mikrovilli durchliefen keine weitere Entwicklung. Zilienzellen wurden nur in dieser Phase beobachtet. Diese hatten jedoch im Vergleich zu den Kontrollen eine merklich geringere und inadäquate Zahl an Zilien. Der Kern der Epithelzellen, der zentral plaziert war, wanderte langsam zum basalen Pol.

Die Stromazellen waren rundlicher und in reichlich interzellulärer Substanz verstreut, sowie auch reicher an Organellen als in den vorangegangenen Wochen. Sie erreichten jedoch nicht den Entwicklungsstand wie im Kontrollendometrium.

Diskussion

Das Endometrium von Patientinnen unter der Behandlung mit SHB 209 AE wies eine verkürzte proliferative Phase auf, in der das Strukturwachstum im Vergleich zum normalen Zyklus reduziert war. In den ersten zwei Behandlungswochen wurden histologische Muster beobachtet, die mit denen einer Proliferationsphase und beginnenden Sekretionsphase vergleichbar waren. Sie besaßen keine klare Korrelation zur Behandlungsdauer. Weiterhin zeigten die Drüsen nicht den Grad an Schlängelung und Erweiterung, wie er im Normalzyklus gefunden wird [2, 3].

Auf der anderen Seite wurden während der gesamten Behandlungsdauer Mitosen sowohl in den Drüsen als auch im Stroma beobachtet, was als ein Hinweis auf einen konstanten Proliferationsreiz zu interpretieren ist.

Ein anderes Merkmal war die sekretorische Aktivität der Drüsen während der gesamten Behandlungszeit. In den ersten beiden Wochen waren typische Merkmale für den 3. postovulatorischen Tag häufig, wohingegen während der 3. Woche sekretorische Merkmale ähnlich denen der fortgeschrittenen Sekretionsphase überwogen (Sekretion in das Lumen und Entleerung der apokrinen Zellen). Allerdings bestand selbst in den meisten proliferativen Endometriumproben kein Mangel an Drüsen, die von Klarzellen oder apokrinen Drüsenzellen gesäumt wurden.

Das Stroma machte eine frühe deziduale Transformation durch, der wahrscheinlich eine ödematöse Phase vorangegangen war. Wie bei anderen Formen einer Östrogen-Gestagen-Kombinationsbehandlung gab es eine mikropolipoide Umwandlung des Endometriums. Allerdings fand eine deziduale Transformation nicht statt [7, 10].

Obwohl häufig während der gesamten Behandlungsperiode oberflächliche Ödeme auftraten, wurden von den Patientinnen nur selten Zwischenblutungen berichtet. Dies dürfte mit der Abwesenheit dilatierter Kapillaren zu erklären sein.

Unter dem SEM konnte mit kleiner Vergrößerung ein typischer Verlust der Homogenität der Endometriumoberfläche gesehen werden, der durch Veränderungen der verschiedenen endometrialen Komponenten charakterisiert war. Die Zilien tragenden Zellen waren in allen Phasen des Zyklus signifikant weniger zahlreich als im Kontrollendometrium. Wie in den Kontrollen war ihre Zahl und das Verhältnis zu den nicht Zilien tragenden Zellen in der Zyklusmitte am größten [8]. Allerdings war die Ziliogenese im Vergleich zum normalen Endrometrium während der verschiedenen Zyklusphasen immer verzögert. Auch war die Entwicklung der Zilien merklich alteriert. Im Vergleich zu den Kontrollen traten sie seltener auf und waren kürzer und abgeflachter.

Unter dem TEM konnte man sehen, daß die Ultrastruktur der Zilien mit neun peripheren und zwei zentralen Filamenten den normalen Aufbau behielt.

Die nicht Zilien tragenden Zellen nahmen wie im Kontrollendometrium während der sekretorischen Phase zu, zeigten aber nur in einem geringen Grad die typisch geschwollene und gewölbte Form, die im normalen Endometrium die erhöhte zelluläre Sekretionsaktivität anzeigt. Diese Beobachtungen wurden im ultrastrukturellen Bild des TEM bestätigt: Die Zellen wiesen weniger Mitochondrien mit etwas weniger Cristae als die Kontrollen auf, und das RER ließ eine generell erniedrigte Zellaktivität vermuten. Intrazelluläre Glykogeneinlagerungen von einzelnen oder mehreren Partikeln waren selten. Das mikrovillöse Feld, das im Kontrollendometrium seine höchste Entwicklungsstufe zwischen dem 23. und 25. Zyklustag erreichte, war im Endometrium der behandelten Probandinnen immer merklich reduziert, was auf eine Wachstumshemmung der Mikrovilli hinweist. Auch unterschied sich die Ultrastruktur der Mikrovilli insofern von den Kontrollen, als daß sie kürzer, abgeflachter und nicht so gleichmäßig auf der Oberfläche verteilt waren.

Obwohl die Merkmale der apokrinen Sekretion im Endometrium der behandelten Probandinnen im Durchschnitt früher auftraten als bei den Kontrollen, waren sie im Ganzen vermindert. Die ultrastrukturelle Befundung zeigte, daß die Proliferationsphase des Zyklus verkürzt war. Die zellulären Komponenten, ihre Differenzierung (Zilien und Mikrovilli) und die Drüsenöffnungen entwikkelten sich niemals vollständig.

Ähnlich erschienen die sekretorischen Veränderungen (d. h. die frühe apokrine Sekretion und Elongation der Drüsenschläuche, dargestellt mit dem SEM als auch die Häufung der Glykogeneinlagerungen im apikalen Bereich der Zelle, zu sehen mit Hilfe des TEM) sehr frühzeitig und blieben unvollständig. Das oben beschriebene ultrastrukturelle Aussehen der Oberfläche blieb selbst in der Sekretionsphase ohne wesentliche Änderungen. Es gab einen klaren Unterschied zwischen dem Bild eines normalen Endometriums und dem während der Östrogen-Gestagen-Behandlung, das durch unregelmäßige, spärliche Trophik und freie Hyposekretion gekennzeichnet ist. Im Vergleich zum Endometrium unter der Behandlung mit anderen Östrogen-Gestagen-Kombinationspräparaten zeigte die Oberfläche unter SHB 209 AE weniger Drüsenöffnungen. Es wurde eine monomorphe Endometriumoberfläche beobachtet, wie sie bereits von anderen Autoren beschrieben wurde [5, 6, 12]. Hauptsächlich bestand sie aus nicht Zilien tragenden Zellen mit stumpfen, meist verklumpten Mikrovilli und wenig sekretorischem Material.

Der Kern der Drüsenzellen, der in der ersten Woche im Zwischenzellsegment gelegen war, wanderte in den zwei folgenden Wochen in Richtung des basalen Pols der Zelle. Die Anwesenheit einer erhöhten Anzahl von Vakuolen, Glykogeneinlagerungen und relativ gut entwickelten Golgi-Zisternen im apikalen Teil der Drüsenzellen war jedoch nicht mit denen im Kontrollendometrium vergleichbar. Dort zeigte sich die sekretorische Aktivität durch die Ruptur der zytoplasmatischen Membran mit anschließender Entleerung des Inhalts in das Drüsenlumen.

Schlußfolgerung

Unsere histomorphologische Untersuchung erbrachte ein durchweg schwaches Wachstum der endometrialen Mukosa, die frühe, aber wenig ausgeprägte sekretorische Veränderungen aufwies, sich aber nicht vollständig entwickelte.

Das Stroma zeigte ebenfalls früh prädeziduale Merkmale, gelegentlich begleitet von einer leichten Hypertrophie der Spiralarterien. Die kapilläre Dilatation war merklich herabgesetzt, was die seltenen Zwischenblutungen und/oder die späte Sekretionsphase erklären dürfte.

Die charakteristischsten Veränderungen des Oberflächenepithels des menschlichen Endometriums unter der Behandlung mit SHB 209 AE waren:

- Eine Verringerung der Zilien tragenden im Vergleich zu den nicht Zilien tragenden Zellen. Diese Verringerung war während der 13 Behandlungswochen konstant, obwohl sie am Ende der zweiten Woche weniger ausgeprägt war.
- Ungenügende sekretorische Veränderungen, die in der ersten Woche eine apokrine Ausprägung verursachten und während der gesamten Behandlungszeit unvollständig blieben. Diese Veränderungen verursachten eine vollständige Umwandlung der Schleimhautarchitektur und der zellulären Reifung, die die Implantationsphase unterdrückte.

Die unter dem TEM gesehene Ultrastruktur zeigte eine reduzierte Aktivität der Epithelzellen, die sich in der schlechten Entwicklung der zytoplasmatischen Organellen (Mitochondrien und RER) manifestierte. Sekretorische Aktivität wurde durch die Anhäufung einzelner und mehrerer Glykogenpartikel bewiesen. Allerdings war die apokrine Ausreifung reduziert, was die sekretorische Aktivität insuffizient machte.

Literatur

[1] Cavalli, G., L. Fedele, D. Zamberletti et al.: Clinical effects of a new monophasic oral contraceptive with antiandrogenic activity (SHB 209 AE) in 458 treatment cycles. Program and abstracts of First International Congress on Gynecological Endocrinology. March 16—22, 1986 Madonna di Campiglio.

[2] Dallenbach-Hellweg, D.: Histopathology of the Endometrium. pp. 24—38. Springer-Verlag, New York 1971.

[3] Demopulos, R. I.: Normal endometrium. In: Blaustein (Ed.): Pathology of the female tract. Second edition, pp. 234—278. Springer-Verlag, New York 1982.
[4] Fedele, L., G. Cavalli, M. Marchini: Effect of a new oral antiandrogen-estrogen combination on the endometrium: histological and ultrastructural scanning electron microscopy study. Acta Eur. Fertil. **17** (1986) 9—13.
[5] Ferenczy, A.: Surface ultrastructural response of the human uterine lining epithelium to hormonal environment a scanning electron microscopy study. Acta Cytol. **21** (1977) 566—572.
[6] Ferenczy, A., R. M. Richart: Scanning and transmission electron microscopy of the human endometrial surface epithelium. J. Clin. Endocrin. Metabol. **36** (1973) 999—1008.
[7] Goldzieher, J. W., M. Maqueo et al.: Comparative studies of the ethinyl estrogens used in oral contraceptives. Am. J. Obstet. Gynecol. **122** (1975) 615—618.
[8] Ludwig, H., H. Metzeger: The human female reproductive tract. A scanning electron microscopic atlas, pp. 31—78. Springer-Verlag, New York 1976.
[9] Noyes, R. H., A. T. Hertig, J. Rock: Dating the endometrial biopsy. Fertil. Steril. **1** (1950) 3.
[10] Song, J., M. S. Mark, M. P. Lawler: Endometrial changes in women receiving oral contraceptives. Am. J. Obstet. Gynecol. **107** (1970) 717—728.
[11] Vasquez, G., R. M. L. Winston: The epithelium of human hydrosalpinges a light and scanning electron microscopy study. Br. J. Ob. Gynec. **90** (1983) 764.
[12] Wienke, E. C., F. Cavazos, D. G. Hall: Ultrastructural effects of norethynodrel and mestranol on human endometrial stroma cell. Am. J. Obstet. Gynecol. **103** (1969) 102—111.
[13] Zamberletti, D., R. Rainoldi, M. Sideri: Significato delle modificazioni dell'epitelio di superficie dell'endometrio nel corso del ciclo mestruale. Ann. Ost. Gin. Med. Perin. **103** (1982) 113—119.

II Polyzystisches-Ovar-Syndrom

Endokrinologische und klinische Befunde unter der Behandlung mit Diane®-35 bei polyzystischen Ovarien

L. Falsetti, G. A. Casarotti, A. Gastaldi

Einleitung

Polyzystische Ovarien (PCO) sind sicherlich die häufigste endokrinologische Störung bei Frauen in der Geschlechtsreife. Ihre Häufigkeit liegt zwischen 1,5 und 3,5% [1].

Östrogen-Gestagen-Kombinationen (E/P) werden häufig in der Langzeitbehandlung des PCO-Syndroms angewandt. Der Einsatz dieser Medikation ist durch ihren Wirkungsmechanismus gerechtfertigt, weil während der Behandlung sowohl die LH-Sekretion reduziert wird als auch die ovariellen Androgene abfallen [2, 3].

Außerdem wurde gezeigt, daß die E/P in der Lage sind, die adrenale Androgenproduktion zu hemmen (Dehydroepiandrosteron und Dehydroepiandrosteron-Sulfat). Allerdings ist der Mechanismus der adrenalen Suppression noch nicht vollständig geklärt. Carr et al. haben bei normalen Frauen während der Einnahme oraler Kontrazeptiva eine Erniedrigung der ACTH-Plasmawerte beobachtet [5]. Die Wirkung einer Östrogen-Gestagen-Kombination auf das ACTH könnte durch Veränderungen von Transkortin und Kortisol sowie seiner metabolischen Clearance-Rate herbeigeführt werden. Tatsächlich scheint der Abfall der Dehydroepiandrosteron-Sulfat(DHEA-S)-Konzentration im Plasma mit dem ACTH-Plasmaspiegel zu korrelieren. Außerdem wurde nachgewiesen, daß Östrogen-Gestagen-Präparate die Δ^5-Pregnenolonsynthese hemmen [7]. Es muß in Betracht gezogen werden, daß die DHEA-S-Reduktion auf die Suppression zurückzuführen ist, die Östrogen-Gestagen-Kombinationen auf die ovarielle Steroidgenese und auf diese Weise auch auf die DHEA-Synthese ausüben. Lobo et al. zeigten eine signifikante Beziehung zwischen Bio-LH und DHEA-S bei Patientinnen mit PCO-Syndrom in der Annahme, daß biologisch aktives LH einen direkten Einfluß auf die Nebenniere ausübt [8]. Ein weiteres Charakteristikum einer Östrogen-Gestagen-Kombination ist, daß sie einen Anstieg der in der Leber produzierten Sexualhormon bindenden Globuline und nachfolgend einen Abfall des freien Androgens im Blut bewirkt [3, 9]. Solch ein biologischer Mechanismus, der durch Östradiol (E_2) unterstützt wird, hängt teilweise vom Typ des benutzten Gestagens und auch von seinem Grad der Androgenität ab. Cyproteronacetat (CPA), ein Progesteronderivat des 17-α-Hydroxyprogesterons, bewirkt eine Suppression der Nebennierenaktivität (bisher nur bei Tieren, noch nicht vollständig beim Menschen nachgewiesen) und besitzt sowohl eine ausgeprägte antigonadotrope als auch periphere antiandrogene Wirkung (Konkurrenz um den Androgenrezeptor) [10, 12]. In unserer Untersuchung setzten wir eine neue Verbindung von 0,035 mg Ethinylestradiol und 2 mg Cyproteronacetat (Diane®-35) bei Patientinnen mit PCO-Syndrom für eine Behandlungszeit von 2 Jahren ein [11, 12].

Im Gegensatz zu Studien in der Literatur, in denen Verbindungen mit 0,05 mg Ethinylestradiol mit 2 mg Cyproteronacetat bei nicht homogenen Patientinnengruppen zur Behandlung prinzipieller endokriner Störungen benutzt wurden, wurde in dieser Studie eine niedrig dosierte Ethinylestradiol/Cyproteronacetat-Kombination zur Therapie des PCO-Syndroms eingesetzt.

Material und Methode

Es wurden 24 Patientinnen mit PCO-Syndrom ausgewählt, von denen 23 klinische Androgenisierungserscheinungen aufwiesen (Akne, Seborrhö, Hirsutismus). Das Durchschnittsalter der Patientinnen betrug 23,5 ± 4,7 Jahre (Range 16–31 Jahre). Alle Patientinnen kamen zum Zentrum für Gynäkologische Endokrinologie der geburtshilflich-gynäkologischen Abteilung der Universität Brescia in Italien. Die Diagnose des PCO-Syndroms wurde aufgrund der charakteristischen endokrinen (Tab. 1) und klinischen Parameter gestellt: konstant erhöhte LH-Werte (30,8 ± 6,2 mIU/ml) mit einem LH/FSH-Verhältnis von 3,01, sowie Androgene, die über den normalen Plasmakonzentrationen lagen (Androstendion (A) 3,4 ± 0,8 ng/ml, Gesamttestosteron (T.Te) 0,9 ± 0,2 ng/ml, freies Testosteron (F.Te) 19,2 ± 2,1 pg/ml und DHEA-S = 4,0 ± 0,9 μg/

Tablelle 1 Praetherapeutische endokrinologische Parameter

LH	mIE/ml	30,0 ± 6,2
FSH	mIE/ml	10,2 ± 2,0
PRL	ng/ml	11,5 ± 4,4
E_1	pg/ml	90,5 ± 14,9
E_2	pg/ml	62,2 ± 13,4
A	ng/ml	3,4 ± 0,8
T.Te	ng/ml	0,9 ± 0,3
F.Te	pg/ml	19,2 ± 2,1
DHEA-S	μg/ml	4,0 ± 0,9
LH/FSH	Verhältnis	3,01
E_1/E_2	Verhältnis	1,44
SHBG	nmol/l	35,4 ± 10,4

Tabelle 2 Praetherapeutische, klinische Parameter

Durchschnittsalter bei Menarche	13,2			
Körpermasse-Index	22,2			
Übergewichtige Patientinnen	8	(33,3%)		
Oligomenorrhö	10	(41,7%)		
Sekundäre Amenorrhö	10	(41,7%)		
regelmäßige Zyklen	4	(16,6%)		
Akne	21	(87,5%)	leicht 15	(71,4%)
			schwer 6	(28,6%)
Seborrhö	23	(95,8%)	leicht 11	(47,8%)
			schwer 12	(52,2%)
Hirsutismus	18	(75,0%)	leicht 5	(27,8%)
			mäßig 8	(44,4%)
			schwer 5	(27,8%)

* Körpermasse-Index
Akzeptabel: 18–23,5; Übergewicht: 23,5–29,5; Fettsucht: 29,5–38

ml). Die beschriebenen Hormonwerte wurden durchschnittlich mit 3 Bestimmungen ermittelt.

Tabelle 2 zeigt das klinische Bild der Patientinnen. Der Körpermasse-Index betrug 22,2. 8 Frauen waren übergewichtig (33,3 %). 10 Patientinnen zeigten eine sekundäre Amenorrhö (41,7 %) und 10 eine Oligomenorrhö (41,7 %).

Die Patientinnen wiesen die nachfolgende androgene Symptomatik auf: 21 Frauen hatten Akne (87,5 %), 23 (95,8 %) Seborrhö und 18 (75 %) Hirsutismus.

Bei allen Patientinnen bestanden weder Kinderwunsch noch Kontraindikationen zur Einnahme eines oralen Kontrazeptivums. Jede der 24 Patientinnen sollte über zwei Jahre hinweg die monophasische »Pille« (Diane®-35) einnehmen, die 21 Tabletten 0,035 mg Ethinylestradiol und 2 mg Cyproteronacetat enthält.

Jede Frau erhielt einen Kalender und wurde aufgefordert, aufzuzeichnen, an welchen Tagen der Pilleneinnahme Nebenwirkungen auftraten. Das Studienprogramm beinhaltete endokrinologische und klinische Untersuchungen. Bei den endokrinologischen Untersuchungen im 6., 12. und 24. Behandlungszyklus wurden folgende Parameter geprüft: LH, FSH, Prolaktin (PRL), Östron (E_1), 17-β-Östradiol (E_2), A., T.Te, F.Te, DHEA-S. Außerdem wurde das Verhalten des Sexualhormon bindenden Globulins (SHBG) untersucht und dabei Basiswerte von 35,4 ± 10,3 nmol/l bei den PCO-Patientinnen gefunden (Normalwerte in der Follikelphase des Zyklus: 66 ± 26,7 nmol/l). Die Hormonmessungen wurden mittels Radioimmunoessay (RIA) mit handelsüblichen Kits von Biodata, Serono und Sorin sowie die SHBG-Bestimmung mittels IRMA von Farmos durchgeführt. F.TE wurde mit einer RIA-Methode gemessen, die am Institut für Chemie der Universität Brescia entwickelt wurde (Normalwerte für Frauen während der Geschlechtsreife in der Follikelphase: 6,03 ± 2,9 pg/ml).

Klinische Untersuchungen wurden im 6., 12., 18. und 24. Behandlungsmonat vorgenommen. Das Untersuchungsschema beinhaltete für das Symptom Akne die Beurteilung von Gesicht, Nacken, Rücken, für Seborrhö die Inspektion der Haut, Haare und Schuppen und für Hirsutismus die Untersuchung von Gesicht, Brust, Bauch und unteren Extremitäten. Um eine genauere Einschätzung der Symptome und des therapeutischen Erfolges zu ermöglichen, wurden die Befunde jeder Körperregion in eine Gesamtbewertung des Symptoms selbst entsprechend einer Skala eingeteilt. Auf diese Weise konnte Akne und Seborrhö in leichtere und schwerere Formen unterschieden werden. Alle drei Monate wurden Körpergewicht und Blutdruck aller Frauen kontrolliert sowie der Kalender ausgewertet und nach dem Auftreten von Nebenwirkungen gefragt. Von den 24 Patientinnen brachen vier nach 12 Monaten und eine nach 18 Monaten die Tabletteneinnahme ab. Dies geschah aus persönlichen Gründen und nicht wegen Unverträglichkeit oder Nebenwirkungen der Pille.

Ergebnisse

Die Ergebnisse dieser Studie können in endokrinologische und klinische Befunde unterteilt werden.

a. Endokrinologische Befunde

Tabelle 3 zeigt die Veränderungen aller untersuchten Hormone einschließlich des SHBG während der 24 Behandlungszyklen. Die signifikante Suppression aller Hormone mit Ausnahme des Prolaktins sowie der überraschende Anstieg des SHBG unter der Behandlung ist offensichtlich. Weiterhin ist ein nochmali-

Tabelle 3 Endokrine Parameter

		praetherapeutisch	6. Zyklus	12. Zyklus	24. Zyklus
LH	mIE/ml	30,8 ± 6,2°	8,5 ± 7,8°	5,7 ± 3,2	5,8 ± 3,2
FSH	mIE/ml	10,2 ± 2,0°	5,6 ± 3,8°	5,3 ± 3,9	4,9 ± 1,9
PRL	ng/ml	11,5 ± 4,4	11,6 ± 4,9	10,6 ± 3,7	9,6 ± 3,7
E_1	pg/ml	90,5 ± 14,9°	30,8 ± 13,9°	29,6 ± 11,6	27,2 ± 8,5
E_2	pg/ml	62,2 ± 13,4°	46,7 ± 18,4°*	23,2 ± 10,3*	23,9 ± 9,7
A	ng/ml	3,4 ± 0,8°	1,8 ± 0,7°*	1,3 ± 0,5*	1,3 ± 0,5
T, Te	ng/ml	0,9 ± 0,3°	0,5 ± 0,3°	0,5 ± 0,2	0,5 ± 0,2
F, Te	pg/ml	19,2 ± 2,1°	7,1 ± 2,2°	8,6 ± 3,3▪	6,6 ± 1.8▪
DHEA-S	µg/ml	4,0 ± 0,9°	2,1 ± 1,2°	2,0 ± 0,7	1,7 ± 0,4
LH/FSH	Verhältnis	3,01	1,51	1,07	1,18
E_1/E_2	Verhältnis	1,44	0,09	1,17	1,13
SHBG	nmol/l	35,4 ± 10,4°	206,3 ± 52°	193,6 ± 63,9	188,0 ± 39,2

° P < 0,01 * P < 0,01 ▪ P < 0,05

ger deutlicher Abfall von E_2 und A zwischen dem 6. und 12. Behandlungszyklus zu sehen. Mit Ausnahme des F.Te, das weiter abfällt, entsprechen die hormonalen Werte nach 24 Zyklen denen nach 12 Zyklen. Die Serumgonadotropinspiegel fallen bereits nach 6monatiger Behandlung auf völlig normale Werte ab (LH = 8,5 ± 7,8, FSH = 5,6 ± 3,8 mIU/ml). Bei der Untersuchung im 12. Zyklus kann ein weiterer Abfall des LH (5,7 ± 3,2 mIU/ml) sowie des FSH (5,3 ± 3,9 mIU/ml) bemerkt werden. Sie bleiben dann bis zum 24. Behandlungszyklus nahezu unverändert. Die LH/FSH-Relation ist im 6. Zyklus merklich gesenkt (sie fällt von 3,01 bis auf 1,51 ab) und stabilisiert sich nach einem weiteren Abfall bei Werten zwischen 1,07 und 1,18 im 12. und 24. Behandlungsmonat. Der Östrogenabfall ist bereits im 6. Behandlungszyklus signifikant (E_1 = 30,8 ± 13,9 pg/ml). Außerdem zeigte E_2 eine weitere Senkung im 12. Einnahmemonat (E_2 = 23,2 ± 10,3 pg/ml). Während des zweiten Behandlungsjahres veränderten sich die Werte von E_1 und E_2 nicht.

Die Androgene werden bis zum 12. Zyklus ständig gesenkt. Ausgehend von Basalwerten von 3,4 ± 0,8 ng/ml erreichen sie Werte bis 1,3 ± 0,5 ng/ml und bleiben dann bis zum Ende des Untersuchungszeitraums unverändert. Testosteron ändert sich nach einem Abfall im 6. Einnahmemonat (0,5 ± 0,3 ng/ml) im 12. und 24. Zyklus nicht mehr (0,5 ± 0,2 ng/ml). Andererseits zeigt das freie Testosteron eine progressive Senkung: Nach einem höchst signifikanten Abfall ($p < 0{,}01$) im 6. Zyklus (19,2 ± 2,1 gegenüber 7,1 ± 2,3 pg/ml) stabilisieren sich die Werte zwischen dem 6. und 12. Behandlungsmonat und fallen dann bis zum 24. Einnahmemonat nochmals in signifikanter Weise ab ($p < 0{,}05$) (6,6 ± 1,8 pg/ml).

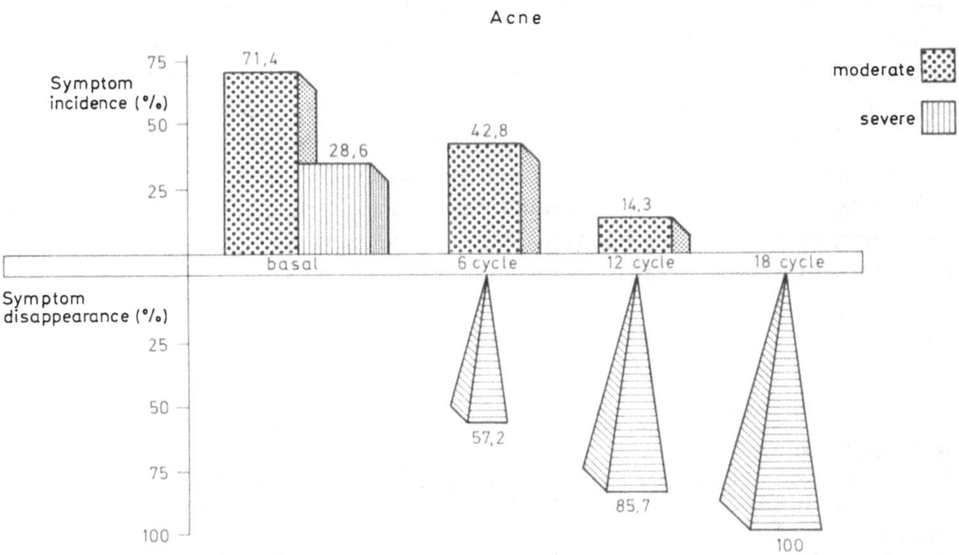

Abb. 1 Die Veränderung der Akne während der Behandlung mit Diane®-35

Tabelle 4 Akne

	BASAL	6. Zyklus	12. Zyklus	18. Zyklus	24. Zyklus
Anzahl der Fälle	21	21	21	19	18
leichte Akne	15 (71,4%)	9 (42,8%)	3 (14,3%)	0	0
schwere Akne	6 (28,6%)	0	0	0	0
Verschwinden der Symptome (%)	–	12 (57,2%)	18 (85,7%)	19 (100%)	18 (100%)

DHEA-S weist eine deutliche Senkung bei der Untersuchung im 6. Behandlungszyklus auf (Rückgang von 4,0 ± 0,9 auf 2,1 ± 1,2 μg/ml) und bleibt dann bis zum Ende des Untersuchungszeitraumes gleich.

In bezug auf das SHBG ist die neue Ethinylestradiol/Cyproteronacetat-Kombination in der Lage, die Werte um das 5fache gegenüber dem Ausgangswert zu steigern (Basalwerte: 35,4 ± 10 verglichen mit dem Wert nach 24 Behandlungsmonaten 188 ± 39,2 nmol/l).

b. Klinische Befunde

Die Veränderungen der Androgenisierungserscheinungen (Akne, Seborrhö, Hirsutismus), die während der Behandlung beobachtet wurden, sind in Tabelle 4, 5 und 6 sowie den Abbildungen 1, 2 und 3 dargestellt.

Vor der Behandlung war bei 21 Frauen (87,5 %) Akne vorhanden, 15mal (71,4 %) in leichter und 6mal (28,6 %) in schwerer Form (Abb. 4). Bei der Analyse der Veränderungen während der 2jährigen Behandlung konnte beobachtet werden, daß die Akne kontinuierlich nachläßt und bei allen Patientinnen zwischen dem 12. und 18. Behandlungszyklus abheilte. Im 6. Einnahmemonat zeigten 12 Patientinnen (57 %) keine Akne mehr. Bei 9 Patientinnen blieb die Akne nur noch in leichter Form bestehen. 23 Patientinnen hatten Seborrhö (95,8 %) (Tab. 5, Abb. 2), 11 leichte (47,8 %) und 12 schwere (52,2 %) Formen Die Behandlung erwies sich für dieses Symptom als sehr effektiv: Im 12. Einnahmemonat wurde bei 52,2 % eine komplette Heilung und das Verschwinden der schweren Formen beobachtet. Danach änderten sich die Ergebnisse nicht mehr in signifikanter Weise.

Tabelle 5 Seborrhö

	Basal	6. Zyklus	12. Zyklus	18. Zyklus	24. Zyklus
Anzahl der Fälle	23	23	23	20	19
leichte Seborrhö	11 (47,8%)	12 (52,2%)	11 (47,8%)	8 (40,0%)	8 (42,0%)
schwere Seborrhö	12 (52,2%)	3 (13,1%)	0	0	0
Verschwinden der Symptome (%)	–	8 (34,7%)	12 (52,2%)	12 (60,0%)	11 (58,0%)

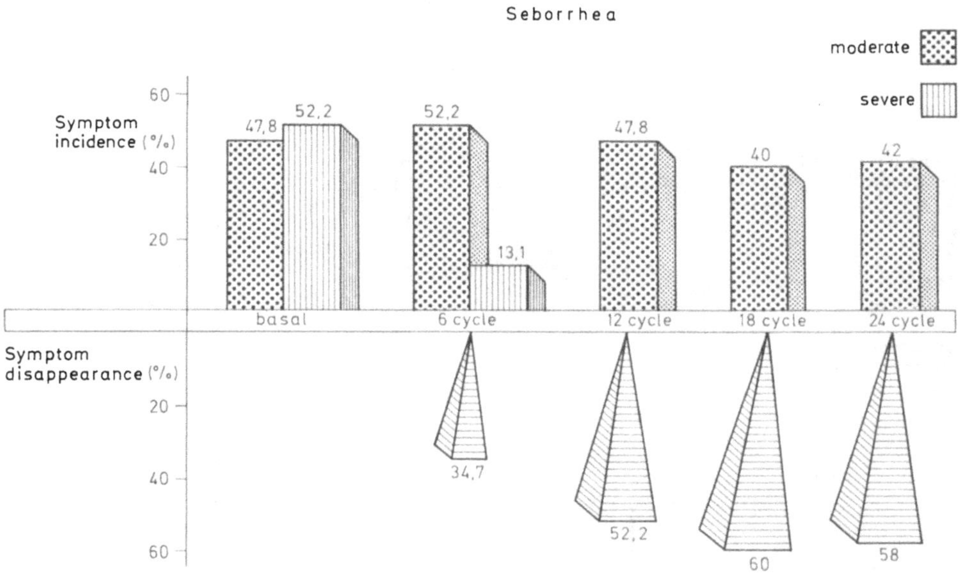

Abb. 2 Die Veränderung der Seborrhö während der Behandlung mit Diane®-35

Hirsutismus (Tab. 6, Abb. 3), der am Anfang bei 18 Frauen (75 %) vorhanden war, wurde in leichtere (27,8 %), mittlere (44,4 %) und schwere (27,8 %) Ausprägungen eingeteilt. Nach 6 Behandlungszyklen berichteten 4 Frauen über ein komplettes Fehlen ihres Hirsutismus (22,2 %), die übrigen Frauen über eine Besserung. Schwere Formen waren nicht mehr vorhanden. Danach konnte eine weitere kontinuierliche Verbesserung bis zum völligen Abklingen der mäßigen Formen im 24. Einnahmemonat beobachtet werden, während leichter Hirsutismus bei 33,3 % (n = 5) der Patientinnen bestehen blieb.

Von den vier Frauen, die die Studie abbrachen, beendeten drei den Versuch nach dem vollendeten 12. und eine im 18. Einnahmemonat. Diese 4 Patientinnen hatten alle Seborrhö (1 schwere und 3 leichte Formen), 3 Frauen hatten Hirsutismus (1 schwere, 1 mäßige und 1 leichte Form) und ebenfalls 3 der 4 Frauen hatten leichte Akne. Nach dem Therapieabbruch zeigten nur 2 Patien-

Tabelle 6 Hirsutismus

	Basal	6. Zyklus	12. Zyklus	18. Zyklus	24. Zyklus
Anzahl der Fälle	18	18	18	15	15
leichter Hirsutismus	5 (27,8%)	5 (27,8%)	7 (38,9%)	4 (26,7%)	5 (33,3%)
mäßiger Hirsutismus	8 (44,0%)	9 (50,0%)	3 (16,7%)	3 (20,0%)	0
schwerer Hirsutismus	5 (27,8%)	0	0	0	0
Verschwinden des Symptoms (%)	–	4 (22,2%)	8 (44,4%)	8 (53,3%)	10 (66,7%)

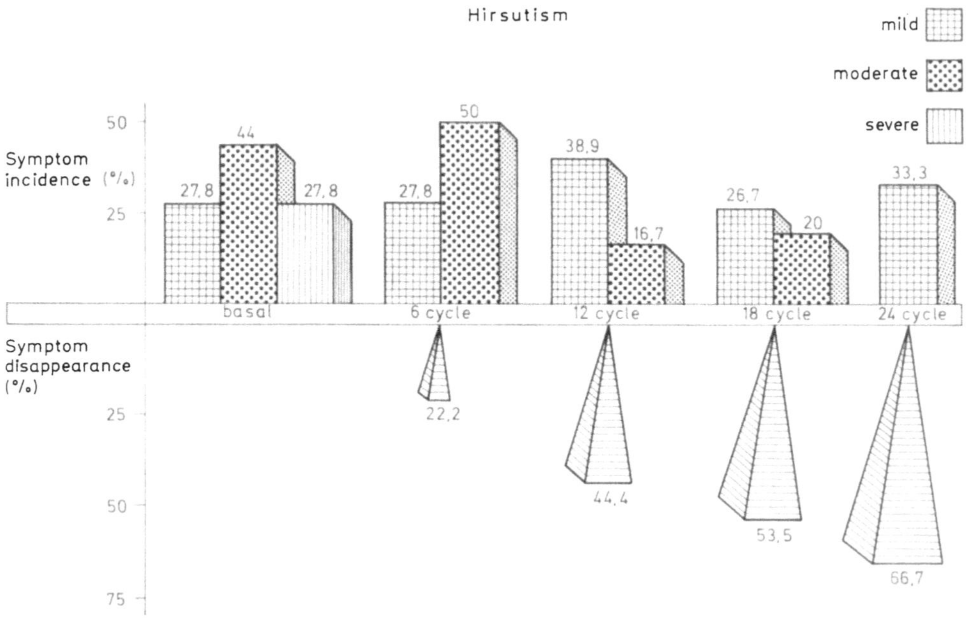

Abb. 3 Die Veränderung des Hirsutismus während der Behandlung mit Diane®-35

tinnen Hirsutismus in einer leichten Form – alle anderen Symptome waren klinisch nicht mehr nachweisbar.

Die Heilungsrate der Androgenisierungssymptome im einzelnen unter der Behandlung mit der Ethinylestradiol/Cyproteronacetat-Kombination Diane®-35 kann im einzelnen folgendermaßen zusammengefaßt werden: Erfolg bei Akne in 100% im 18. Behandlungsmonat (Abb. 1), bei Seborrhö 52 bzw. 58% im 12. respektive 24. Behandlungszyklus (Abb. 2) und Hirsutismus 66,7% im 24. Zyklus (Abb. 3). Während der 24 Behandlungszyklen bestand immer eine gute Zykluskontrolle, und es trat keine Schwangerschaft ein. Körpergewicht und arterieller Blutdruck zeigten keine signifikante Änderung.

Diskussion

Östrogen-Progesteron-Kombinationen werden seit langer Zeit zur Therapie des PCO-Syndroms eingesetzt, um die endokrine Situation zu korrigieren und Androgenisierungserscheinungen zu verbessern. Der Einsatz der Pille muß jedoch auf Frauen beschränkt werden, die jünger als 40 Jahre sind, keine Kinder haben wollen und keine Kontraindikationen gegen die Anwendung oraler Kontrazeptiva aufweisen. Außerdem muß bei der Auswahl des Präparates die Hormondosis, die Molekularstruktur des Gestagens und die notwendige Anwendung über einen langen Zeitraum berücksichtigt werden. Folgende Östrogen-Gestagen-Kombinationen müssen »a priori« ausgeschlossen werden: Zweiphasenpräparate, Präparate mit Gestagenen, die 19-Nortestosteronderivate sind, Präparate mit hohen Östrogendosen, weil sie ein höheres Risiko für kardiovaskuläre Komplikationen aufweisen. Aus unserer Sicht sollte eine Pille mit der niedrigsten Östrogendosis eingesetzt werden, die gleichzeitig in der Lage ist, die endogene Situation, insbesondere die LH-Werte, zu beeinflussen. Unter Berücksichtigung aller dieser Faktoren wurde die vorliegende Untersuchung durchgeführt. Vor allem sollte verifiziert werden, ob mit einer Dosis von 0,035 mg Ethinylestradiol eine effektive Therapie des PCO-Syndroms erzielt werden kann. In Übereinstimmung mit der Literatur kann der Schluß gezogen werden, daß die therapeutische Effektivität einer Östrogen-Gestagen-Kombination beim PCO-Syndrom an zwei Faktoren gebunden ist: an eine Östrogenbetonung und an eine adäquate Steroiddosierung. Tatsächlich halten viele Autoren an der Ansicht fest, daß eine Pille sowohl eine angemessene Gestagendosis als auch mindestens 50 µg Ethinylestradiol enthalten muß, um eine Hemmung auf die LH-Ausschüttung zu erzielen. Wenn niedriger dosierte Präparate eingesetzt werden, sollten die LH- und Testosteronspiegel periodisch überprüft werden, um sicherzustellen, daß die Gonadotropine tatsächlich gesenkt werden. Die östrogene Betonung einer Pille kann auf verschiedene Weise erreicht werden: zum einen durch Einsatz von Gestagenen mit nur geringer androgener Teilkomponente, oder indem das Verhältnis und die Dosierung der Steroidkomponenten ungleich zusammengestellt werden. Der Gebrauch von schwach androgen wirksamen Gestagenen macht es möglich, die Östrogendosis zu reduzieren, ohne die Östrogenbetonung zu ändern. Auf diese Weise kommt es zu einer SHBG-Erhöhung und dem nachfolgenden Abfall der freien Androgene im Blut.

Die Ergebnisse (Tab. 3) zeigen, daß die Behandlung mit der neuen monophasischen Verbindung Diane®-35 das endokrine Bild des PCO-Syndroms »normalisieren« und eine daraus folgende Besserung der klinischen Symptome erreichen kann. Nachfolgend sind die wichtigsten hormonalen Veränderungen während der Behandlung zusammengefaßt:

1. starker Abfall der LH-Spiegel,
2. Abfall der ovariellen und adrenalen Androgene,
3. starker Anstieg des SHBG im Serum,
4. Abfall der Serumwerte des freien Testosterons.

LH fällt bereits bei der Untersuchung im 6. Behandlungszyklus signifikant ab und zeigt eine weitere Senkung in den Absolutwerten im 12. und 24. Einnahmemonat. Der Abfall des LH und der LH/FSH-Rate im 6. Zyklus muß wegen der signifikanten Suppression der ovariellen Hormone als effektiv erachtet werden.

Der LH-Abfall bis zum 12. Zyklus ist zusammen mit der Senkung von A und E_2 ebenfalls von großer klinischer Bedeutung, weil er die Notwendigkeit beweist, daß das Medikament länger als 12 Monate verabreicht werden muß, um den größten therapeutischen Erfolg zu erzielen. Der signifikante Abfall des DHEA-S zeigt die Hemmung der Nebennierenrindenaktivität, die durch die Verbindung mit Cyproteronacetat induziert wird. Der bemerkenswerte Anstieg des SHBG bestätigt die Effektivität der in dieser neuen Kombination verwendeten Ethinylestradioldosis und erklärt teilweise den Abfall des freien Testosterons. Das PCO-Syndrom ist ohne Zweifel die häufigste Ursache für weiblichen Hirsutismus. Die hauptsächlichen biologischen Veränderungen, die die Androgenisierungserscheinungen beim PCO bestimmen, sind einerseits die LH-induzierte Androgenproduktion, der Abfall des SHBG und der Bindungskapazität für Testosteron mit einem Anstieg des freien Testosterons und die daraus folgende Stimulation der pilo-sebazealen Einheit. Selbst das DHEA-S, das beim PCO häufig ansteigt, kann zur Entstehung der hyperandrogenen Symptome beitragen, da es in der Peripherie zu T und DHT umgewandelt werden kann. Die Therapie der Androgenisierungserscheinungen muß demzufolge die ovarielle und adrenale Androgenproduktion reduzieren, die SHBG-Synthese steigern, um den Anteil des freien Testosterons im Serum zu senken und die Umwandlung von A in Verbindungen mit größerer androgener Aktivität zu hemmen.

In unserer Untersuchung wurde gezeigt, wie die neue Ethinylestradiol/Cyproteronacetat-Verbindung (Diane®-35) die erforderlichen Ziele einer adäquaten Therapie erreichen kann. Die Therapieerfolge sind bei den Symptomen Akne 100 %, bei der Seborrhö 58 % und beim Hirsutismus 66,7 %.

Der Vergleich zwischen endokrinologischen und klinischen Befunden unterstreicht die Wichtigkeit einer Dauertherapie (länger als 1 Jahr) mit diesem neuen Medikament, das die Behandlung des PCO mit einer niedrigen Östrogendosis und einer geringen Nebenwirkungsrate möglich gemacht hat.

Literatur

[1] Goldzieher, J. W., K. Elkind-Hirsch: Polycystic ovarian disease. New Trends Gyn. Obst. **1** (1985) 7.

[2] Givens, J. R., R. N. Andersen, W. L. Wiser et al.: Dynamics of suppression and recovery of plasma FSH LH Androstendione and Testosterone in Polycystic Ovarian Disease using an oral contraceptive. J. Clin. Endocrinol. Metab. **38** (1974) 727.

[3] Falsetti, L., D. Dordoni, C. Gastaldi et al.: A new association of ethinylestradiol (0.035 mg) cyproterone acetate (2 mg) in the therapy of polycystic ovary syndrome. Acta Europea Fertilitatis **17** (1986) 19.

[4] Wild, R. A., E. S. Umstot, R. N. Andersen et al.: Adrenal function in hirsutism. II Effect of an oral contraceptive, J. Clin. Endocrinol. Metab. **54** (1982) 676.

[5] Carr, B. R., C. R. Parker, J. D. Madden et al.: Plasma levels of adrenocorticotropin and cortisol in women receiving oral contraceptive steroid treatment. J. Clin. Endocrinol. Metab. **49** (1979) 346.

[6] Chang, R. J., F. P. Mandel, A. R. Wolfsen et al.: Circulating levels of plasma ACTH in Polycystic Ovarian Disease. J. Clin. Endocrinol. Metab. **54** (1982) 1256.
[7] Inaudi, P., G. D'Ambrogio, C. Massafra et al.: Impaired pregnenolone secretion after combined cyproterone acetate and ethynyl estradiol therapy in hirsute patients. Gynecol. Obstet. Invest. **14** (1982) 106—120.
[8] Lobo, R. A., O. A. Kletzky, G. S. Di Zerega: Elevated serum bioactive LH concentration in women with Polycystic Ovary Syndrom. Fertil. Steril. **37** (1982) 301.
[9] Raj, S. G., H. C. M. Raj, L. M. Talbert et al.: Normalization of plasma testosterone levels by low estrogen oral contraceptive in Polycystic Ovary Disease. Endocrine Society 63rd Annual Meeting, Cincinnati, Ohio, Program and Abstract, n. 452, 1981.
[10] Hammerstein, J., J. Meckies, I. Leo-Rossberg et al.: Use of cyproterone acetate (CPA) in the treatment of acne, hirsutism and virilism. J. Steroid. Biochem. **6** (1975) 827.
[11] Breckwoldt, M., R. Trolp, W. Braendle et al.: Antiandrogen oral contraceptives. In: International Symposium on Hormonal Contraception., Proc. Symp. Utrecht, 1977, 81. Excerpta Medica, Intern. Congress. Series 441, Amsterdam—Oxford 1978.
[12] Chapman, M. G., S. L. Jeffcoate, C. J. Dewhurst: Effect of Cyproterone acetate-etinylestradiol treatment on adrenal function in hirsute women. Clin. Endocrinol. **17** (1982) 577.

Diskussion

Schindler: Ich möchte die Diskussion eröffnen, indem ich zunächst auf die ausgezeichnete Studie von Herrn Prof. Falsetti eingehe. Das interessanteste Ergebnis ist meiner Meinung nach die signifikante Suppression von DHEAS – ein Ergebnis, das Professor Haspels bereits erwähnte –, und ich möchte Professor Neumann fragen, da er kurz den glukokortikoiden Effekt des Antiandrogens Cyproteronacetat aufgezeigt hat, ob er uns die Wirkung der ACTH-Suppression in Abhängigkeit von der Cyproteronacetatdosis skizzieren kann?

Neumann: Es ist keine Frage, daß bei üblichen Labortieren wie Ratten, Hamstern und Meerschweinchen Cyproteronacetat und ähnliche Verbindungen wie Chlormadinonacetat und Medroxyprogesteronacetat dazu in der Lage sind, die Hypophysen-Nebennierenrinden-Achse durch Hemmung der ACTH-Sekretion und durch sekundäre Hemmung der Kortisol- und Kortikosteronproduktion zu unterdrücken. Allerdings haben diese Tiere niemals irgendwelche Zeichen einer sekundären Nebennierenrinden-Insuffizienz gezeigt. Das ist ein sehr wichtiger Punkt. Auf die Situation beim Menschen bezogen wissen wir, daß bei Kindern, die wegen Pubertas praecox mit Dosierungen von 100–150 mg/m^2 und höher, d. h. mit täglichen Dosen von 300–400 mg Cyproteronacetat pro Kind behandelt wurden, nur bei solch hohen Dosierungen eine gewisse Suppression der Hypophysen-Nebennierenachse vorkommt und die Reaktion der Nebennierenrinde im ACTH-Test vermindert ist. Aber selbst dann zeigten diese Kinder niemals irgendwelche Zeichen einer sekundären Nebennierenrinden-Insuffizienz. Bei erwachsenen Männern und Frauen zeigte sich auch in einer großen Anzahl von Studien nur in sehr wenigen Fällen eine verminderte adrenale Antwort während der Behandlung, die jedoch niemals ein klinisches Problem oder ein Grund zur Beendigung der Behandlung war. Eine sekundäre Nebennierenrinden-Insuffizienz wurde niemals beobachtet, selbst bei hochdosierten Behandlungen (300 mg/Tag), wie sie z. B. bei Patienten mit Prostatakarzinom oder Hypersexualität eingesetzt wird. Einige von ihnen wurden über mehr als 15 Jahre kontinuierlich behandelt.

Schindler: Danke für Ihren klaren Kommentar. Aber ich möchte betonen, daß ich nicht meine, daß Cyproteronacetat die Funktion der hypothalamisch-hypophysär-adrenalen Achse gefährdet. Ich möchte das ganz klar sagen, und ich denke, darauf legten Sie Wert. Meine Frage war eine andere. Ausgehend von den Ergebnissen der Vorträge dieser Morgensitzung – daß ein starker Abfall des zirkulierenden DHEAS auftritt –, möchte ich die folgende Frage stellen: Warum erhalten wir diesen dramatischen Abfall des DHEAS? Ist die Verminderung eine Frage der Suppression der Nebenniere oder auch der ovariellen Funktion? Oder aber ist der Abfall auf den Einfluß dieses Östrogen-Antiandrogen-Kombinationspräparates direkt oder indirekt, d. h. an erster Stelle auf die Ovarien und dann sekundär auf die Nebennierenrinde zurückzuführen?

Neumann: Es gibt zwei Möglichkeiten: Erstens dürfte wenigstens ein Teil dieses DHEAS aus den Ovarien stammen – ich ziehe diese Hypothese vor. Die zweite Möglichkeit ist, daß die adrenale Androgenproduktion nicht so sehr unter ACTH-Kontrolle wie die Synthese der adrenalen Glukokortikoide steht.

Schindler: So würden Sie sagen, daß es eine direkte Wirkung auf die hypothalamisch-hypophysär-ovarielle Achse ist oder letzten Endes auf der Basis der ACTH-Suppression der Nebenniere beruht.

Spona: Dies könnte gut zutreffen, da auch Testosteron reduziert ist. Es gibt keine direkten Anhaltspunkte, aber der Hauptangriffspunkt liegt sicher nicht in der Nebenniere. Ich möchte auf einen anderen Punkt zu sprechen kommen: Es gibt in der Literatur Hinweise, daß Cyproteronacetat geringe intrinsische, androgene Aktivität besitzt. Wir haben bei niedrigeren Dosierungen eine schwache androgene Aktivität und in höheren Dosen eine antiandrogene Aktivität gezeigt. Dieses biphasische Verhalten ist dem der Antiöstrogene ähnlich. Haben Sie ähnliche Beobachtungen gemacht?

Falsetti: Nein, wir nicht.

Neumann: Die Antwort ist ganz klar nein. In allen Tierexperimenten, die wir gemacht haben, hatte Cyproteronacetat in keiner Dosierung irgendeine androgene Aktivität. Das sensibelste Modell für eine Androgenität stellt der weibliche Fetus dar, der sehr sensibel mit einer Virilisierung reagiert, wenn die Mutter während der Schwangerschaft behandelt wird, selbst wenn es sich um eine Verbindung mit nur sehr geringer Androgenität handelt. Es gab jedoch keinen Anhaltspunkt, daß das bei Tieren der Fall war, genausowenig wie bei Menschen, die sogar mit Dosen bis 300 mg täglich behandelt wurden.

Schindler: Danke für die klare Ausführung. So kann ich als Schlußfolgerung wiederholen: Antiandrogene wie Cyproteronacetat haben keinerlei intrinsische, androgene Aktivität. Nun bleibt immer noch der erste Punkt unserer Diskussion offen – die signifikante DHEAS-Reduktion unter Diane®-35.

Gaspard: Ich möchte einen Vergleich mit Medroxyprogesteronacetat (MPA) ziehen, das eng mit Cyproteronacetat verwandt ist. In diesem Fall gibt es Hinweise darauf, daß MPA eine gewisse intrinsische, glukokortikoide Aktivität besitzt und bis zu einem gewissen Grad den Spiegel des zirkulierenden DHEAS erniedrigt.

Neumann: In welcher Dosierung und für welche Indikationsstellungen haben Sie MPA eingesetzt?

Gaspard: 150 mg alle 3–4 Wochen zur intramuskulären Kontrazeption.

Ermini: Ich möchte bemerken, daß die Suppression des DHEAS nicht nur auf einen Effekt auf die Ovarien, sondern auch – in der eingesetzten Dosierung – auf einen direkten glukokortikoiden Effekt des Cyproteronacetats auf die Nebennierenrinde zurückzuführen ist. Die Zona reticularis ist von der LH-Stimulation abhängig. Diane®-35 senkt LH, was zu einer Suppression des DHEAS nicht nur in den Ovarien, sondern auch in der Nebennierenrinde führt.

Schindler: Nun sind wir an einem Punkt, an dem wir den ganzen bisher diskutierten Komplex zusammenfassen können. Man kann aus dem, was bisher gesagt wurde, ableiten, daß die Anwendung von Diane®-35 zunächst eine Suppression des ovariellen DHEAS bewirkt. Allerdings entsteht bei den verwendeten Dosierungen dieser Kombination eines Antiandrogens mit einem Östrogen keine direkte glukokortikoide Wirkung auf die Nebennierenrinde. Demzufolge müssen wir unter Berücksichtigung der Studien in der Schwangerschaft, daß HCG bzw. LH ein Stimulus für die Zona reticularis ist, in diesem Gebiet, in dem auch DHEAS produziert wird, bedenken, daß in allen Arbeiten, einschließlich der von Professor Falsetti, die hohen LH-Spiegel durch Diane®-35 gesenkt wurden. Das führt dann über den Weg des Stimulusentzuges LH zu einer Reduktion sowohl der ovariellen als auch der adrenalen Produktion des DHEAS.

Nürnberger: Gab es eine zusätzliche Lokaltherapie der Akne oder nur die Behandlung mit Diane®-35? Ich stelle diese Frage wegen der hervorragenden Ergebnisse von Professor Falsetti.

Falsetti: Soweit ich weiß, wurde keine zusätzliche Therapie eingesetzt.

Frau Aydinlik: Professor Falsetti, haben Sie irgendwelche Erfahrungen, ob nach Absetzen der Therapie und Normalisierung der Hormonwerte auch eine Verbesserung der Fertilitätsstörungen eintrat? Wurden Ihre Patientinnen schwanger?

Schindler: Dies ist ein weiterer wichtiger Punkt, der von Frau Aydinlik gerade erwähnt wurde. Es gibt noch einen zusätzlichen Aspekt für den Einsatz der Antiandrogentherapie mit einer Kombination aus Cyproteronacetat und Ethinylestradiol, der jedoch zurückhaltend bewertet werden sollte. Bereits 1978 habe ich eine Studie mit 100 mg CPA und 40 µg EE in der umgekehrten Zweiphasentherapie veröffentlicht, die gezeigt hat, daß bei 33 % die Zyklusfunktion nach 9monatiger Behandlung verbessert wurde. Nur 3 % der Patientinnen wiesen nach der Therapie eine Verschlechterung der menstruellen Zyklusfunktion auf. Ich glaube, dies führt uns zu einem sehr wichtigen Punkt in der Diskussion über die Bedeutung von Diane®-35 bei jungen Frauen mit Androgenisierungserscheinungen. Neben der klinischen Verbesserung der Androgenisierungserscheinungen dürfte Diane®-35 auch einen prophylaktischen Effekt auf die zukünftige Funktion des Menstruationszyklus haben, indem es die zirkulierenden Androgenspiegel und damit ihre hemmende Wirkung auf das endokrine Reproduktionssystem ändert. Das ist präventive Gynäkologie im besten Sinn.

Neumann: Ich möchte noch einen kurzen ergänzenden Kommentar beifügen. Wir betrachten immer die Androgenspiegel als einen Parameter für den Entzug der Androgene. Aber dies ist nur eine Seite der Medaille und nicht einmal die wichtigste. Es besteht ein zweifacher Wirkungsmechanismus. Einer besteht in der Hemmung der Gonadotropinsekretion und der Hemmung der Testosteron- und Androgenproduktion, wo immer diese auch stattfindet. Aber der zweite und viel wichtigere ist die Hemmung der Androgene am Zielorgan. Natürlich ist es nicht möglich, den kompetitiven Effekt am Zielorgan zu messen, aber er ist viel bedeutender als die Hemmung oder Reduktion der Testosteronsekretion.

Schindler: Vielen Dank, daß Sie die zelluläre Ebene hervorheben. Aber für den Kliniker ist das klinische Resultat das wichtigste. Man bekommt immerhin einen Nebeneffekt, der später nützlich sein könnte, nämlich die Langzeitverbesserung des reproduktiven Systems der Patientin. Und das, indem man auf der einen Seite Kontrazeption betreibt, auf der anderen Seite den Zyklus reguliert und außerdem ein exzellentes Präparat in bezug auf die Androgenisierungssymptome hat.

Cohen: Würden Sie vorschlagen, Diane®-35 zur Vorbehandlung bei Frauen mit Sterilitätsproblemen einzusetzen, vergleichbar mit der Vorbehandlung steriler Patientinnen mit Endometriose?

Schindler: Nein, bei diesen Patientinnen gibt es keine Indikation für die Vorbehandlung mit Diane®-35. Ich habe an junge Frauen unter 20 mit Androgenisierungserscheinungen gedacht, denen man Diane®-35 mit der Aussicht auf eine gleichzeitige Verbesserung sowohl der Androgenisierungssymptome als auch der zukünftigen Regulation des Menstruationszyklus anbieten kann.

Haspels: Wir als Kliniker waren alle wenig glücklich, daß Chlormadinonacetat aufgrund der schlechten FDA-Regulation aus dem Verkehr gezogen wurde. Glauben Sie nicht, daß Hydroxyprogesteronderivate wie Chlormadinonacetat und Cyproteronacetat generell die erste Wahl sind und gegenüber den 19-Nortesteronderivaten vorgezogen werden sollten?

Schindler: Wenn wir heute von Antiandrogenen reden und Cyproteronacetat mit Chlormadinonacetat vom klinischen Aspekt her vergleichen, gibt es keine Frage, daß Cyproteronacetat die erste Wahl ist. Das beruht auf der höheren antiandrogenen Wirkung pro Molekül Cyproteronacetat im Vergleich zu Chlormadinonacetat.

Neumann: Qualitativ ist das Wirkungsmuster von Chlormadinonacetat und Cyproteronacetat fast identisch. Quantitativ ist jedoch Cyproteronacetat etwa dreimal stärker als Antiandrogen wie Chlormadinonacetat. Es gibt auch klinische Anhaltspunkte, daß Präparate mit Cyproteronacetat denen mit Chlormadinonacetat deutlich überlegen sind.

Schindler: Vom klinischen Standpunkt aus stimme ich völlig mit Professor Neumann überein.

Haspels: Dann könnte man immer noch die Dosis reduzieren und es bei Frauen in der Menopause einsetzen. Deshalb meine Frage: Könnte es vorteilhafter als Nortestosteronpräparate sein?

Schindler: Sie sprechen jetzt einen anderen wichtigen Punkt an. Wenn wir über die Behandlung in der Postmenopause reden und Gestagene und den Vergleich von 19-Nortestosteron- mit 17α-Hydroxyprogesteronderivaten bedenken, so gibt es für mich keine Frage, daß Progesteronderivate vorgezogen werden sollten. Wenn Androgenisierungserscheinungen auftreten, sollte man auch ein Progesteronderivat mit einer stärkeren antiandrogenen Wirkung einsetzen. 19-Nortestosteronpräparate sollten heute in der Postmenopause nicht mehr verabreicht werden.

Falsetti: Professor Fedele, wenn man Ihre Ergebnisse der Wirkung von Diane®-35 auf das Endometrium betrachtet, würden Sie das Präparat zur prämenopausalen Zyklusregulation empfehlen?

Fedele: Ich glaube, die morphologischen Veränderungen unter Diane®-35 sind sehr gut. Man sieht eine Reduktion der hyperplastischen Läsionen und besonders keine Veränderung der kleinen Venen, was zu einer sehr geringen Rate von Zwischenblutungen führt.

Schindler: Was die postmenopausale Substitution betrifft, sprechen wir von Östradiol und Cyproteronacetat. Welche morphologischen Veränderungen treten dabei auf?

Fedele: Wir sahen eine Reduktion der Mukosa. Jetzt wurde eine Studie zum Vergleich von Diane®-35, Danazol und Gestrinon begonnen, aber die Daten liegen noch nicht vor.

Schindler: Meine nächste Frage richtet sich an Professor Haspels, ob er uns aus seiner Erfahrung sagen kann, wie lange die Wirkung der Antiandrogentherapie nach Behandlungsende anhält.

Haspels: Das ist individuell sehr verschieden. Bei ungefähr der Hälfte der Patientinnen hält die Verbesserung für das nächste Jahr an. Andere kommen nach drei Monaten und fragen nach dem Präparat, weil die Akne wieder aufgetreten ist.

Schindler: Welche Erfahrungen hat man in Frankreich mit der Kombination von Cyproteronacetat und Östrogel gemacht? Gibt es einen Langzeiteffekt, wenn man die Medikation absetzt?

Cohen: Die Erfahrung mit dieser Kombination wurde von der Arbeitsgruppe von Professor Mauvais-Jarvais, besonders von Frau Kutteen gemacht. Ich persönlich habe keine Erfahrung damit. Aber soweit ich von ihren Ergebnissen weiß, sind sie mit der Kombination sehr zufrieden.

Audebert: Der einzige Nachteil der Östrogel-Cyproteronacetat-Kombination ist die erhebliche individuelle Variationsbreite der Absorptionsrate des Östrogels über die Haut. Ich möchte die Gelegenheit wahrnehmen, eine Frage an Professor Neumann zu richten. Welche antiandrogenen Eigenschaften des Cyproteronacetats können für die Applikation bei anderen Indikationen von Vorteil sein?

Neumann: Cyproteronacetat ist als Gestagen auch ein Antiöstrogen. Natürlich ist die antiöstrogene Potenz von Cyproteronacetat etwas weniger ausgeprägt als bei Levonorgestrel, aber sie ist vorhanden. Aber Ihre Frage war, ob Cyproteronacetat auch bei anderen Indikationen eingesetzt werden kann, z. B. bei Endometriose oder Mammakarzinom. Prinzipiell ja, aber es sind nur sehr kleine Untersuchungsreihen bei Patientinnen mit Mammakarzinomen gemacht worden, und es liegt keine Untersuchung bei Endometriosepatientinnen vor.

Lachnit: Es besteht eine sehr begrenzte Erfahrung in der Behandlung von Endometriose mit Cyproteronacetat. Ein vorläufiger Versuch wurde in München mit einer täglichen Dosis von 10 mg Cyproteronacetat gemacht und ein guter Eindruck gewonnen. Aber das war keine kontrollierte Studie.

Schindler: Ich möchte dies kurz kommentieren. Eine tägliche Dosis von 10 mg Cyproteronacetat ist eine genauso ungenügende Therapie, als wenn man dieselbe Dosis Lynestrenol einsetzt.

Haspels: Man braucht mindestens 50 mg Cyproteronacetat pro Tag, weil man eine Amenorrhö erzeugen muß.

Schindler: Ich bin genau Ihrer Meinung. Es ist immer noch ein Punkt offen, den ich nicht fallenlassen will, da zwei Redner ihre Daten über den ovulatorischen Hemmungseffekt vorgestellt haben. Professor Spona und Professor Hutchinson, möchten Sie bitte etwas dazu sagen? Der Beitrag von Dr. Hutchinson hat klar gezeigt, daß bei dem Wechsel von einem Präparat auf das andere keine Gefahr einer ungewollten Ovulation entsteht.

Hutchinson: Es gab bei keiner Patientin eine Ovulation.

Schindler: Professor Spona zeigte auf, daß anhand der Progesteronbestimmungen keine Ovulation auftrat, daß aber die Möglichkeit einer follikulären Entwicklung bestand. Ich möchte ihn bitten, dazu etwas zu sagen.

Spona: Man muß betonen, daß eine Follikelreifung bei allen low-dose-Präparaten zu sehen ist, die auch sonographisch nachzuweisen ist. In unserer Untersuchung waren die am 5. Zyklustag gemessenen LH- und FSH-Spiegel sehr hoch. Das zeigt an, daß eine Follikelreifung in dem Intervall zwischen Absetzen der Pille und dem Beginn der nächsten Medikation stattgefunden hat. Es ist interessant, daß dieses Phänomen nach den ersten 2 Behandlungszyklen auftrat und während der ersten beiden Behandlungszyklen nicht gesehen werden konnte. Da aber keine Ovulation stattfand, liegt ein sicheres orales Kontrazeptivum vor.

Gaspard: Ich stimme Professor Spona völlig zu. In unseren großangelegten sonographischen Untersuchungen an Patientinnen, die niedrig dosierte Pillen einnahmen, sahen wir bei etwa 15–20 % während der ersten Tage des neuen Zyklus die Entwicklung von Follikeln. Diese können sich für eine kurze Zeit von 5–6 Tagen bis zu 10–12 mm Größe entwickeln. Bei einer Kontrollsonographie am 11. oder 12. Zyklustag waren die follikulären Strukturen bei allen Patientinnen verschwunden.

Schindler: Meine Damen und Herren, lassen Sie mich zusammenfassend eine abschließende Bemerkung machen. Zuerst einmal möchte ich Professor Spona wegen seiner einen Patientin trösten, bei der er eine Diskrepanz zwischen den E_2-Spiegeln und dem LH und FSH gefunden hat. Ich denke, da gibt es absolut keine Diskrepanz. Die Unterdrückung von LH und FSH kam dadurch zustande, daß E_2 anstieg.

Zweitens, meine Damen und Herren, möchte ich allen Vortragenden danken, besonders den Diskussionsteilnehmern. Ich glaube, wir hatten eine lebhafte und nützliche Diskussion.

III Wirkungen auf das hämostatische System

Langzeitstudie über die Wirkung eines Kombinationspräparates von Cyproteronacetat und Ethinylestradiol auf die Hämostase

V. Bruni, S. Bucciantini, D. Rosati, A. Verni, R. Abbate, S. Pinto

Einleitung

Der Einsatz von Cyproteronacetat (CPA) zur Behandlung der Acne vulgaris ist mittlerweile als wirksame Therapie anerkannt. Obwohl Acne vulgaris nicht als endokrine Erkrankung angesehen werden kann, ist definitiv bewiesen worden, daß Androgene ein essentieller Faktor für die Entwicklung der Akne sind. Die Talgdrüseneinheit ist ein androgenabhängiges Endorgan, und die Talgsekretion wird prinzipiell durch Androgene induziert. Erhöhte androgene Aktivität kann auf zweierlei Weise entstehen [3]:

1. Durch eine Steigerung der Menge des zirkulierenden Androgens, infolge einer stärkeren ovariellen oder adrenalen Produktion.
2. Durch eine verstärkte Reaktion des Endorgans auf normale Androgenspiegel. Ein veränderter Androgenmetabolismus der Haut kann mit der Bildung von stärker wirksamen Metaboliten stattfinden. Patienten mit Akne weisen eine erhöhte Konversionsrate von Testosteron zu DHT [8] mittels der 5-α-Reduktase der Haut auf.

Cyproteronacetat kann aufgrund seiner aktiven Mechanismen, d. h. der Konkurrenz mit 5-α-DHT am zytoplasmatischen und nuklearen Rezeptor, als besonders effektiv bei gesteigerter androgener Aktivität angesehen werden. Die Kombination mit Ethinylestradiol vermehrt die Bindungskapazität des Testosterons an seine Proteinträger, vermindert dadurch den Spiegel des freien Testosterons und hemmt die Sekretion der ovariellen Androgene.

Wie alle Östrogen-Gestagen-Kombinationen verursacht auch Ethinylestradiol/Cyproteronacetat einige Nebenwirkungen. Von besonderem Interesse sind mögliche Rückwirkungen auf das hämostatische System, die speziell unter Kombinationen mit hohem Östrogen-Gestagengehalt auftreten.

Material und Methode

Es wurden die Wirkungen einer neuen niedrig dosierten antiandrogenen Kombination mit 35 μg Ethinylestradiol und 2 mg Cyproteronacetat auf das hämostatische System unter der Behandlung untersucht. Die Untersuchung wurde anhand einer Longitudinalstudie an 20 Frauen im Alter von 18 bis 35 Jahren durchgeführt (Durchschnittsalter 23,4 Jahre). Die Thrombozytenfunktion (Thrombozytenaggregationsrate, β-Thromboglobulin und Megathrombozytenzahlen), die Blutgerinnung (Fibrinopeptid A und Antithrombin III) und die fibrinolytische Aktivität (spontan und nach Stimulation) wurden vor der Therapie und nach 1, 3, 6 und 9 Behandlungszyklen gemessen.

Während der gesamten Studie wurden keine wesentlichen Veränderungen in den Thrombozytenfunktionen beobachtet. Die Thrombozyten- und Megathrombozytenzahlen zeigen während der Behandlung ebenfalls keine Änderung. Der Anteil der Thrombozytenaggregate (Abb. 1) sowie die β-Thromboglobulinproduktion veränderten sich nicht signifikant.

Die Fibrinopeptid A-(FPA-)Konzentration (Abb. 2) blieb nach dem ersten

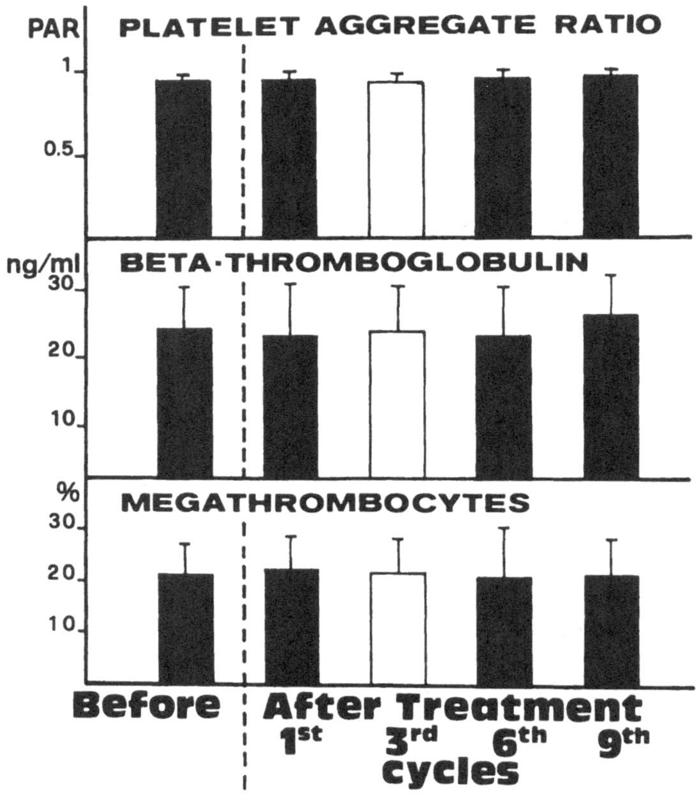

Abb. 1 Thrombozytenaggregationsrate, β-Thromboglobulin und Megathrombozyten vor und nach der Behandlung. Die Thrombozyten- und Megathrombozytenzählung wurde im Vollblut mit dem Thrombozytenanalysator 810 (Baker Instruments, Allentown PA, USA) durchgeführt. Die Thrombozytenaggregationsrate wurde nach Wu und Hoak [12] bestimmt. β-Thromboglobulin wurde mit R.I.A. nach Ludlam [11] gemessen.

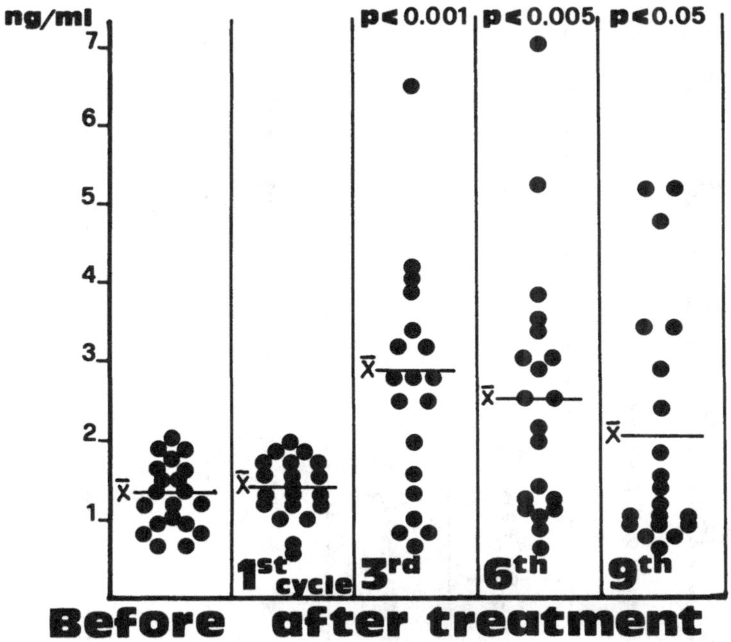

Abb. 2 Fibrinopeptid A-Konzentration (FPA) vor und nach der Behandlung. FPA wurde im thrombozytenarmen Plasma mit Hilfe des R.I.A. nach Hofmann und Straub [9] gemessen.

Zyklus unverändert, stieg aber nach 3 Zyklen bei 13 von 20 Frauen um mindestens 1 ng/ml an. Die Durchschnittswerte stiegen von 1,3 ± 0,42 ng/ml auf 2,8 ± 1,72 ng/ml ($p < 0{,}001$) an. 6 % der zu dieser Zeit aufgezeichneten Werte lagen außerhalb des normalen Bereichs der Ausgangswerte (Durchschnitt plus 2 der Standardabweichung). Nach 6 Zyklen war die FPA-Konzentration signifikant höher (2,48 ± 1,6 ng/ml) als vor Beginn der Behandlung, aber niedriger als nach 3 Zyklen. 50 % der Werte lagen außerhalb des Normbereiches. Nach 9 Behandlungszyklen war die FPA-Konzentration (2,0 ± 1,56 ng/ml) immer noch höher als vor der Behandlung, aber bei 80% der Patientinnen war ein weiterer Abfall zu verzeichnen. Nur 7 von 20 Frauen (35%) befanden sich außerhalb des Normbereiches.

Die Antithrombin-(AT-)III-Aktivität (Abb. 3) zeigte leichte, aber statistisch signifikante Veränderungen unter der Behandlung. Nach dem ersten Zyklus wurde die Tendenz zu einem leichten, aber nicht signifikanten Abfall beobachtet. Allerdings unterschieden sich die Werte der AT-III-Aktivität nach dem dritten Zyklus nicht von den Basalwerten. Nach weiteren Zyklen wurde ein gleichmäßiger, statistisch signifikanter Anstieg beobachtet. Nach den ersten 6 Zyklen hatten die Werte von 100,5 ± 9,21 % auf 124,4 ± 15,36 % zugenommen, wobei die Erhöhung bei 13 von 20 Frauen (65 %) auftrat. Nach 9 Zyklen zeigten 16 von 20 Frauen (80 %) einen Anstieg.

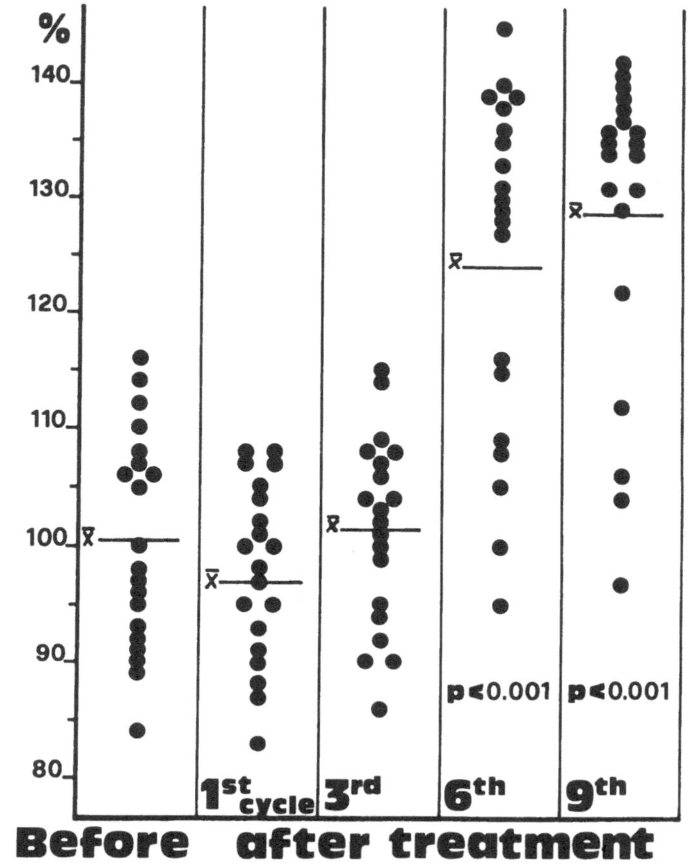

Abb. 3 Antithrombin-III-Aktivität vor und nach der Behandlung. Die AT-III-Aktivität wurde entsprechend Abildgaard et al. [1] bestimmt.

Außer einer Patientin wurden alle (Abb. 6) als »good responders« eingestuft, da sie nach Stimulation eine Verdoppelung der fibrinolytischen Aktivität aufwiesen. Allerdings wurden unter der Behandlung keine Veränderungen der spontanen, fibrinolytischen Aktivität gefunden. Die fibrinolytische Reaktion war nach 6 Zyklen signifikant auf 17,7 ± 6,36 F.U. ($p < 0{,}025$) und nach 9 Zyklen auf 17,3 ± 4,5 F.U. ($p < 0{,}01$) gegenüber den praetherapeutischen Werten (13,2 ± 6,3 F.U.) angestiegen. Laufend durchgeführte Blutgerinnungstests zeigten während der ganzen Studie signifikante Veränderungen.

Schlußfolgerung

Die untersuchte Östrogen-Gestagen-Kombination zeigte während einer Behandlungszeit über 9 Zyklen »in vivo« eine Thrombozytenaktivierung. Die Ak-

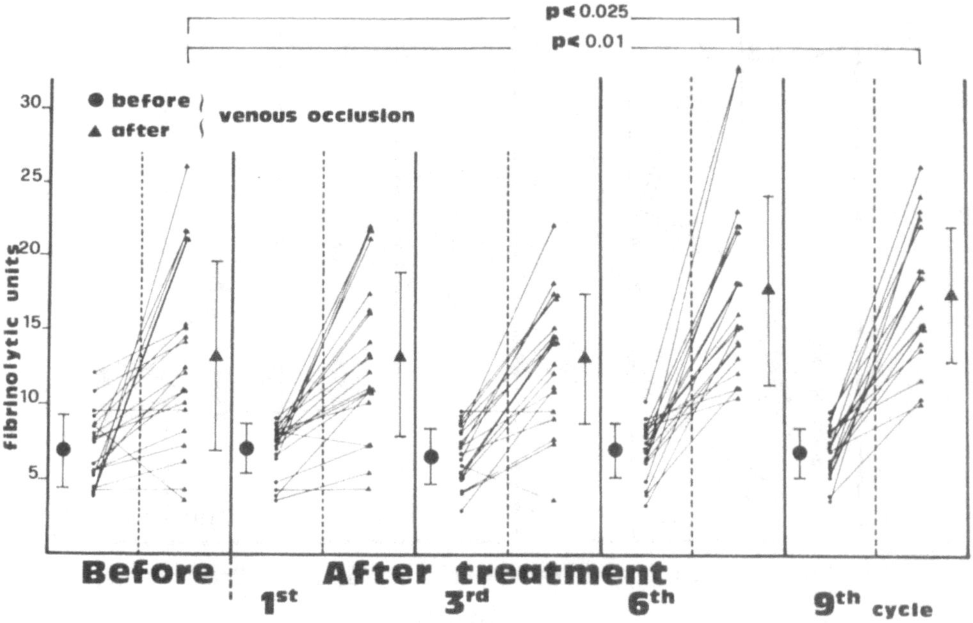

Abb. 4. Fibrinolytische Aktivität (vor und nach venöser Okklusion).
Die spontane fibrinolytische Aktivität im Plasma wurde mit der Euglobulin-Gerinnsel-Auflösungszeit nach Januszko und Dubinska [10] ermittelt. Das fibrinolytische Potential wurde durch venöse Okklusion des Unterarms (15minütige Okklusion mit einem Manschettendruck von 10 mmHg unterhalb des DBD) zur Erlangung der Freigabe plasminogener Aktivatoren von den Gefäßwänden bestimmt.

tivierung der Koagulation, die durch den Anstieg des FPA nachgewiesen wurde, tritt nach dem 3. Zyklus auf, verringert sich aber bis zum 6.–9. Behandlungszyklus zunehmend.

Die oben erwähnte Aktivierung ist gleichzeitig auch von einer Aktivierung der Koagulationshemmer begleitet, die durch die AT-III-Bestimmung erfaßt wurde. Das AT III ist einer der wesentlichen Hemmfaktoren des Koagulationsprozesses.

Ein leichter aber signifikanter Anstieg der Fibrinolyse wurde nach dem 6. und 9. Behandlungszyklus beobachtet. Dieses Kombinationspräparat, das besonders bei Fällen mit leichter Androgenität indiziert ist, hat verschiedene Auswirkungen auf das Gerinnungssystem. Diese Effekte sind jedoch wesentlich geringer als die in Präparaten mit höheren Dosen Ethinylestradiol oder Cyproteronacetat.

Hammerstein [6] berichtet als Teil einer breitgestreuten Studie mit 602 Patientinnen eine 1%ige Inzidenz von Thrombophlebitiden unter der Behandlung mit 50 μg Ethinylestradiol in Kombination mit 100 mg Cyproteronacetat

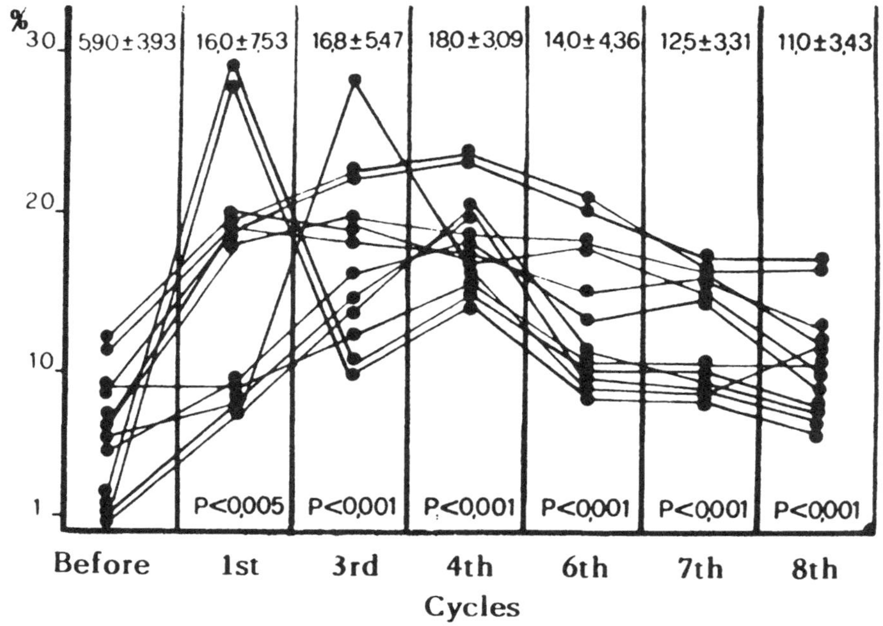

Abb. 5 Zirkulierende Thrombozytenaggregate.
Die zirkulierenden Thrombozytenaggregate wurden nach Wu und Hoak [12] bestimmt.

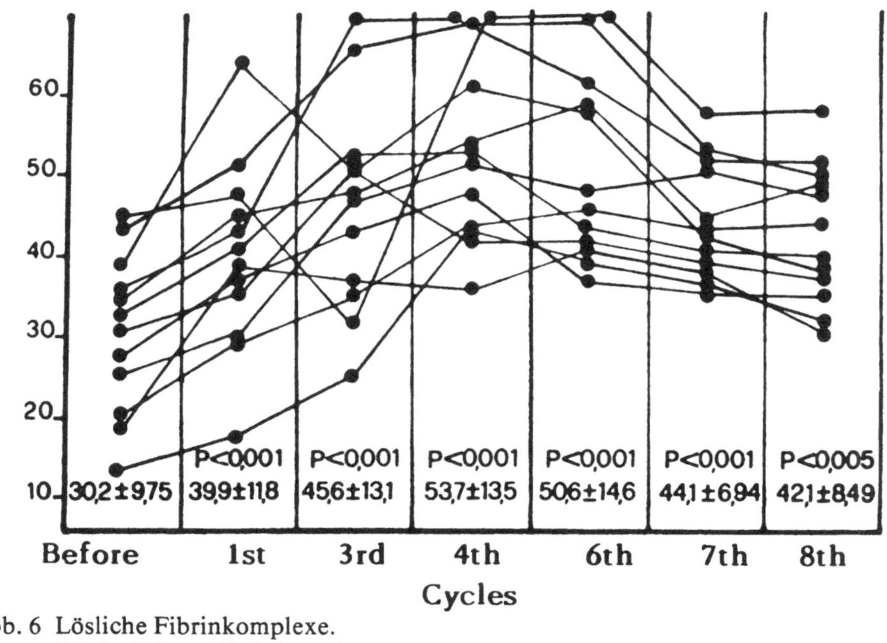

Abb. 6 Lösliche Fibrinkomplexe.
Die löslichen Fibrinkomplexe wurden mit Hilfe der Fibrinogen-Gel-Chromatographie nach Hafter und Greed [7] ermittelt.

pro Tag für wenigstens 3 Zyklen. Dieser Prozentsatz geht in einer Fallstudie mit 188 Patientinnen auf 0,53 % zurück, die mit einer Kombination derselben Menge Ethinylestradiol, aber mit einer niedrigeren Dosis Cyproteronacetat (2 mg) behandelt worden waren.

In einer früheren Studie [4] mit der umgekehrten Zweiphasentherapie mit Cyproteronacetat und Ethinylestradiol, die an 12 Frauen im Alter von 17 bis 34 Jahren in der geburtshilflich-gynäkologischen Abteilung der Universität Florenz durchgeführt wurde, ist eine signifikante Aktivierung des Gerinnungssystems nachgewiesen worden. Diese zeigte sich durch eine Erhöhung der zirkulierenden Thrombozytenaggregate (Abb. 5) und durch den Anstieg der löslichen Fibrinkomplexe, die bereits nach dem ersten Monat auftraten. Außerdem sah man in allen beobachteten Zyklen eine Reduktion des fibrinolytischen Potentials nach venöser Okklusion.

Viele Forscher haben während der Behandlung mit der Kombination von 50 μg Ethinylestradiol und 2 mg Cyproteronacetat koagulationsbegünstigende Veränderungen demonstriert. Diese wurden von einem leichten Anstieg der fibrinolytischen Aktivität begleitet. Darüber hinaus trägt die parallele Aktivierung der Antithrombin-Mechanismen (AT III und die fibrinolytischen Faktoren) bei fehlender Thrombozytenaktivierung zur Wiederherstellung des hämostatischen Gleichgewichtes bei.

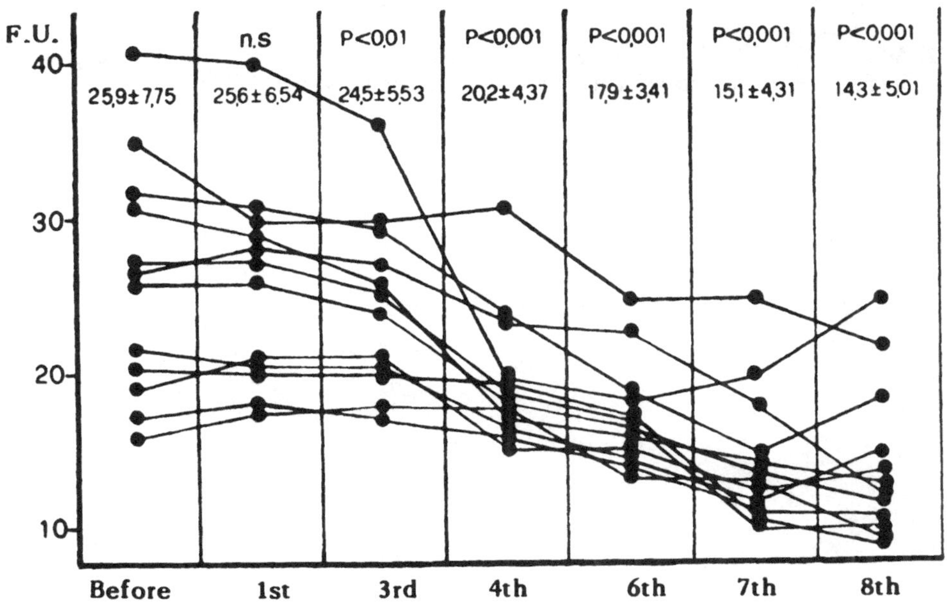

Abb. 7 Fibrinolytisches Potential nach venöser Okklusion (15minütige Okklusion, Manschettendruck 1 mmHg unterhalb des DBD). Es wurde mittels der Euglobulin-Gerinnsel-Auflösungszeit bestimmt.

Literatur

[1] Abilgaard, U., K. Gravem, H. C. Godal: Assay of progressive antithrombin in plasma. Thromb. Dath. Haemorrh. **24** (1970) 224.
[2] Aydinlik, S., U. Lachnit-Fixson: Diane – eine Gestagen-Oestrogen Kombination mit Antiandrogenwirkung. Med. Monatsschr. **31** (1979) 425.
[3] Darley, C. R., J. D. Kirby, G. M. Besser et al.: Circulating testosterone, sex hormone binding globulin and prolactin in women with late onset or persistent acne vulgaris. Brit. J. of Dermatology **106** (1982) 517.
[4] Gasparri, F., V. Bruni, M. Dei et al.: Impiego clinico del ciproterone acetato. In: Bompiani, A., N. Garcea (eds.): Argomenti di sterilità. Atti del X Congr. Soc. It. Fertil. Steril. p. 105, 1980.
[5] Gezzo, F., C. Manieri, R. Rodi et al.: Effects of the cyproterone acetate + Ethinyl-Oestradiol antiandrogen association on blood coagulation and fibrinolysis in hirsute women. Panminerva medica **23,** 4 (1981) 223.
[6] Hammerstein, J.: Antiandrogene. Arch. Gynäkol. **214** (1973) 243.
[7] Hafter, R., H. Greed: Molecular aspect of defibrination in a reptilase-treated case of dead fetus syndrome. Thromb. Res. **7** (1975) 391.
[8] Hay, J. B., M. B. Hodgins: Metabolism of androgens by human skin in acne. Brit. J. of Dermatology **91** (1974) 123.
[9] Hofmann, V., P. W. Straub: A radioimmunoassay technique for the rapid measurement of human fibrinopeptide A. Throm. Res. **11** (1977) 171.
[10] Januszko, I., L. Dubinska: Estimation of the activator of the fibrinolysis by means of the euglobulin test. Acta Med. Polona **6** (1965) 269.
[11] Ludlam, C. A.: Evidence for the platelet specificity of beta-thromboglobulin and studies of its plasma concentrations in healthly individuals. Brit. J. Haemat. **41** (1979) 271.
[12] Wu, K. K., J. C. Hoak: A new method for the quantitative detection of platelet aggregates in patients with arterial insufficiency. Lancet **II** (1974) 923.

Hämorheologische Wirkungen von Diane®-35 und Microgynon®: Vorläufige Ergebnisse einer Doppelblindstudie

E. Ernst, Ch. Schmölzl, A. Matrai, W. Schramm

Einleitung

Verschiedene Studien weisen darauf hin, daß unter der Therapie mit oralen Kontrazeptiva das Risiko kardiovaskulärer Erkrankungen erhöht ist [27, 28, 29, 34]. Speziell Herz- und Hirninfarkte, wie auch venöse Thromboembolien wurden bei Frauen unter oraler Kontrazeption häufiger beobachtet [21, 32, 33]. Als Ursache wurden verschiedene biologische Mechanismen diskutiert. Sie reichen von Veränderungen im Lipid- und Kohlehydratstoffwechsel [25, 30] über Erhöhungen des Blutdrucks [32, 33], bis zu Veränderungen im Gerinnungssystem [20]. Allerdings könnten auch rheologische Faktoren eine Rolle spielen [12]. Es konnte gezeigt werden, daß die Blutfließeigenschaften, die ex vivo über die Bestimmung von Blut- und Plasmaviskosität, Hämatokrit und Erythrozyten-Filterabilität gemessen werden können, einen deutlichen Zusammenhang

Tabelle 1 Überblick der Studien über orale Kontrazeption und Blutrheologie

erster Autor/ Art der Studie	n	Typ	Medikation Östrogen	Gestagen	Ergebnisse
Aronson/L	25/22	S/O	E	M/NA	(Hk ↑), (BV ↑)
Oski/CS	34	O	?	?	RCD ↓
Durocher/CS	20	?	?	?	unverändert
Leonhardt/CS	15	?	?	?	(BV ↑), PV ↑
Leonhardt/CS	33	?	?	?	(BV ↑)
Lowe/CS	25	?	?	?	Hk ↑, BV ↑, Fib ↑
Easthope/CS	11	?	?	?	unverändert
Brooks/L	?	?	?	?	Fib ↑
Buchan/CS	38	O	E	N	Hk ↑, (BV ↑), (PV ↑), (RDC ↓), (FIB ↑)
Heilman/CS	11/22	S/O	E	N	(Hk ↓), BV ↑, RCD ↓

CS = cross-sectional (= gekreuzt), L = Longitudinalstudie, S = zweiphasisch, O = einphasisch, E = Ethinylestradiol, M = Medroxyprogesteron, NA = Norethisteronacetat, N = Norgestrel, Hk = Hämatokrit, BV = Blutviskosität, RDC = red cell deformability (= Verformung der roten Blutkörperchen), PV = Plasmaviskosität, Fib = fibrinogen ( ) = nur unter bestimmten Bedingungen

mit den Risikofaktoren kardiovaskulärer Erkrankungen sowie den Erkrankungen selbst aufweisen [8, 13]. Außerdem konnte in verschiedenen Studien (Tab. 1) ein negativer Einfluß hormoneller Kontrazeptiva auf die Blutfließeigenschaften gezeigt werden [1, 2, 4, 15, 17, 18, 19, 26]. Es war daher das Ziel der vorliegenden Untersuchung, im Rahmen einer Doppelblind-Studie den Einfluß niedrig dosierter oraler Kontrazeptiva auf verschiedene rheologische Parameter zu überprüfen.

Methode

Probandenbeschreibung

50 Probandinnen im Alter von 20 bis 30 Jahren nahmen an der Studie teil. Ausschlußkriterien waren ein pathologischer gynäkologischer Untersuchungsbefund (einschließlich Zytologie und Palpation der Mammae), absolute oder relative Kontraindikationen für Ovulationshemmer, Schwangerschaft, chronische Medikamenteneinnahme sowie Einnahme von Medikamenten, bei denen eine Interaktion mit oralen Kontrazeptiva nicht ausgeschlossen ist, ferner arterielle Hypertonie, Hyperlipidämien, Diabetes mellitus und Konsum von mehr als 10 Zigaretten oder 40 ml Alkohol pro Tag. Ein weiterer Ausschlußgrund war ein Körpergewicht von mehr als 10% über dem Normbereich.

Studiendesign

Die Prüfung begann mit einer dreimonatigen hormonfreien Phase. Im 3. Zyklus wurde dreimal Blut abgenommen (Tag 1–8, 13–15 und 24–28). Daraufhin

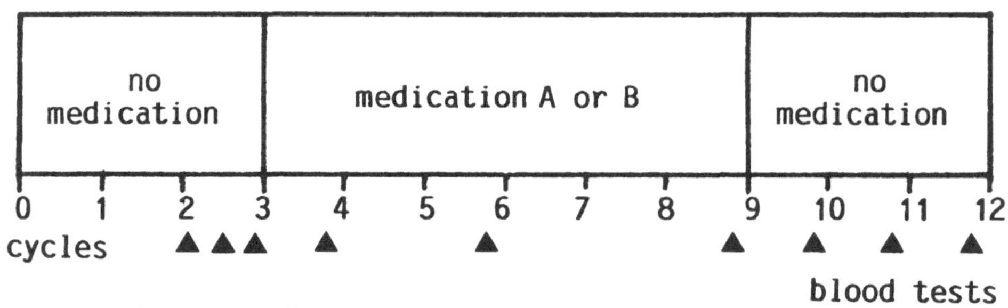

Abb. 1 Aufbau der Studie
Legende:
Der Versuch dauerte 12 Zyklen. Nach 3 Zyklen ohne Medikation wurden die Frauen in die Behandlungsgruppen A und B randomisiert. Dieser Teil der Studie war ein Doppelblindversuch und dauerte 6 Zyklen. Er wurde von 3 Zyklen ohne Medikation gefolgt. Wann immer Tests gemacht wurden, wurde das mit ▲ gekennzeichnet.

wurden die Probandinnen randomisiert den beiden Gruppen zugeteilt. Es folgte eine Behandlungsdauer von 6 Zyklen. Gruppe A erhielt Diane®-35 (0,035 mg Ethinylestradiol, 2,0 mg Cyproteronacetat), Gruppe B erhielt Microgynon® (0,03 mg Ethinylestradiol, 0,15 mg Levonorgestrel). Nach 14tägiger Einnahmedauer wurde eine Schwangerschaft mittels immunologischem Test (Pregslide®) ausgeschlossen. Während der Behandlungsphase wurde jeweils am Ende des 1., 3. und 6. Zyklus (zwischen Tag 15 und 21) Blut abgenommen. Daraufhin folgte eine hormonfreie Nachbeobachtungsphase von 3 Zyklen Dauer, in der jeweils zwischen 21. und 24. Tag des Zyklus Blut abgenommen wurde. Das Studiendesign ist in Abbildung 1 dargestellt.

Experimentelle Methoden

Das Blut wurde nach 10minütigem Sitzen mit einem 21-G-Butterfly aus einer antekubitalen Vene unter minimalem Zug und ohne venöse Stauung abgenommen. Mit dieser Technik sollen Entnahmefehler ausgeschlossen werden [10]. Innerhalb von 2 Stunden nach der Blutabnahme wurden folgende Untersuchungen doppelt oder dreifach durchgeführt:

- native Vollblutviskosität bei 37° C und definierten Schergeschwindigkeiten (LS 30 Contraves) [31]
- Vollblutviskosität wie oben, jedoch bei Hk 45 % [22]
- Hämatokrit (Mikrohämatokrit-Zentrifuge)
- Plasmaviskosität bei 37° C (Coulter Harkness) [14]
- Kolloidosmotischer Druck des Plasmas (Osmomat 050, Gonotec) [9]
- Erythrozyten-Flexibilität (5µm Nuclepore filter) [5]

Statistik

Zur Klärung der Frage eines Unterschieds zwischen Gruppe A und B wurde eine Kovarianzanalyse mit dem 3. Vorwert (gemeinsamer Mittelwert) als Kovariable durchgeführt. Zur Längsschnittuntersuchung wurde der Wilcoxon-1-Stichprobentest angewandt. Das Signifikanzniveau wurde einheitlich auf 5 % festgelegt.

Ergebnisse

Gruppenvergleich

Nach 3 Behandlungszyklen sind die native Vollblutviskosität bei niedriger und mittlerer Schergeschwindigkeit sowie die Plasmaviskosität bei der Gruppe B im Vergleich zur Gruppe A erhöht (Tab. 2). Ferner zeigen alle anderen hämorheologischen Parameter zu diesem Zeitpunkt eine leichte, jedoch nicht signifi-

Tabelle 2 Gruppenvergleich: Hämorheologische Unterschiede zwischen Gruppe A und B (auf den 3. Vorwert adjustierte Mittelwerte)

Parameter	Einheit	letzter Test im 3. Zyklus	Test im 6. Zyklus		Test im 9. Zyklus		Test im 12. Zyklus	
		Gruppe A und B	Gruppe A	B	Gruppe A	B	Gruppe A	B
Hämatokrit	%	39,9	38,7	39,7	39,0	40,7	40,5	40,9
Blutviskosität D = 0,7 s−1	mPa s	18,8	17,8	20,6*	19,9	20,7	18,7	20,9*
Blutviskosität D = 2,4 s−1	mPa s	10,9	10,5	11,6*	11,2	11,5	10,9	11,8
Blutviskosität D = 94,5 s−1	mPa s	4,1	4,1	4,2	4,1	4,1	4,1	4,2
Blutviskosität (45) D = 0,7 s−1	mPa s	27,0	27,7	30,3	33,5	27,5	25,7	27,7
Blutviskosität (45) D = 2,4 s−1	mPa s	14,6	15,1	15,6	17,1	14,4	14,2	14,7
Blutviskosität (45) D = 94,5 s−1	mPa s	4,9	5,0	5,0	5,1	4,7*	4,7	4,8
Plasmaviskosität	mPa s	1,17	1,17	1,19*	1,17	1,20*	1,17	1,18
Erythrozyten-Flexibilität		0,76	0,78	0,76	0,80	0,78	0,76	0,76

D = Schergeschwindigkeit (45) = bei einem Hämatokrit von 45% * = signifikanter Unterschied zwischen A und B

kante Einschränkung der Blutfluidität. Im letzten Behandlungszyklus ist die Plasmaviskosität bei Gruppe B nach wie vor erhöht. Allerdings ist zu diesem Zeitpunkt bei derselben Gruppe die Hämatokrit-standardisierte Vollblutviskosität bei hoher Schergeschwindigkeit signifikant erniedrigt. Die native Vollblutviskosität zeigt eine (nicht signifikante) Tendenz zu höheren Werten bei Gruppe B. Am Ende der Behandlungsperiode findet sich zwischen den beiden Gruppen ein signifikanter Unterschied der Vollblutviskosität bei niederer Schergeschwindigkeit.

Längsschnittvergleich

Tabelle 3 zeigt den Längsschnittvergleich, in dem beide Gruppen getrennt auf Veränderungen im Vergleich zum Vorwert (Blutabnahme 3) untersucht wurden. In der mit Diane®-35 behandelten Gruppe findet sich keine signifikante Verschlechterung der Blutfluidität. Im Gegenteil, die Veränderungen der nativen Vollblutviskosität bei hoher Schergeschwindigkeit und der Erythrozyten-Flexibilität deuten auf eine Verbesserung der Blutfluidität hin. In der Microgynon®-Gruppe kam es zu einem signifikanten Anstieg der Vollblutviskosität bei niederer und mittlerer Schergeschwindigkeit während der Behandlung. Die

Tabelle 3 Longitudinaler Vergleich: Hämorheologische Veränderungen unter den Medikationen A und B

Parameter	Einheit	Medikation A			Medikation B		
		Test im 4. Zyklus	Test im 6. Zyklus	Test im 9. Zyklus	Test im 4. Zyklus	Test im 6. Zyklus	Test im 9. Zyklus
Hämatokrit	%	1,0	1,0	1,0	0,0	− 1,0	0,0
Blutviskosität D = 0,7 s−1	mPa s	−0,6	1,4	−0,8	−2,8*	−1,9*	−2,3*
Blutviskosität D = 2,4 s−1	mPa s	−0,4	0,7	−0,3	−1,0*	−0,9	−0,7*
Blutviskosität D = 94,5 s−1	mPa s	−0,04	0,1*	0,06	−0,1	−0,1	−0,03
Blutviskosität (45) D = 0,7 s−1	mPa s	−0,8	−2,8	−3,0	−2,1	−2,8*	−1,6
Blutviskosität (45) D = 2,4 s−1	mPa s	−0,4	−0,5	−1,0	−1,2	−0,8*	−0,3
Blutviskosität (45) D = 94,5 s−1	mPa s	−0,1	−0,1	0,1	−0,1	−0,1	0,1
Plasmaviskosität	mPa s	−0,01	0,01	0,0	−0,03*	−0,03*	−0,03*
Erythrozyten-Flexibilität		0,0	−0,04	−0,06*	0,03	0,04	0,0

Abkürzungen wie in Tab. 2
Es sind die durchschnittlichen Differenzen der Ausgangswerte (Test Nr. 3) und des Tests während der Medikation aufgeführt, so daß negative Werte einen Anstieg im Vergleich zu den Ausgangswerten anzeigen.

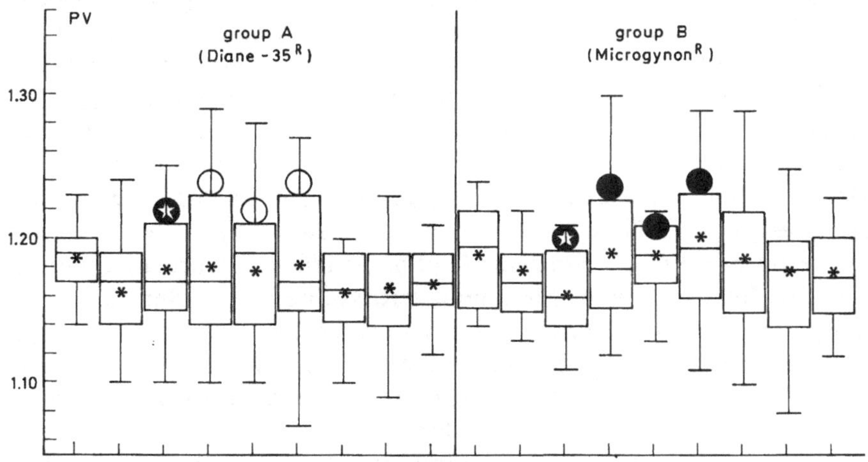

Abb. 2 Plasmaviskosität in Gruppe A und B
Legende:
Plasmaviskosität in mPa's (vertikale Achse), dargestellt durch Box plots als Funktion der Zeit. Jedes Kästchen repräsentiert eine Messung wie in Abb. 1 beschrieben. Die Signifikanz wurde zwischen dem dritten Wert des 3. Zyklus ✪ und den Werten der Behandlung geprüft.
● = signifikante Veränderung ○ = keine signifikante Veränderung

Plasmaviskosität ist während der gesamten Behandlungsphase erhöht, die Hämatokrit-standardisierte Vollblutviskosität bei niederer und mittlerer Schergeschwindigkeit nur vorübergehend im 3. Behandlungszyklus. Abbildung 2 zeigt die »Box plots« für die Plasmaviskosität.

Diskussion

Die vorliegenden Befunde deuten darauf hin, daß es unter 6monatiger Einnahme von Diane®-35 zu keiner Einschränkung der Blutfluidität kommt, während sich unter Microgynon® gewisse Veränderungen zeigen. Theoretisch könnte ein Zeitfaktor diesen Unterschied verursacht haben. Da die beiden Gruppen jedoch parallel untersucht wurden, besteht kein Anlaß zur Annahme, daß äußere Einflüsse speziell die Gruppe B betroffen haben sollten. Im Gruppenvergleich zeigt sich ein signifikanter Unterschied zwischen den beiden Präparaten, wobei mit einer Ausnahme (Hämatokrit-standardisierte Vollblutviskosität bei hoher Schergeschwindigkeit im letzten Behandlungszyklus) die Fluidität bei den mit Microgynon® behandelten Frauen geringer ist. Das gilt insbesondere für die Plasmaviskosität, dem Parameter, der mit der geringsten methodischen und biologischen Variation behaftet ist [11]. Mit anderen Worten, sowohl Längsschnitt- als auch Gruppenvergleich zeigen keine Veränderungen in der Diane®-35-Gruppe, während es unter Microgynon® zu einer signifikanten Einschränkung der Blutfluidität kommt.

Da in beiden Präparaten dasselbe Östrogen in annähernd gleicher Dosierung verwendet wurde, liegt es nahe, die Ursache für den Unterschied in der Gestagen-Komponente zu suchen. Es gibt epidemiologische Hinweise dafür, daß hohe Gestagen-Dosen arterielle Gefäßkrankheiten begünstigen [16, 23, 24]. Bei den meisten der rheologischen Vorstudien wurden verschiedene Hormone in unterschiedlichen Dosierungen angewandt (Tab. 1). Möglicherweise führen Östrogene und Gestagene auch zu gegenläufigen rheologischen Veränderungen. Eine Studie, bei der $1 \times 0{,}05$ mg Ethinylestradiol pro Tag und 3×5 mg Noretisteron pro Tag als Einzelmedikation untersucht wurden, deutet in diese Richtung. Bei 3monatiger Einnahme verursachten beide Substanzen einen Anstieg von Hämatokrit und Vollblutviskosität. Das Östrogen führte jedoch zu einem Anstieg, das Gestagen zu einer Abnahme der Erythrozyten-Flexibilität. Bei den in unserer Studie verwendeten Präparaten ist die gestagene Potenz zwar vergleichbar, Levonorgestrel hat jedoch im Gegensatz zu Cyproteronacetat auch eine androgene Wirkkomponente. Die rheologischen Veränderungen unter Microgynon® könnten durch die androgene Aktivität mitverursacht werden. Es bedarf jedoch noch weiterer Forschungsarbeit, um die Wirkung der einzelnen Hormone auf die Blutrheologie zu differenzieren.

Die meisten Studien, die rheologische Veränderungen unter oralen Kontrazeptiva bisher untersuchten, konnten deutlichere Veränderungen als in der vorliegenden Studie nachweisen. Eine mögliche Erklärung dafür ist, daß die durchschnittliche Hormondosis meist höher war als bei den Präparaten Diane®-35 oder Microgynon®. Leider weisen die meisten Studien zu diesem Punkt keine genauen Angaben auf (Tab. 1).

Schließlich hat man die Dauer der Medikation in die Überlegungen miteinzubeziehen. In den genannten Studien [1, 2, 4, 6, 7, 15, 17, 18, 19, 26] wurde die Einnahmedauer meist nicht definiert. Sie lag teilweise im Bereich von Jahren. Daher scheint es möglich, daß die Einnahme oraler Kontrazeptiva auf lange Sicht die Blutrheologie negativ beeinflußt, während sich bei kurzzeitiger Einnahme keine (oder weniger) Veränderungen zeigen.

Die Literaturdaten deuten also darauf hin, daß orale Kontrazeption über einen längeren Zeitraum und mit höheren Dosierungen zu einer Einschränkung der Blutfluidität führen kann. Unsere Ergebnisse zeigen, daß eine 6monatige Einnahme von Diane®-35 keinen negativen Einfluß auf die Blutrheologie hat. Im Gegensatz dazu führt Microgynon® zu einigen signifikanten rheologischen Veränderungen. Ob die beobachteten Veränderungen auch eine Erhöhung des Risikos für kardiovaskuläre Erkrankungen bedingen, ist zu diskutieren und sollte Gegenstand weiterer Untersuchungen sein.

Literatur

[1] Aronson, H. B., F. Magora, J. G. Schenker: Effect of oral contraceptives on blood viscosity. Amer. J. Obstet. Gynec. **110** (1971) 997—1001.

[2] Brooks, D. E.: Oral contraception: consequences for blood rheology and related parameters. Clin. Hemorheol. **1,** 3 (1981) 302—303.

[3] Buchan, P. C.: Haemorheological consequences of oestrogen and progestagen therapy. Int. J. Microcirc. Clin. Exp. **1** (1982) 262.

[4] Buchan, P. C., H. N. Mac Donald: Altered hemorheology in oral-contraceptive users. Br. Med. J. **I** (1980) 978—979.

[5] Dodds, A. J., P. Flute, J. Dormandy et al.: Haemorheological response to plasma exchange in Raynaud Syndrome. Brit. Med. J. **2** (1979) 1186.

[6] Durocher, J. R., M. S. Weir, E. G. Lundblad et al.: Effect of oral contraceptives and pregnancy on erythrocyte deformability and surface charge. Proceedings of the Society for Experimental Biology and Medicine **150** (1975) 368—370.

[7] Easthope, P. L., D. E. Brooks: A comparison of rheological constitutive functions for whole human blood. Biorheology **17** (1980) 235—247.

[8] Ernst, E.: Hämorheologie für den Praktiker, S. 42—45, 30—40. W. Zuckschwerdt Verlag München, Bern, Wien 1986.

[9] Ernst, E., A. Matrai: Messung des kolloidosmotischen Druckes. Labor Praxis **20** (1984) Nov.

[10] Ernst, E., A. Matrai: Pitfalls of blood sampling. Haematologica **71** (1986) 195—199.

[11] Ernst, E., A. Matrai, A. Scherer et al.: Methodological and intra-individual variations in some hemorheological tests. Clin. Hemorheol. **5** (1985) 511—514.

[12] Ernst, E., Ch. Schmölzl, A. Matrai: Koronarsklerose und Herzinfarkt bei jungen Frauen. Münch. Med. Wschr. **127** (1985) 13.

[13] Ernst, E., T. Weihmayr, M. Schmid et al.: Cardiovascular risk factos and hemorheology. Physical fitness, stress and obesity. Atherosclerosis **59** (1986) 263—269.

[14] Harkness, J.: A new method for the measurement of plasma viscosity. Lancet **2** (1963) 280.

[15] Heilmann, L., P. F. Tauber, U. Siekmann et al.: Die Fließfähigkeit des Blutes unter Einnahme von Ovulationshemmern. Zbl. Gynäkol. **103** (1981) 678—686.

[16] Kay, R.: Progesteron and arterial disease—Evidence from the Royal College of General Practitioneers' study. Am. J. Obstet. Gynecol. **142** (1982) 762—765.

[17] Leonhardt, H., H. G. Grigoleit, I. Reinhardt: Auswirkungen von Zigarettenrauch und oralen Kontrazeptiva auf die Plasma- und Vollblutviskosität. Med. Wel **29** (1978) 880—883.

[18] Leonhardt, H., A. Uthoff, I. Stelter: Veränderungen der Blut- und Plasmaviskosität bei Patienten mit Risikofaktoren. Med. Klin. **70** (1975) 1997—2000.

[19] Lowe, G. D. O., M. M. Drummond, C. D. Forbes et al.: Increased blood viscosity in young women using oral contraceptives. Am. J. Obstet. Gynecol. **137** (1980) 840—842.

[20] Mammen, E. F.: Oral contraceptives and blood coagulation: A critical review. Am. J. Obstet. Gynecol. **142** (1982) 781—790.

[21] Mann, J. I.: Progestogens in cardiovascular disease: An introduction to the epidemiologic data. Am. J. Obstet. Gynecol. **142** (1982) 752—757.

[22] Matrai, A., P. T. Flute, J. Dormandy: Improving accuracy of co-axial viscometry. Biorheology suppl. **1** (1984) 99.

[23] Meade, T. W.: Effects of progestrogens on the cardiovascular system. Am. J. Obstet. Gynecol. **142** (1982) 776—780.

[24] Meade, T. W., G. Greenberg, S. G. Thompson: Progestogens and cardiovascular reactions associated with oral contraceptives and a comparison of the safety of 50- and 30 μg oestrogen preparations. Brit. Med. J. **280** (1980) 1157—1161.

[25] Merians, D. R., W. L. Haskell, K. M. Vranizan et al.: Relationship of exercise, oral contraceptive use and body fat to concentrations of plasma lipids and lipoprotein cholesterol in young women. Am. J. Med. **78** (1985) 913—919.

[26] Oski, F. A., B. Lubin, E. Dober Buchert: Reduced red cell filterability with oral contraceptive agents. Annals of Internal Medicine **77** (1972) 417—419.

[27] Petitti, D. B., J. Wingerd, F. Pellegrin et al.: Risk of vascular disease in women: smoking, oral contraceptives, noncontraceptive estrogens and other factors. JAMA **242** (1979) 1150—1154.

[28] Royal College of General Practitioners: Mortality among oralcontraceptive users. Lancet **a/I** (1977) 727—731.

[29] Royal College of General Practitioners: Effect on hypertension and benign breast disease of progestagen component in combined oral contraceptives. Lancet **II** (1977) 624.

[30] Spellacy, W. N.: Carbohydrate metabolism during treatment with estrogen, progestogen and low-dose oral contraceptives. Am. J. Obstet. Gynecol. **142** (1982) 732—734.

[31] Spinelli, F. R., Ch. D. Meier: Measurement of blood viscosity. Biorheology **11** (1974) 301.

[32] Stadel, B. V.: Oral contraceptives and cardiovascular disease (second of two parts). N. Engl. J. Med. **305** (1981) 672—677.

[33] Stadel, B. V.: Oral contraceptives and cardiovascular disease (first of two parts). N. Engl. J. Med. **305** (1981) 612—618.

[34] Vessey, M. P., K. McPherson, B. Johnson: Mortality among women participating in the Oxford Family Planning Association contraceptive study. Lancet **I** (1977) 731—733.

Antiandrogenbehandlung bei Frauen mit Akne: Eine kontrollierte Studie

R. E. Ashton, J. A. Miller, F. T. Wojnarowska, P. M. Dowd, T. J. O'Brien, W. A. D. Griffiths, H. S. Jacobs

Einleitung

Akne ist als androgenabhängiges Symptom bekannt, das auf eine Antiandrogentherapie gut anspricht. Die Ätiologie der Akne ist unbekannt, jedoch spielen mehrere Faktoren eine Rolle. Die Talgsekretionsrate (TSR) korreliert gut mit dem Schweregrad der Akne [5] und ist androgenabhängig [15]. Androgene bewirken auch eine gestörte Verhornung der Haarbälge [16].

Cyproteronacetat (CPA) ist ein Antiandrogen, das mit Dihydrotestosteron um den peripheren Androgenrezeptor konkurriert [14] und außerdem die Translokation des Hormonrezeptorkomplexes in den Zellkern hemmt. [3].

Durch eine Behandlung mit hohen Östrogendosen wird sowohl eine Reduktion der Talgsekretionsrate als auch eine klinische Verbesserung der Akne erreicht [12]. Kombinierte, orale Kontrazeptiva (OC) enthalten maximal 50 µg Östrogen. Aber selbst die Behandlung mit dieser Dosis führt zu einer Reduktion der TSR [13].

Das wirksamste hormonale Kombinationspräparat in der Behandlung der Akne scheint die Kombination von Östrogenen mit dem Antiandrogen Cyproteronacetat zu sein, das ein Progesteron ist. Diese Verbindung hat sich bei Akne als klinisch wirksam erwiesen [10] und kann die Talgsekretionsrate bis zu 75 % reduzieren [9]. In kombinierten, oralen Kontrazeptiva darf die Östrogendosis reduziert werden, wenn 19-Nortestosteron als Gestagen benutzt wird. Diese Verbindung hat jedoch androgene Nebenwirkungen und könnte eine Akne hervorrufen oder verschlechtern [1]. Norethisteron jedoch reduziert die Spiegel des Sexualhormon bindenden Globulins (SHBG) in einem geringeren Grad als Norgestrel. Es ist z. B. in dem oralen Kontrazeptivum Minovlar® vorhanden (1 mg Norethisteron und 50 µg Ethinylestradiol). Bei dieser Kombination wurde gezeigt, daß sie das SHBG erhöht [8] und die TSR reduziert [13].

Ziel dieser Studie war es, in einer randomisierten Doppelblindstudie zu überprüfen, welchen zusätzlichen Effekt Cyproteronacetat zur Östrogentherapie ausübt. Außerdem wurden die Änderungen der Androgenspiegel unter der Behandlung mit Cyproteronacetat gemessen.

Methode

76 Frauen mit mäßiger bis schwerer Akne nahmen an dem Versuch teil (Einzelheiten siehe Tab. 1). Jegliche Medikation der Akne, ausgenommen Kontrazeptiva, wurde 6 Wochen vor Beginn der Behandlung abgesetzt. Alle Kontrollen wurden in der Zyklusmitte durchgeführt, d. h. zwischen dem 10. und 18. Zyklustag. Vor Beginn der Behandlung unterzogen sich die Patientinnen zwei Grunduntersuchungen im Abstand von einer Woche. Danach wurden sie in der Mitte des 2., 4. und 6. Behandlungszyklus beurteilt. Beim ersten Besuch wurden sie entsprechend einem Grundschema in Schweregrade eingestuft und zufällig einer der drei Behandlungsgruppen zugeteilt:

Gruppe M (Minovlar®):

1 mg Norethisteronacetat und 50 µg Ethinylestradiol in einem Kombinationspräparat, das täglich vom 5. bis einschließlich 25. Zyklustag genommen wurde. Dazu wurde vom 5. bis 14. Tag einschließlich täglich 1 Plazebo, das CPA-Tabletten (50 mg) ähnelte, gegeben.

Gruppe D (Diane®):

Cyproteronacetat 2 mg und 50 µg Ethinylestradiol kombiniert vom 5. bis 25. Tag, plus 1 Plazebo vom 5. bis 14. Tag.

Gruppe C (hoch dosiertes CPA):

50 mg Cyproteronacetat vom 5. bis 14. Tag, plus 50 µg Ethinylestradiol vom 5. bis 25. Tag wie in der umgekehrten Sequenztherapie nach Hammerstein [10].

Beurteilung

Die Schwere der Akne wurde nach der Methode von Burke und Cunliffe [4] eingestuft. Dabei beurteilten zwei Untersucher unabhängig voneinander Gesicht, Rücken und Brustkorb. Die einzelnen Einstufungen wurden dann zu einem Gesamtgrad zusammengefaßt.

Tabelle 1 Einzelheiten über Alter und Gewicht der Patientinnen jeder Gruppe

Gruppe	Therapie	Studie nicht vollendet	Alter (Jahre)	Gewicht (kg)
			Durchschnitt und Streuung	
M	Minovlar®	24	24,2 (18–36)	58,7 (58,3–59,2)
D	Diane®	26	24,2 (18–34)	58,6 (45,8–74,1)
C	Hochdosiertes CPA	26	22,8 (16–30)	55,9 (43,5–80,0)

Zusätzlich wurde die Zahl der Maculae, Papulae, Pustulae, Noduli und Zysten im Gesicht festgehalten. Subjektive Veränderungen wurden mit Hilfe einer visuellen Analogskala beurteilt. Bei jedem Besuch wurden Fotografien gemacht und von zwei Untersuchern eingestuft.

Die Talgsekretionsraten wurden nach der Methode von Pochi und Strauss [11], allerdings mit Modifikationen [6] gemessen. Bakterielle Proben für Anaerobier (p. acnes) und Aerobier (Staphylokokken und Mikrokokken) wurden mittels der Scrub-Technik gewonnen [17]. Die Zahl der entstandenen Bakterienkolonien wurde bestimmt, indem Platten mit Trypsin-Soya-Agar-Recovery-Medien in dezimalen Serienverdünnungen beschickt wurden und als $\log_{10}$ kolonieformende Einheiten pro cm^2 ausgedrückt wurden.

Es wurden Blutproben zur Bestimmung von freiem Gesamttestosteron und Gesamtdihydrotestosteron mit Radioimmunoassays entnommen.

Ergebnisse

Es bestand kein Unterschied zwischen den drei Behandlungsgruppen in bezug auf Alter, die anfängliche Akneeinteilung und Gewichtsunterschied ($p < 0,05$ Kruskal-Wallace-Test; Tab. 1).

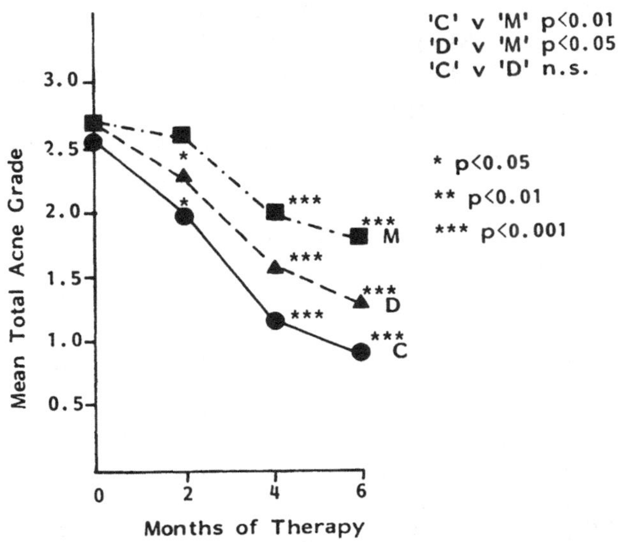

Abb. 1 Durchschnittlicher Gesamtgrad der Akne während der Therapie mit hochdosiertem CPA (50 mg vom 5.–14. Tag) + Ethinylestradiol (EE_2) (50 µg vom 5.–25. Tag) (C), Diane (D), Minovlar (M).

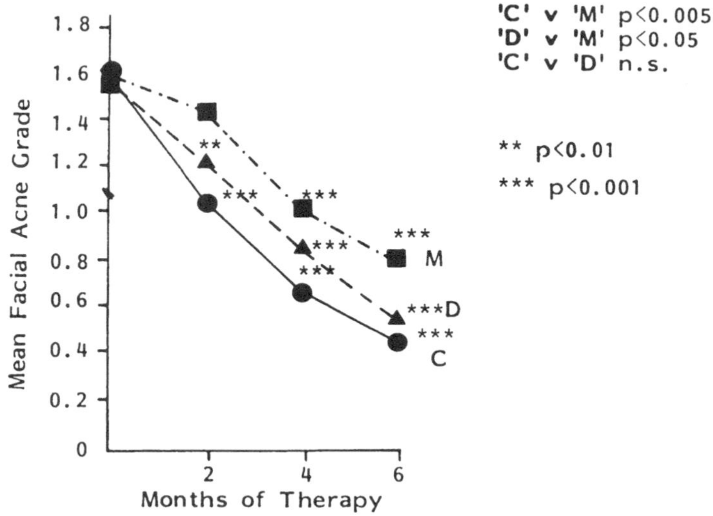

Abb. 2 Durchschnittlicher Grad der Gesichtsakne während der Behandlung mit hochdosiertem CPA (50 mg vom 5.–14. Tag) + EE_2 (50 µg vom 5.–25. Tag) (C), Diane (D), Minovlar (M).

Klinische Ergebnisse

Nach 6monatiger Behandlung hatten sich in allen Gruppen die Aknegrade, sowohl insgesamt (Abb. 1) als auch im Gesicht (Abb. 2) gebessert. Eine signifikante Reduktion in der Graduierung war nach 2 Monaten in den Gruppen D und C aufgetreten und nach 4 Monaten in Gruppe M. Am Ende der Versuchszeit zeigten die Gruppen D und C eine signifikant stärkere Verbesserung als Gruppe M (Wilcoxon Rangsummentest). Allerdings zeigte sich in Gruppe C, mit einer höheren Dosis Cyproteronacetat als Gruppe D, keine größere Hei-

Tabelle 2 Papula (Median ± Standardabweichung)

Behandlungs-zeitraum	C	D	M	Signifikanz-niveau
Prätherapeutisch	25,6 ± 9,2	33,5 ± 6,8	29,5 ± 3,9	NS
2 Monate	22,5 ± 4,7 (84,9%)	27,0 ± 6,6 (80,6%)	26,5 ± 4,2 (89,8%)	NS
4 Monate	9,0 ± 2,4*** (34,0%)	13,5 ± 3,8** (40,3%)	24,0 ± 5,2 (81,4%)	D > C p < 0,05; M > C p < 0,01
6 Monate	5,5 ± 2,6*** (20,8%)	15,0 ± 4,0* (44,8%)	19,5 ± 4,0 (66,1%)	D > C p < 0,01; M > C p < 0,01

* p < 0,025
** p < 0,005
*** p < 0,001

lungsrate. Diese Heilungsfortschritte wurden durch die photographischen Beurteilungen unterstützt.

Die Zählung der individuellen Läsionen zeigte ebenfalls eine Reduktion der Papulazahlen (Tab. 2). Die Menge der Papulae war in Gruppe C im 2. Monat und in Gruppe D im 4. Monat signifikant herabgesetzt. Gruppe M zeigte im 6. Monat nur einen geringen Trend zur Besserung. Die Abnahme der Pusteln war schwieriger zu beurteilen, da sie bei weniger Patientinnen in größerer Anzahl aufgetreten waren. Aber bei den Gruppen C und D war eine statistisch signifikante Besserung nach zwei Monaten zu verzeichnen, während diese in Gruppe M nicht vor dem 6. Monat erfolgte (Tab. 3). Die subjektive Beurteilung durch die Patientinnen mit Hilfe der visuellen Analogskala erbrachte in allen Gruppen eine Besserung (Abb. 3). In Gruppe C war dies auffallender als in den Gruppen D und M, die vergleichbar waren.

Untersuchungen

Talgsekretionsrate

Die Talgsekretionsrate war nach 2 Monaten in den Gruppen D und C merklich reduziert. Danach war die Verminderung geringer (Abb. 4). Stellt man die klinischen Ergebnisse nebeneinander, so gab es keinen signifikanten Unterschied zwischen den Gruppen D und C, obwohl Gruppe C definitiv einen Trend in Richtung einer stärkeren TSR zeigte. In Gruppe M zeigte sich bis zum 6. Monat keine bedeutende Erniedrigung der TSR. Der Vergleich der TSR mit der klinischen Besserung bei den einzelnen Patientinnen erbrachte keine signifikante Korrelation.

Bakterielle Zählungen

Eine sehr starke Abnahme der anaeroben und aeroben Bakterienzahlen wurde nur in Gruppe C im 4. Monat bemerkt, nicht jedoch in den Gruppen D oder M. Es wurde keine Korrelation zwischen der Anzahl der Bakterien und dem Grad

Tabelle 3 Pusteln (Median ± Standardabweichung)

Behandlungs-zeitraum	C	D	M	Signifikanz-niveau
Prätherapeutisch	$5{,}5 \pm 3{,}2$	$4{,}5 \pm 3{,}0$	$5{,}5 \pm 2{,}4$	NS
2 Monate	$2{,}0 \pm 1{,}0$*	$2{,}5 \pm 4{,}2$*	$6{,}0 \pm 2{,}6$	NS
4 Monate	$0 \pm 0{,}7$**	$1{,}0 \pm 2{,}4$***	$5{,}5 \pm 2{,}5$	$C < D$ $p < 0{,}05$ $D < M$ $p < 0{,}05$
6 Monate	$0 \pm 0{,}6$***	$1{,}0 \pm 1{,}3$***	$1{,}0 \pm 1{,}1$**	NS

* $p < 0{,}01$
** $p < 0{,}005$
*** $p < 0{,}001$

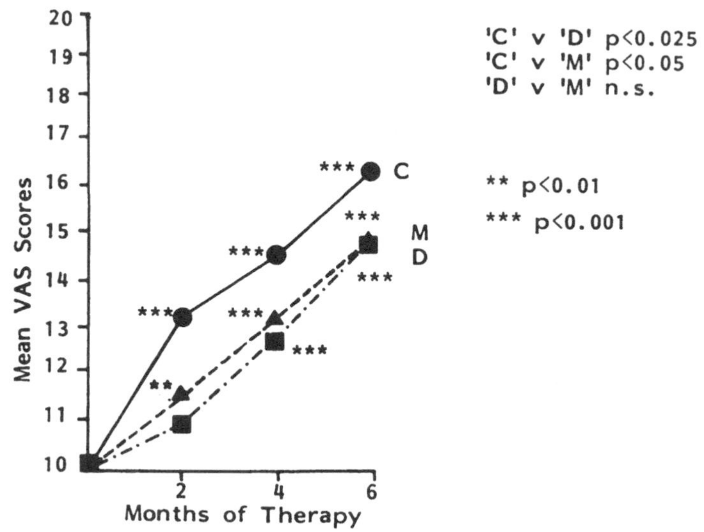

Abb. 3 Durchschnittlicher visueller Analogscore während der Behandlung mit hochdosiertem CPA (50 mg vom 5.–14. Tag) + EE_2 (50 μg vom 5.–25. Tag) (C), Diane (D), Minovlar (M).

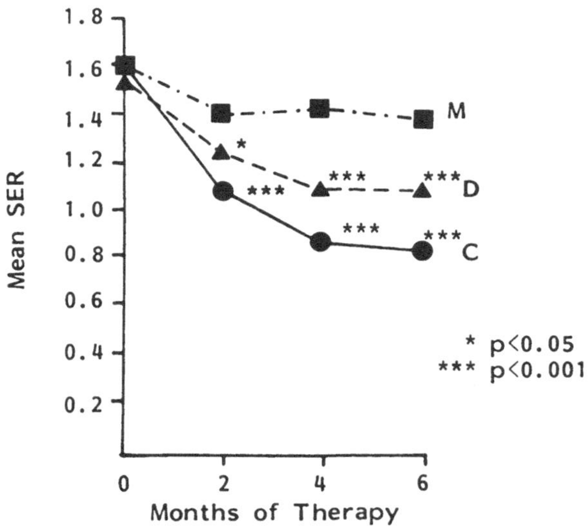

Abb. 4 Durchschnittliche TSR während der Behandlung mit hochdosiertem CPA (50 mg vom 5.–14. Tag) EE_2 (50 μg vom 5.–25. Tag) (C), Diane (D), Minovlar (M).

der Akne gefunden. Allerdings bestand eine Beziehung zwischen dem $\log_{10}$ TSR und dem Abfall der anaeroben Bakterienzahlen in der Gruppe C.

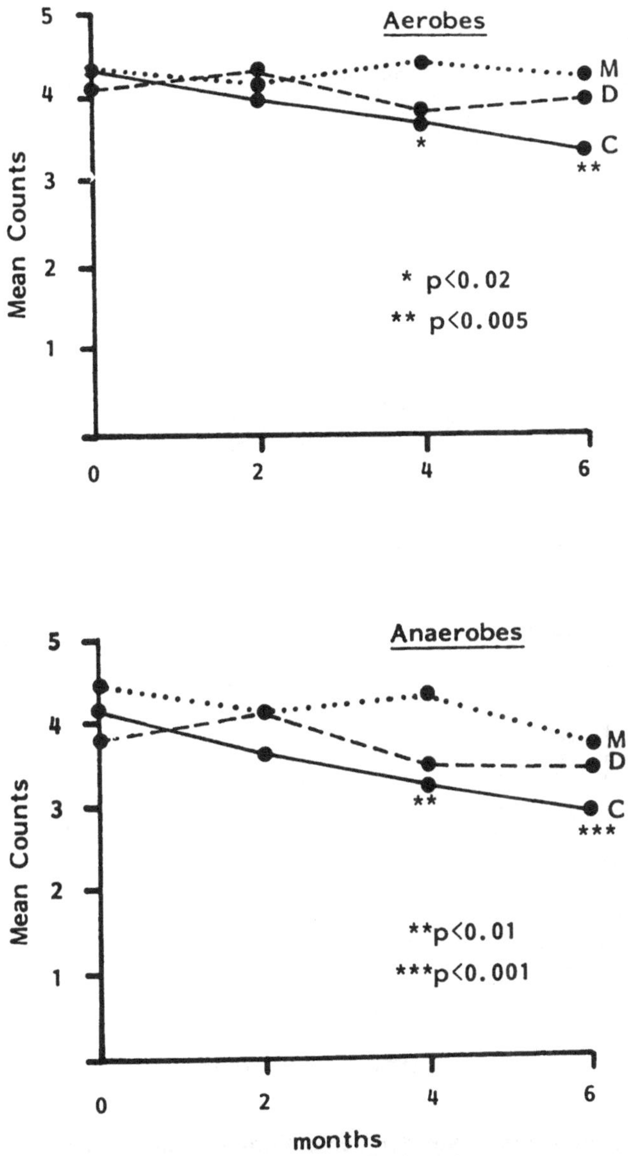

Abb. 5 Durchschnittliche aerobe und anaerobe Bakterienzahlen ($\log_{10}$ kolonienformende Einheiten pro cm^2) während der Therapie mit hochdosiertem CPA (50 mg vom 5.–14. Tag) + EE_2 (50 µg vom 5.–25. Tag) (C), Diane (D), Minovlar (M).

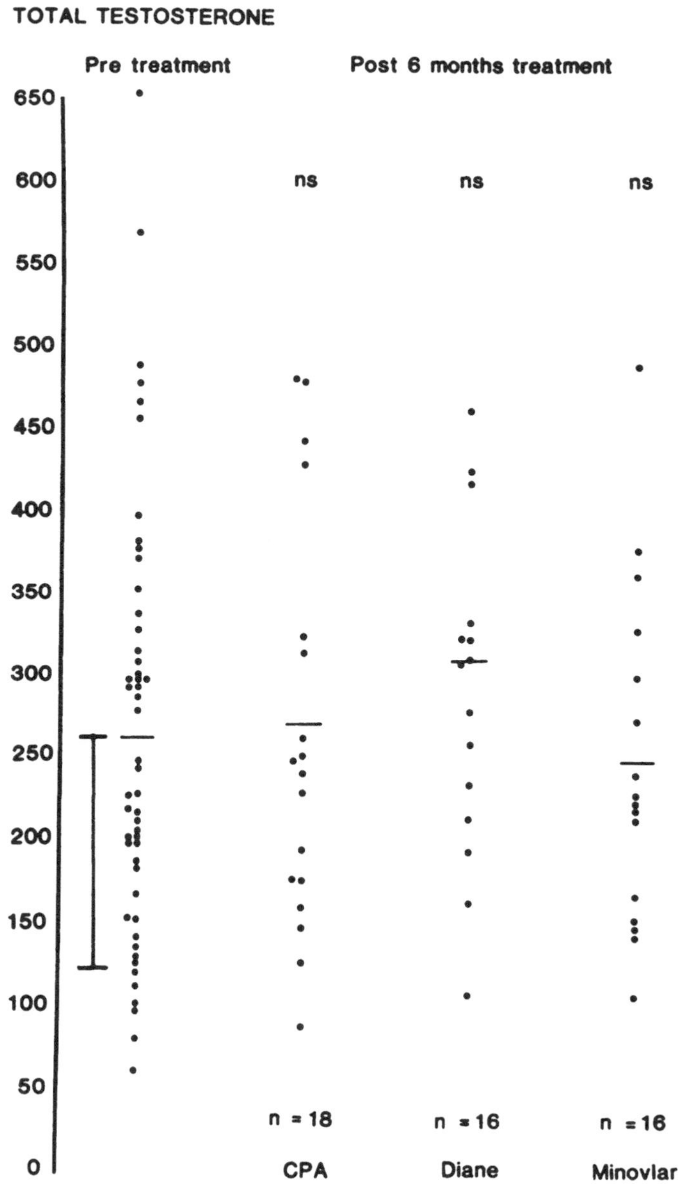

Abb. 6 Gesamttestosteronspiegel vor der Behandlung und nach 6monatiger Therapie mit hochdosiertem CPA (50 mg vom 5.–14. Tag) + EE_2 (50 µg vom 5.–25. Tag) (C), Diane (D), Minovlar (M).
(Der Normbereich wird durch den an die Vertikalachse grenzenden Streifen, die Durchschnittswerte durch —— dargestellt.)

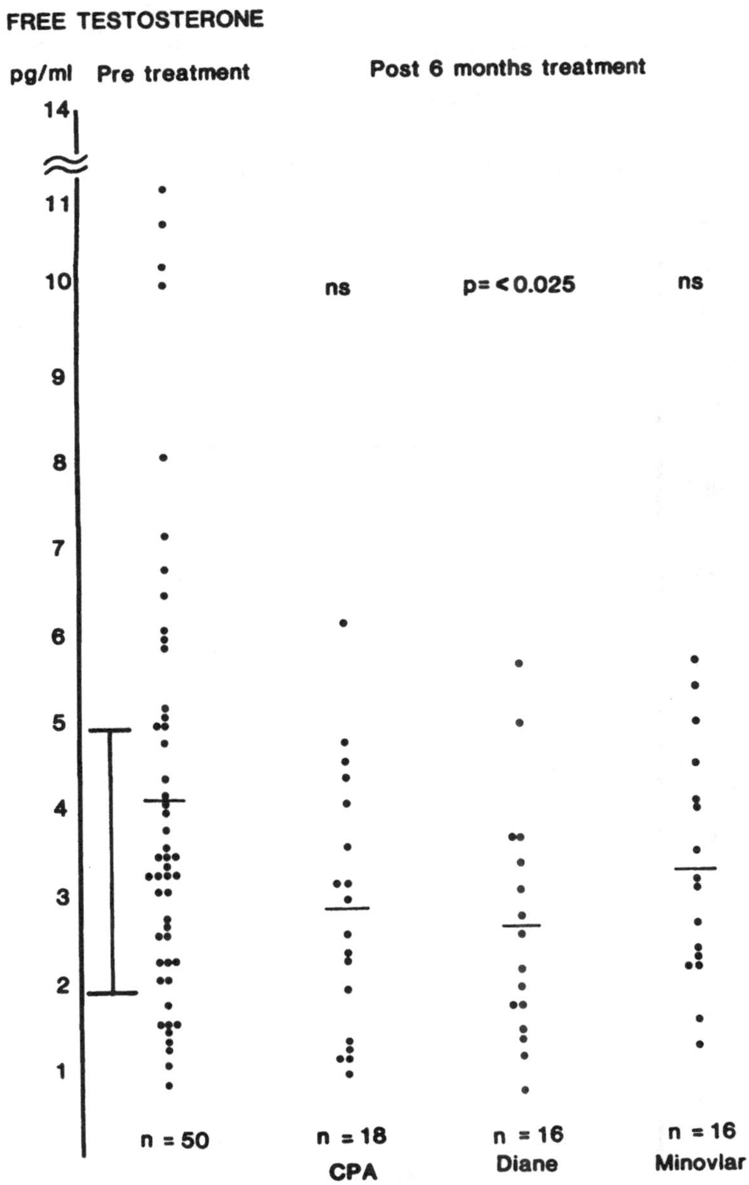

Abb. 7 Spiegel des freien Testosterons vor der Behandlung und nach 6monatiger Therapie mit hochdosiertem CPA (50 mg vom 5.–14. Tag) + EE_2 (50 µg vom 5.–25. Tag) (C), Diane (D), Minovlar (M).
(Der Normbereich wird durch den an die Vertikalachse grenzenden Streifen, die Durchschnittswerte durch — dargestellt.)

Hormonspiegel

In keiner der drei Gruppen wurde infolge der Behandlung eine Veränderung des Gesamttestosterons (Abb. 6) oder des freien Testosterons (Abb. 7) beobachtet. Vom Beginn bis zum Ende gab es keine Änderung der breiten Streuung des

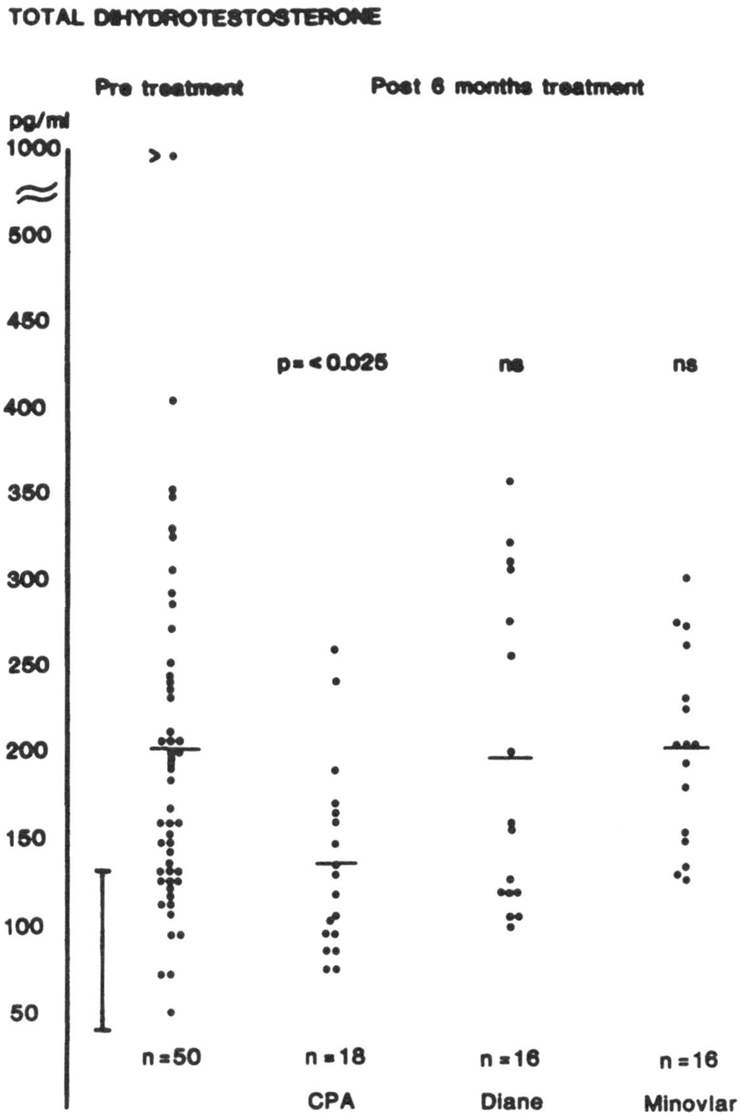

Abb. 8 Gesamtdihydrotestosteronspiegel vor der Behandlung und nach 6monatiger Therapie mit hochdosiertem CPA (50 mg vom 5.–14. Tag) + EE_2 (50 µg vom 5.–25. Tag) (C); Diane (D), Minovlar (M).
(Der Normbereich wird durch den an die Vertikalachse grenzenden Streifen, die Durchschnittswerte durch —— dargestellt.)

Gesamttestosterons. Der freie Testosteronspiegel wurde infolge der Behandlung mit Cyproteronacetat und Östrogen nur insoweit gesenkt, daß weniger sehr hohe Werte auftraten. Wegen der großen Schwankungen der Spiegel wurden diese Abweichungen von den Anfangswerten nicht als statistisch signifikant erachtet.

Bei den Spiegeln des Gesamtdihydrotestosterons vor oder nach der Behandlung wurde in keiner Gruppe ein statistischer Unterschied gesehen (Abb. 8). In der Gruppe mit hoher Cyproteronacetatdosis war das freie DHT (Abb. 9) signifikant erniedrigt ($p < 0{,}005$). In den Gruppen M und D wurden jedoch keine Änderungen dieses Hormons beobachtet.

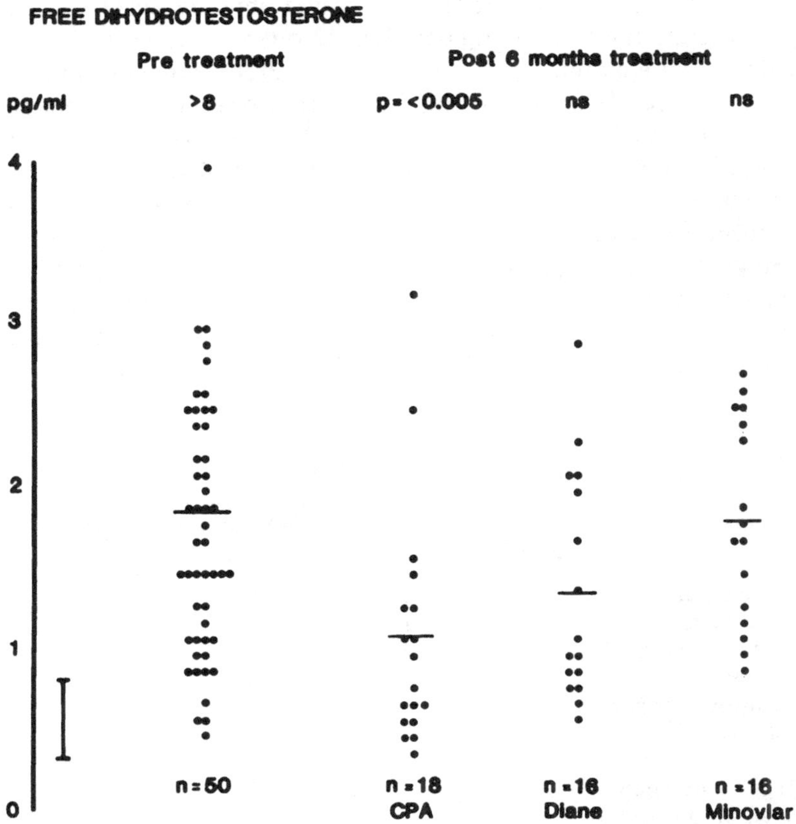

Abb. 9 Spiegel des freien Dihydrotestosterons vor der Behandlung und nach 6monatiger Therapie mit hochdosiertem CPA (50 mg vom 5.–14. Tag) + EE_2 (50 µg vom 5.–25. Tag) (C), Diane (D), Minovlar (M).
(Der Normbereich wird durch den an die Vertikalachse angrenzenden Streifen, die Durchschnittswerte durch —— dargestellt.)

Nebenwirkungen

Die beobachteten Nebenwirkungen sind in Tabelle 4 aufgelistet. Es bestand kein Unterschied zwischen den Gruppen in der Zahl der Patientinnen mit Nebenwirkungen und dem Auftreten der individuellen Nebenerscheinungen. 7/26, 8/28 und 6/26 der Patientinnen in den Gruppen D, C bzw. M gaben keine Beschwerden an. Bei der Kontrolle im zweiten Monat bestand eine beträchtliche Neigung zu Nebenwirkungen, die sich aber später merklich verringerte.

Diskussion

Diese Untersuchung demonstriert eine bedeutende klinische Verbesserung der Akne, die in allen drei Behandlungsgruppen objektiv durch klinische Einteilung, Fotografien und Zählung der Hautläsionen sowie subjektiv mit Hilfe der visuellen Analogeinteilung beurteilt wurde. Eine schnellere und wirksamere Reaktion trat bei Patientinnen ein, die Cyproteronacetat bekommen hatten. Es wurde kein statistischer Unterschied zwischen der höheren Dosis von 50 mg und der niedrigeren von 2 mg gesehen. Die höhere Dosis zeigte sowohl in der klinischen Beurteilung als auch in der TSR einen stetigen Trend in Richtung einer größeren Besserung. Wäre eine noch höhere Dosis Cyproteronacetat (100 mg) eingesetzt worden, so hätte vielleicht eine statistische Signifikanz erreicht werden können. Andere Untersucher haben darauf hingewiesen, daß nach 12monatiger Therapie nur ein leichter Unterschied zwischen Diane und 100 mg Cyproteronacetat bestand [2]. In der vorliegenden Studie zeigten verschiedene

Tabelle 4 Nebenwirkungen während des Versuches

Symptome	Behandlungsgruppe Minovlar®	Diane®	CPA
Müdigkeit/Faulheit	5	1	5
Libidoverlust	1	–	1
Kopfschmerzen	5	4	7
Schwindel	4	6	4
Brustempfindlichkeit	5	6	6
Harndrang	3	1	4
Depressionen	4	4	4
Übelkeit/Erbrechen	8	8	4
Blutungsstörungen	3	3	5
Beinschmerzen	1	–	3
Verstopfung	–	2	–
Bauchschmerzen	–	1	–
Gutartiger Brusttumor	–	1 (Fibroadenose)	–
Fluor	–	1 (Zervixerosion)	–

Patientinnen, die nur eine schwache Reaktion während der Versuchszeit aufweisen, gute Ergebnisse bei der Gabe von 100 mg Cyproteronacetat.

Die schnelle Reduktion der TSR korreliert mit dem Gebrauch von Cyproteronacetat und stimmt mit vorhergehenden Studien überein [7]. 50 μg Östrogen ohne Cyproteronacetat hatte im Gegensatz zu anderen Untersuchern [13] keinen signifikanten Effekt auf die TSR. Das würde darauf hindeuten, daß Cyproteronacetat von größerer Wichtigkeit zum Erreichen einer klinischen Wirkung ist.

Weder vor noch nach der Behandlung wurden Veränderungen im Gesamt- oder freien Testosteron sowie im Gesamtdihydrotestosteron festgestellt. Nur die höchste Cyproteronacetatdosis erbrachte eine Reduktion der freien Dihydrotestosteronspiegel nach der Behandlung. Allerdings wiesen alle Gruppen eine deutliche Verbesserung der Akne auf. Das würde darauf hinweisen, daß die zirkulierenden Hormonspiegel nicht mit dem Schweregrad der Akne in Verbindung stehen. Die Wirkung dieser Hormone ist demzufolge eher auf die Empfindlichkeit der Endorgane in der Haut als auf abnorm erhöhte Spiegel im Blut zurückzuführen.

In allen Behandlungsgruppen wurden gleichermaßen nachteilige Wirkungen gesehen. Deshalb ist es unwahrscheinlich, daß sie alleine den Antiandrogenen zuzuschreiben sind. Die festgestellten Nebenwirkungen waren denen ähnlich, die bei der Behandlung mit oralen Kontrazeptiva mit entsprechendem Östrogengehalt auftreten [10].

Zusammenfassung

76 Patientinnen mit Akne wurden zufällig einer der drei Behandlungsgruppen zugeteilt; Diane, hochdosiertes Cyproteronacetat (50 mg) mit Ethinylestradiol oder Minovlar. Alle Behandlungsgruppen erhielten dieselbe Dosis Östrogen. Die Patientinnen wurden über 6 Monate jeden 2. Monat in bezug auf den Schweregrad der Akne beurteilt. Dies geschah mit Hilfe einer Klassifizierung, Zählung von Hautläsionen und Fotografien. Zusätzlich wurden die Talgsekretionsrate (TSR), Bakterienzahlen und Hormonspiegel (jeweils freies und Gesamttestosteron und Dihydrotestosteron) bestimmt.

Die Ergebnisse zeigten in allen drei Behandlungsgruppen eine klinische Besserung der Akne. Eine schnellere und wirksamere Reaktion wurde bei den mit Cyproteronacetat behandelten Gruppen gesehen. Diese Gruppen wiesen auch eine Senkung der TSR auf. Jedoch wurde bei den einzelnen Patientinnen keine Korrelation zwischen der klinischen Besserung und der Reduktion der TSR gefunden. Nach der Behandlung traten keine signifikanten Veränderungen der Spiegel des freien und Gesamttestosterons sowie des Gesamtdihydrotestosterons auf. Eine Senkung des freien Dihydrotestosterons wurde nur bei den Patientinnen gefunden, die mit der hohen Cyproteronacetatdosis (50 mg) behandelt wurden. Es wurde gezeigt, daß in der Behandlung der Akne der Zusatz von Cyproteronacetat zu Östrogen in einem wirksameren, therapeutischen Ergebnis resultiert. Außerdem wurde demonstriert, daß Akne mit dem Effekt des Testosterons auf die Haut und nicht so sehr mit den zirkulierenden Hormonen zusammenhängt.

Literatur

[1] Barranco, V. P., D. D. Jones: Effect of oral contraceptives on acne. Southern Medical Journal **67** (1974) 703.

[2] Breckwoldt, M., R. Trolp, W. Braendle et al.: Anti-androgen oral contraceptives. In: Haspels, A. A., C. R. Kay (eds.): International Symposium on Hormonal Contraception, p. 81. Excerpta Medica Intern. Congress Series 441, Amsterdam 1978.

[3] Bruckovsky, N.: Molecular action of androgens and antiandrogens. In: Hammerstein, J., L. Lachnit-Fixson, F. Neumann et al. (eds.): Androgenization in Women, p. 11. Exerpta Medica, Amsterdam 1980.

[4] Burke, B. M., W. J. Cunliffe: The assessment of acne vulgaris—the Leeds technique. British Journal of Dermatology **111** (1984) 83.

[5] Burton, J. L., S. Shuster: The relationship between seborrhoea and acne vulgaris. British Journal of Dermatology **84** (1971) 600.

[6] Cunliffe, W. J., S. M. Williams, S. G. Tan: Sebum excretion rate investigations. British Journal of Dermatology **93** (1975) 347.

[7] Ebling, F. J., A. K. Thomas, I. D. Cooke et al.: Effect of cyproterone acetate on hair growth, sebaceous excretion and endocrine parameters in a hirsute subject. British Journal of Dermatology **97** (1977) 371.

[8] El Makhazangy, M. N., V. Wynn, D. M. Lawrence: Sex hormone binding globulin capacity as an index of oestrogenicity or androgenicity in women on oral contraceptive steroids. Clinical Endocrinology **10** (1979) 39.

[9] Fanta, D., M. M. Muller: Effect of cyproterone acetate on skin surface lipids. Acta Dermato-venereologica **58** (1978) 85.

[10] Hammerstein, J., J. Meckies, I. Leo-Rossberg et al.: The use of cyproterone acetate in the treatment of acne, hirsutism and virilism. Journal of Steroid Biochemistry **6** (1975) 827.

[11] Pochi, P. E., J. S. Strauss: The quantitative gravimetric determination of sebum production. Journal of Investigative Dermatology **36** (1961) 293.

[12] Pochi, P. E., J. S. Strauss: Sebaceous gland suppression with ethinyl estradiol and diethylstilbestrol. Archives of Dermatology **108** (1973) 210.

[13] Pye, R. J., G. Meyrick, M. J. Pye et al.: Effect of oral contraceptives on sebum excretion rate. British Medical Journal **1** (1977) 1581.

[14] Schleusener, A., F. Neumann: Antiandrogens — scientific and experimental background. In: Orfanos, C. E., W. Montagna, G. Stuttgen (eds.): Hair Research, p. 322. Springer-Verlag, Berlin 1981.

[15] Strauss, J. S., A. M. Kligman, P. E. Pochi: The effect of androgens and estrogens on human sebaceous glands. Journal of Investigative Dermatology **39** (1962) 139.

[16] Shuster, S., M. F. Cooper, D. McGibbon et al.: Epidermal lipid synthesis in acne. British Journal of Dermatology **103** (1980) 127.

[17] Williamson, P., A. M. Kligman: A new method for the quantitative investigation of cutaneous bacteria. Journal of Investigative Dermatology **45** (1965) 498.

IV Spezielle Aspekte

Klinische Beurteilung zweier Behandlungsschemata mit Antiandrogenen bei Hirsutismus: Cyproteronacetat in Kombination mit Ethinylestradiol und Spironolacton

R. Rubens, A. Vermeulen

Einleitung

Cyproteronacetat (CPA) ist in Kombination mit Ethinylestradiol (EE_2) zur Behandlung des Hirsutismus vielfach eingesetzt worden [12]. Kürzlich wurde auch Spironolacton als Antiandrogen zur Hirsutismustherapie eingeführt. Berichte über seine Wirksamkeit sind hauptsächlich von nordamerikanischen und italienischen Gruppen veröffentlicht worden [1]. Bisher wurden nur wenige Vergleichsuntersuchungen, die auf objektiven Kriterien beruhen, zwischen diesen beiden Antiandrogenen vorgelegt. Demzufolge sollen hier die Ergebnisse beider Behandlungsschemata bei Frauen mit Hirsutismus verglichen werden.

Patientengut und Methode

Für die Behandlung wurden Frauen mit Hirsutismus ausgewählt. Der Hirsutismus wurde entsprechend dem Einteilungssystem nach Ferriman und Gallwey von zwei Ärzten klassifiziert und dieser Score nach 3, 6 und 12 Behandlungsmonaten wiederholt. Vor der Behandlung wurden bei jeder Patientin andere Ursachen des Hirsutismus wie Cushing-Syndrom, kongenitale Hyperplasie und Ovarial- bzw. Nebennierenrindentumoren ausgeschlossen. Entsprechend wurde der Hirsutismus bei den verbleibenden Patientinnen, bedingt durch eine hormonelle Dysfunktion, eingestuft. Die Patientinnen, die einen überwiegend ovariellen Hirsutismus hatten (mit einem 5tägigen Dexamethasontest geprüft), erhielten 50 mg Cyproteronacetat täglich vom 5.–16. Zyklustag sowie 50 µg Ethinylestradiol vom 5.–26. Zyklustag. Patientinnen mit erhöhten 5α-Reduktasewerten (bzw. nur erhöhtes 5α-Diol) wurden mit Spironolacton behandelt. Die klinischen Parameter waren bei beiden Gruppen vergleichbar. Spironolacton wurde in einer täglichen Dosis von 100 mg vom 5.–26. Zyklustag gegeben. Die statistische Auswertung erfolgte mit dem paarigen Wilcoxon-Test und dem

Mann-Whitney-Test. Für die qualitativen Messungen wurde ein einfacher Chi-Quadrat-Test angewandt.

Ergebnisse

Tabelle 1 zeigt die klinischen Parameter der beiden Patientinnengruppen. Die Körpermaße waren in beiden Gruppen ähnlich. Der einzige bemerkenswerte Unterschied zwischen beiden Gruppen: Oligomenorrhoen kamen in der Gruppe mit Cyproteronacetat-Ethinylestradiol, regelmäßige Zyklen bei den

Tabelle 1 Klinische Parameter

	Behandlungsschema	
	Spironolacton	CPA + EE_2
Zahl der Patientinnen	n = 23	n = 35
Alter (Jahre)	24 ± 7	23 ± 7
Gewicht (kg)	67 ± 13	61 ± 4
Größe (m)	1,65 ± 0,06	1,63 ± 0,06
Gewicht/Größe Index	24 ± 5	23 ± 5
Regelmäßige Zyklen*	13	11
Oligomenorrhoe*	10	24

* Chi-Quadrat = 0,1

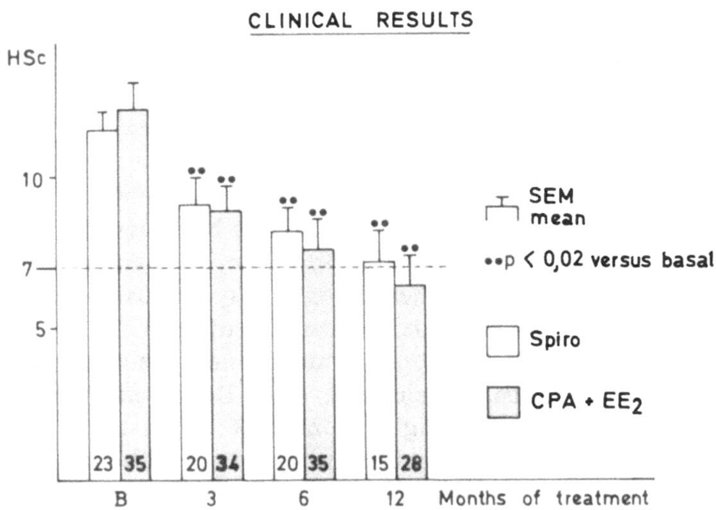

Abb. 1 Klinische Beurteilung zweier Behandlungsschemata mit Antiandrogenen bei Hirsutismus – Cyproteronacetat in Kombination mit Ethinylestradiol versus Spironolacton.

Frauen unter Spironolacton häufiger vor. Die Behandlungsergebnisse sind in Abbildung 1 dargestellt. Es wird deutlich, daß beide Therapieschemata eine wesentliche Verbesserung des Ferriman-Gallwey-Scores erbrachten. Nach dreimonatiger Behandlung war die Besserung bereits statistisch signifikant. Bei der Behandlung mit Cyproteronacetat-Ethinylestradiol lag der Ferriman-Gallwey-Score nach 12 Monaten im Bereich der Normalbevölkerung. Im Gegensatz dazu fanden sich mit Spironolacton etwas weniger beeindruckende Ergebnisse.

Betrachtet man die individuellen Ergebnisse, so zeigt nach der Behandlung mit Cyproteronacetat-Ethinylestradiol ein höherer Prozentsatz der Patientinnen eine Besserung oder sogar Normalisierung als nach Spironolacton (Tab. 2). Die Versagerquote liegt bei Spironolacton mit 35% (Tab. 4) höher als bei Cyproteronacetat-Ethinylestradiol mit 20% (Tab. 3).

Beim Vergleich der Nebenwirkungen klagten Patientinnen unter der Kombination Cyproteronacetat-Ethinylestradiol bei direkter Befragung über Müdigkeit (n = 15) und gelegentlich über eine leichte Empfindlichkeit der Brust (n = 5). Es gab keine Therapieabbrecher in der CPA-Gruppe. Spironolacton führte zu Beginn der Behandlung bei der Mehrzahl der Frauen (n = 14) zu Polymenorrhoen. Diese verschwanden bei den meisten Patientinnen jedoch nach 3–6 Monaten. Brustempfindlichkeit wurde von einigen Frauen berichtet

Tabelle 2 Therapieergebnisse bei Hirsutismus nach 12 Monaten

	Insgesamt behandelt	Geheilt	Gebessert
CPA + EE_2	35	23	+ 5 = 28
Spironolacton	23	8*	+ 4 = 12*

Geheilt: F & G-Score < 7 im 6. oder 12. Monat
Gebessert: Abfall des F & G-Score um 23% im 6. oder 12. Monat
*: P < 0,05

Tabelle 3 Individuelle Reaktion auf Cyproteronacetat: Ferriman-Gallwey-Score vor und während der Behandlung (n = 35)

– Vollkommene Therapieversager: F & G-Score im 12. Monat = Basalscore	7 (20%)
– Besserung: F & G-Score im 6. oder 12. Monat < 75% des Basalscores	5 (14%)
– Normalisierung: F & G-Score nach 12 Monaten ≤ 7:	23 (66%)

Tabelle 4 Individuelle Antwort auf Spironolacton (n = 23)

Fehlende Daten	3 (13%)
Vollkommene Therapieversager	8 (35%)
Verbesserung	4 (17%)
Normalisierung	8 (35%)

(n = 2), aber es gab keine Klagen über Müdigkeit. Die Ausfallquote betrug 3 von 23 Patientinnen. Eine Frau zog weg, eine Patientin wünschte eine Kontrazeption und die dritte verweigerte nach 3 Monaten die weitere Therapie.

Diskussion

Beide Therapien mit Antiandrogenen erzielten günstige Effekte auf den Hirsutismus. Die Wirkung der Kombination Cyproteronacetat-Ethinylestradiol war jedoch beständiger und ausgeprägter. Dies ist durch drei Wirkungsmechanismen dieser Kombinationstherapie zu erklären:

1. Antiandrogenität im engsten Sinne,
2. progestative Wirkung auf die Hypophyse, die zu einer Erniedrigung der ovariellen Androgensekretion führt [5],
3. Senkung der Testosteronbindungskapazität und daraus folgend Abfall des freien, dem Gewebe zur Verfügung stehenden 17β-ol-Androgens.

Die antiandrogene Wirkung des Cyproteronacetats beruht auf drei Mechanismen:

1. Blockade am Testosteronrezeptor [2, 9].
2. Bei gleichzeitiger Behandlung mit Ethinylestradiol Hemmung der 5α-Reduktaseaktivität in der Haut der Patientinnen mit Hirsutismus. Ob dies ein direkter Effekt des Cyproteronacetats ist oder mit der Senkung der Androgene durch die Kombination zusammenhängt, bleibt umstritten. Mowszowicz et al. [10] berichteten unter der Behandlung mit Cyproteronacetat und Ethinylestradiol von einer gesteigerten 5α-Diol-Glukuronid-Exkretion. Unsere Arbeitsgruppe beobachtete jedoch eine Senkung des 5α-Diols im Plasma [12]. Cyproteronacetat induziert Leberenzyme und steigert in Ratten-Hepatozyten das glatte endoplasmatische Retikulum [6] ebenso wie die Glukoronid-Bildung [11]. Die Interpretation der Meßergebnisse von 5α-Diol-Glukuronid ist schwierig.
3. Bei der Kombinationsbehandlung mit Cyproteronacetat-Ethinylestradiol erfolgt ein Anstieg der metabolischen Clearance-Rate der Androgene [10] und dadurch eine Senkung der zirkulierenden Androgene.

Die Wirkung des Spironolactons basiert ebenfalls auf einem Spektrum biologischer Effekte: Spironolacton ist ebenfalls ein Androgen: Es bindet sich in vitro an den Androgenrezeptor [15]. Es reduziert gleichfalls die 5α-Reduktaseaktivität [14].

Es steigert jedoch nicht die Konzentration der Bindungsglobuline des Testosterons, sondern senkt sie eher, so daß Androgene am Zielorgan vermehrt verfügbar sind [7]. In hoher Dosierung (mehr als 100 mg/Tag) ist Spironolacton auch ein schwaches Gestagen [13]. Seine progestative Wirkung senkt jedoch nicht die Gonadotropinspiegel, sondern erzeugt Blutungen in der Zyklusmitte.

Spironolacton stört auch den mikrosomalen P-450-Gehalt. Es hemmt die Aktivität der 17β-Hydroxylase und der 17,20-Desmolase in der Nebennierenrinde von Nagetieren und Hunden. Diese Wirkung wurde als Grund für die Senkung der Androgene angesehen, die in einigen Studien beobachtet wurde [3, 4]. Spätere Berichte erklärten diesen Effekt für weniger wichtig [4]. Auf der Suche nach einer Erklärung für die Unwirksamkeit der Therapie bei bestimmten Patienten, von denen in diesen letztgenannten Untersuchungen berichtet wurde, wurde weiterhin offensichtlich, daß bestimmte, früher beschriebene Therapieerfolge auf die Patientenselektion zurückzuführen waren [3]. Detaillierte Ergebnisse einer Spironolacton-Therapie bei Hirsutismus wurde nur selten vorgelegt. Einige Autoren empfehlen die Kombination mit einem oralen Kontrazeptivum [1, 15], um die Wirksamkeit zu steigern.

Die Nebenwirkungen des Spironolactons wurden von den Patientinnen weniger gut akzeptiert als die von Cyproteronacetat. Die Hauptbeschwerden sind Polymenorrhoen, wahrscheinlich bedingt durch die leichte progestative Wirkung des Spironolactons [13]. Eine Patientin zeigte einen leichten Anstieg der Transaminasen (toxische Hepatitis?).

Der größte Vorteil der Spironolacton-Behandlung scheint das Fortbestehen der Ovarfunktion während der Therapie zu sein, die die Fertilität erhält und manchmal sogar zu verbessern scheint. Den Patientinnen wird bei Eintritt einer Schwangerschaft ein Behandlungsabbruch empfohlen, da die Wirkung dieses schwachen Antiandrogens in den hier eingesetzten Dosierungen während der Gravidität noch nicht vollständig untersucht wurde. Die Kosten beider Therapien sind vergleichbar.

Zusammenfassend ist festzustellen, daß beide Antiandrogene in der Behandlung des Hirsutismus wirksam sind. Die Gesamtwirksamkeit des Cyproteronacetats ist jedoch höher als die von Spironolacton. Beide Medikamente werden gut toleriert, nur kann Spironolacton lästige Polymenorrhoen verursachen.

Literatur

[1] Biffignandi, P., C. Massuchetti, G. M. Molinatti: Female hirsutism: Pathophysiological considerations and therapeutic implications. Endocrin. Reviews **5** (1984) 498—513.

[2] Bruchovsky, N.: Molecular actions of androgens and anti-androgens. In: Hammerstein et al. (eds.): Androgenisation in women, pp. 7—21. Excerpta Medica Congress Series, N° 493, 1980.

[3] Cumming, D. C., J. C. Yang, R. W. Rebar et al.: Treatment of hirsutism with spironolactone. JAMA **247** (1982) 1295—1298.

[4] Dorrington-Ward, P., A. C. E. McCartney, S. Holland et al.: The effect of spironolactone on hirsutism and female androgen metabolism. Clin. Endocr. **23** (1985) 161—167.

[5] Frey, H., A. Aakvaag: The treatment of essential hirsutism in women with cyproterone acetate and ethinyl oestradiol. Acta Obstet. Gynec. Scand. **60** (1981) 295—300.
[6] Garg, B., J. Diascheck, K. Kovacs: A comparative ultrastructural study on drug-induced proliferation of smooth endoplasmatic reticulum in hepatocytes. Tokohu. J. exp. Med. **104** (1971) 205—214.
[7] Manni, A., W. M. Pardridge, W. Cefalu et al.: Bioavailability of albumin-bound testosterone. J. clin. Endocrin. Metab. **61** (1985) 705—710.
[8] Menard, R. H., T. M. Guenther, H. Kon et al.: Studies on the destruction of adrenal and testicular cytochrome P-450 by spironolactone. J. biol. Chem. **254** (1979) 1726—1731.
[9] Mowszowicz, I., M. Rahi, F. Wright et al.: Androgen receptors in human skin cytosol. J. clin. Endocrin. Metab. **52** (1981) 338—344.
[10] Mowszowicz, I., F. Wright, M. Vincencs et al.: Androgen metabolism in hirsute patients treated with cyproterone acetate. J. Steroid. Biochem. **20** (1984) 757—761.
[11] Neumann, F., H. Steibeck: Antiandrogens. In: Eickler, O. et al. (eds.): Handbook of experimental pharmacology, pp. 428—434. Springer Verlag, Berlin. Part II, 1974.
[12] Rubens, R.: Androgen levels during cyproterone acetate and ethinyl oestradiol treatment of hirsutism. Clin. Endocrin. **20** (1984) 313—325.
[13] Schane, H. P., G. O. Potts: Oral progestagenic activity of spironolactone. J. clin. Endocrin. Metab. **47** (1978) 691—694.
[14] Serafini, P. C., J. Catalino, R. A. Lobo: The effect of spironolactone on genital skin 5 alpha-reductase activity. J. Steroid. Biochem. **23** (1985) 191—194.
[15] Tremblay, R. R.: Treatment of hirsutism with spironolactone. Clin. Endocrin. Metab. **15** (1986) 363—371.

Behandlung schwerer Androgenisierungs-erscheinungen mit Diane® und intramuskulär appliziertem Cyproteronacetat (Androcur®-Depot)

E. Kaiser, H. S. Gruner

Einleitung

Heute stehen verschiedene Methoden zur Behandlung von androgen-induzierten Endokrinopathien zur Verfügung. Die Wahl der Therapie hängt von dem Ziel der Behandlung ab: Verbesserung von Virilismus, der nicht durch einen Tumor verursacht wird, Normalisierung der ovariellen Funktion oder beides. Weiterhin wird der Therapieplan entscheidend von den persönlichen Wünschen der Patientin beeinflußt [8].

Erfahrungen mit den antiandrogenen Progestagenen Cyproteronacetat und Chlormadinonacetat bei der Behandlung von Androgenisierungszeichen bei Frauen sind bereits seit über 20 Jahren vorhanden [1, 14].

Die Applikation von hormonalen Kontrazeptiva mit Gestagenen und Ethinylestradiol oder Mestranol bei Frauen mit leichter bis mäßig schwerer Akne, leichtem bis mittelschwerem Hirsutismus und Alopecia androgenetica ist heute die Behandlung der Wahl, vorausgesetzt natürlich, daß kein Kinderwunsch besteht.

Besonders bei schweren, aber auch bei mäßig schweren Formen der Androgenisierung, setzt der Rückgang der Symptome verspätet ein oder die Ergebnisse sind unbefriedigend [12]. So kann es nötig sein, die Dosis der Antiandrogene zu steigern, um die gewünschten Erfolge zu erzielen. Abhängig von der Schwere der Androgenisierungserscheinungen ist Cyproteronacetat (CPA) entweder in Form von Androcur® 10 mg oder Androcur® 50 mg geeignet. Es muß bedacht werden, daß Cyproteronacetat nach Hammerstein/Cupceancu [4] einen gewissen Depotcharakter hat, so daß seine zusätzliche Applikation in Form der umgekehrten Sequenztherapie erfolgen muß, um ein verspätetes Einsetzen der Entzugsblutung zu vermeiden. Cyproteronacetat gibt es auch als Androcur®-Depot, das intramuskulär injiziert wird. Wie Untersuchungen an Patienten mit Prostatakarzinom und sexuellen Abnormitäten gezeigt haben, hat eine einzige Injektion von 300 mg Substanz in öliger Lösung einen klinischen Effekt, der 100 mg oralem Cyproteronacetat pro Tag entspricht. Erste Untersuchungen mit parenteraler Applikation von Cyproteronacetat-Depotpräparaten bei der Behandlung von Frauen mit Androgenisierungserscheinungen wurden von Moltz et al. [13] durchgeführt. Trotz der niedrigen Menge Cyproteronacetat pro Zeiteinheit fand er eine gewisse klinische Überlegenheit gegenüber der oralen Therapie. Die Nebenwirkungen entsprachen in Art und Häufigkeit denen einer hochdosierten oralen Standardtherapie. Die vorliegende Untersuchung wurde an Frauen mit schweren Androgenisierungssymptomen, die nicht durch Tumoren hervorgerufen waren, wie sehr schwerer Akne und/oder ausgeprägtem Hirsutismus, durchgeführt.

Die Fragestellung der Studie war es, zu untersuchen, ob mit der intramuskulären Gabe von Cyproteronacetat zusammen mit dem antiovulatorischen Kombinationspräparat Diane® klinische Ergebnisse erhalten werden können, die vergleichbar mit denen der umgekehrten Sequenztherapie sind, mit der bereits langjährige Erfahrungen vorhanden sind [6, 7].

Die therapeutischen Wirkungen auf die Androgenisierungszeichen wurden zusammen mit Toleranz- und Hormonparametern registriert.

Material und Methode

40 ansonsten gesunde Frauen mit ausgesprochen schweren Manifestationen der Androgenisierung, die nicht aufgrund eines Tumors bestanden, wurden in die Studie aufgenommen.

Das Durchschnittsalter betrug 31,5 Jahre (R: 16–57), die Größe 156,5 cm (R: 152–172) und das Körpergewicht 61,4 kg (R: 45–100). Die Behandlung wurde mit Androcur®-Depot (300 mg Cyproteronacetat in öliger Lösung) und Diane® (2 mg Cyproteronacetat und 0,05 mg Ethinylestradiol) durchgeführt (Abb. 1).

Am ersten Behandlungstag jedes Therapiezyklus wurde eine Ampulle Androcur®-Depot intramuskulär gespritzt. Am 7. Tag begannen die Patientinnen aus der Kalenderpackung Diane® ein Dragee zu nehmen und setzten dies täglich für 21 Tage fort. Die Behandlung wurde nach einer 7tägigen Pause über 11 weitere Behandlungszyklen nach demselben Schema fortgesetzt.

300 mg Cyproteronacetat (CPA) in öliger Lösung i. m. (= 1 Ampulle SH 8.0714 300 mg = Androcur®-Depot)
in Kombination mit
1 Tablette à 2 mg CPA + 0,05 mg Ethinylestradiol pro Tag für 21 Tage (= SH B 209 AB = Diane®)
7 Tage Pause

Abb. 1 Anwendungsformen in der Studie

Die Ergebnisse wurden monatlich von demselben Untersucher überprüft und auf einem Verlaufsblatt, auf dem die Schweregrade der Androgenisierungssymptome verzeichnet waren, festgehalten. Die folgenden biochemischen Parameter wurden vor Therapiebeginn, nach 6 und 12 Behandlungszyklen im Blutserum bestimmt: Nüchternzucker, Gesamteiweiß, alkalische Phosphatase, GOT, GPT, LAP, gamma-GT, Cholesterol, Triglyzeride, LDL und HDL. Außerdem wurden die Werte von Testosteron, DHEA-S, Androstendion, SHBG und Prolaktin gemessen. Zusätzlich wurde die Leberstruktur bei jeder Patientin vor Therapiebeginn und nach 12 Behandlungszyklen beurteilt. Dazu wurde die Sonographie mit schnellem B-Bildverfahren verwendet. Für die Untersuchung wurde ein Kretz Combison 150 Sektorscanner benutzt (axiale Auflösung 0,8 mm, seitliche Auflösung 1,2 mm, Frequenz 3,0 MHz).

Ergebnisse

Die Verbesserung der Androgenisierungssymptome war unterschiedlich. Die Akne besserte sich immer, aber Störungen der Haarmuster sprachen nicht zufriedenstellend an. Besonders die Gesichtsbehaarung in Form von Bartwuchs war refraktär. Zwischenblutungen oder Anomalien der Zykluskurven waren

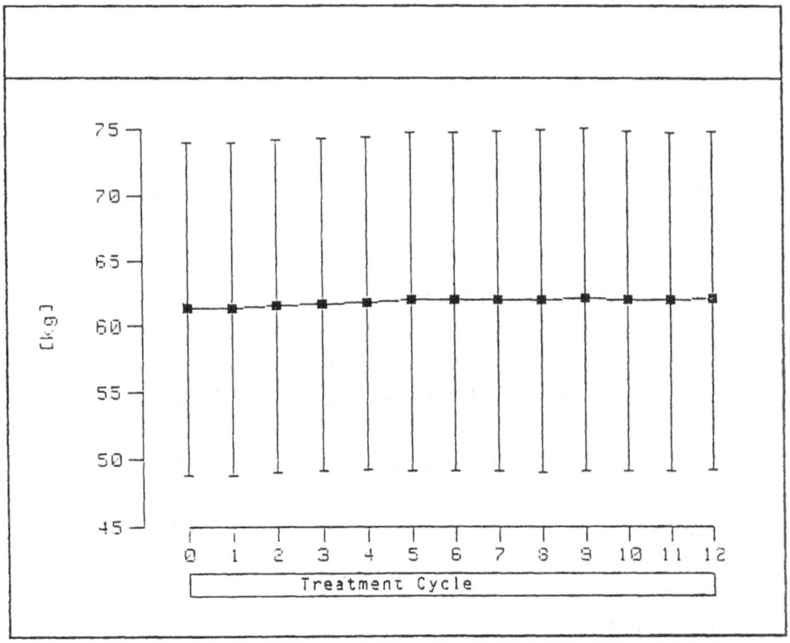

Abb. 2 Mittelwert und Standardabweichungen des Körpergewichts unter der Behandlung

gering und traten selten auf. Sie verursachten den Patientinnen keine Schwierigkeiten. Die meisten Patientinnen konnten den anfänglichen Gewichtsanstieg von 1 bis 2 kg durch diätetische Maßnahmen regulieren. Da eine ähnlich große Anzahl von Patientinnen eine Gewichtsminderung unter der Behandlung zeigte, ist die Gewichtszunahme keine automatische Tendenz unter dieser Behandlung (Abb. 2). Der Blutdruck blieb während der gesamten Beobachtungszeit konstant (Abb. 3).

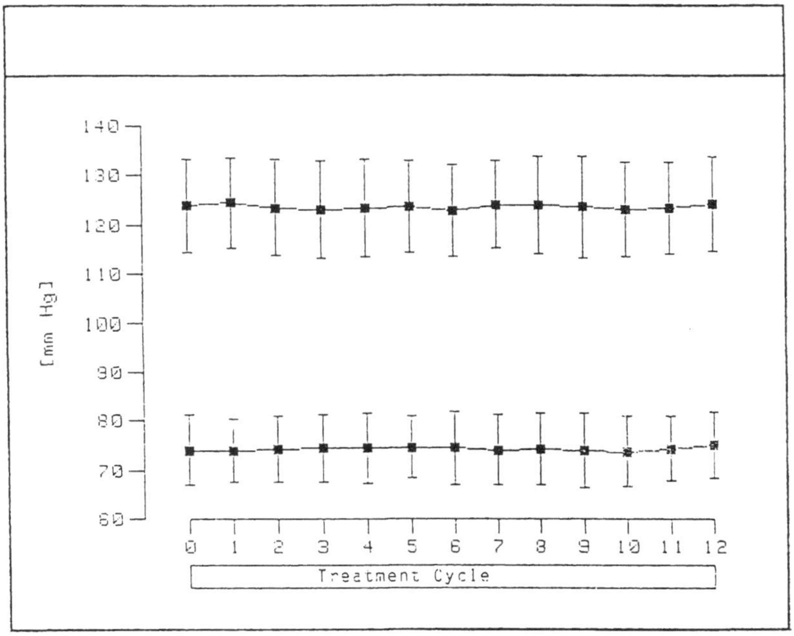

Abb. 3 Mittelwert und Standardabweichung des Blutdruckes unter der Behandlung

Bei den biochemischen Parametern des Glukose-, Leber- (Abb. 4–7) und Fettstoffwechsels (Abb. 8–11) wurden gelegentlich individuelle Werte sowohl vor Beginn als auch während der Behandlung gefunden, die außerhalb des Normbereichs lagen. Entsprechende klinische Symptome waren nicht vorhanden, und Kontrollmessungen im weiteren Verlauf der Behandlung zeigten eine Normalisierung. Es war in keinem Fall nötig, die Therapie zu unterbrechen.

Die hormonellen Parameter des Androgenstoffwechsels waren am Anfang der Behandlung in der Mehrzahl der Fälle, jedoch nicht bei allen Frauen, erhöht. Sie lagen niemals in einem Bereich, der auf einen tumorinduzierten Hirsutismus hätte schließen lassen (Testosteron mehr als 1,5 ng/ml, DHEA-S mehr als 7000 ng/ml). Im Verlauf der Behandlung gab es einen merklichen Abfall des Testosterons in 11 Fällen, des DHEA-S in 16 Fällen und des Androstendions in 22 Fällen.

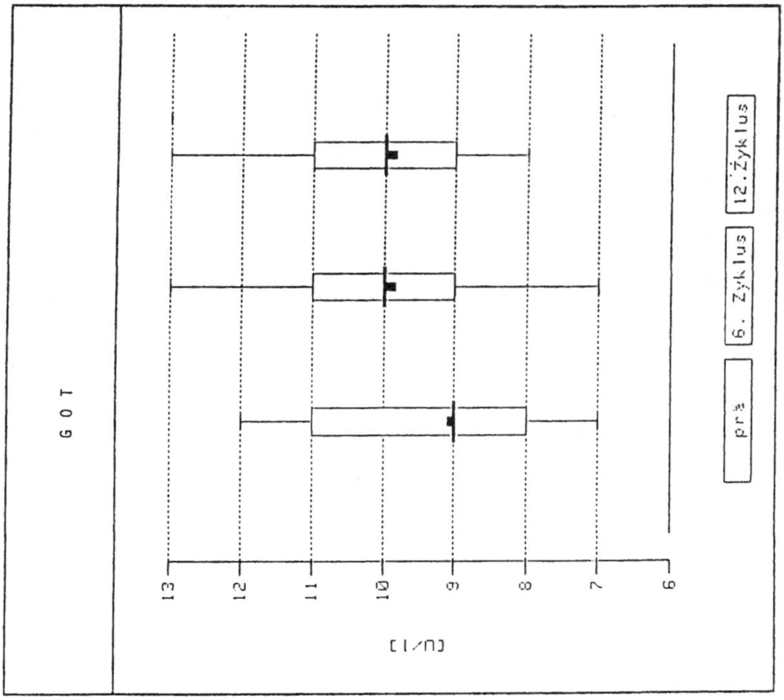
GOT
[U/l]
13
12
11
10
9
8
7
6
prä
6. Zyklus
12. Zyklus

Abb. 4

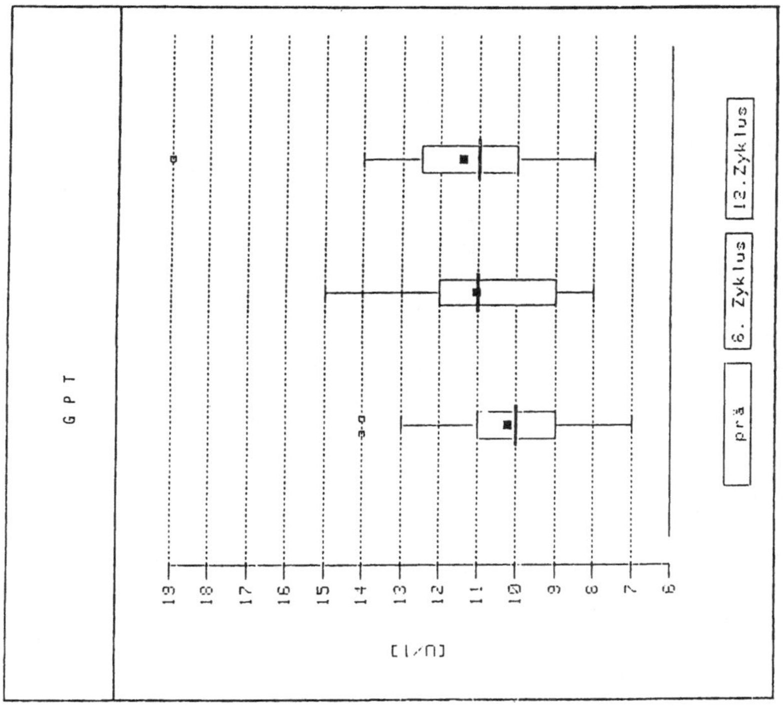
GPT
[U/l]
19
18
17
16
15
14
13
12
11
10
9
8
7
6
prä
6. Zyklus
12. Zyklus

Abb. 5

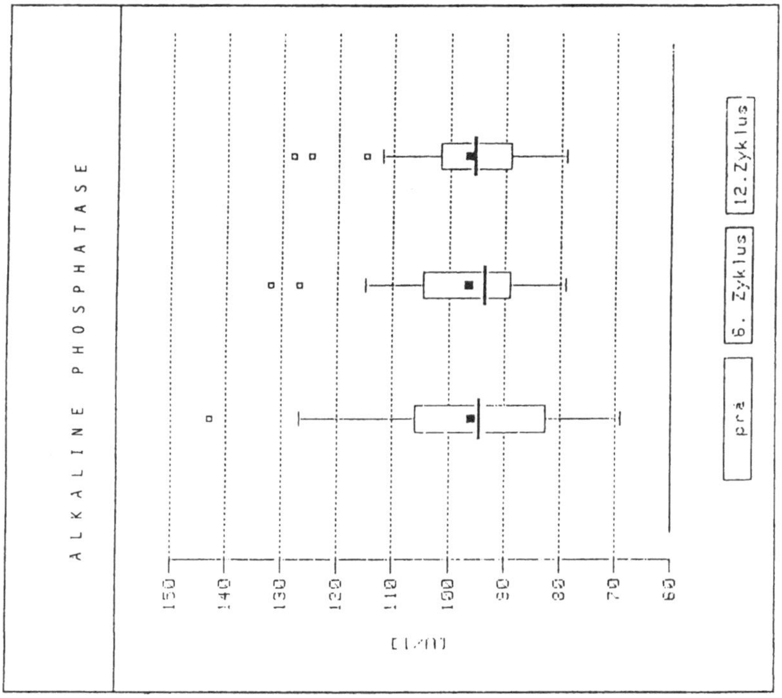
ALKALINE PHOSPHATASE
150
140
130
120
110
100
90
80
70
60
[U/l]
prä
6. Zyklus
12. Zyklus

Abb. 6

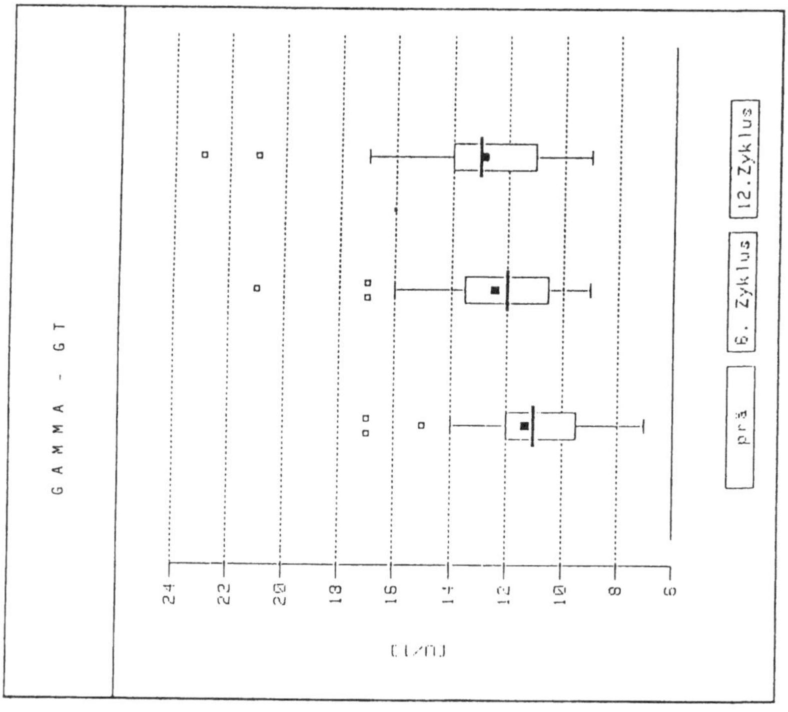
GAMMA - GT
24
22
20
18
16
14
12
10
8
6
[U/l]
prä
6. Zyklus
12. Zyklus

Abb. 7

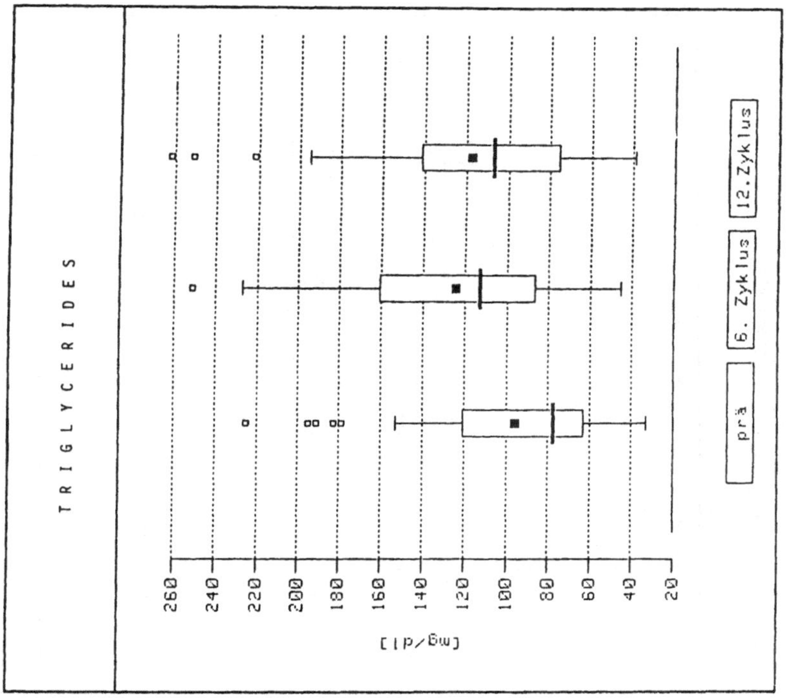
TRIGLYCERIDES
[mg/dl]
260
240
220
200
180
160
140
120
100
80
60
40
20
prä
6. Zyklus
12. Zyklus

Abb. 8

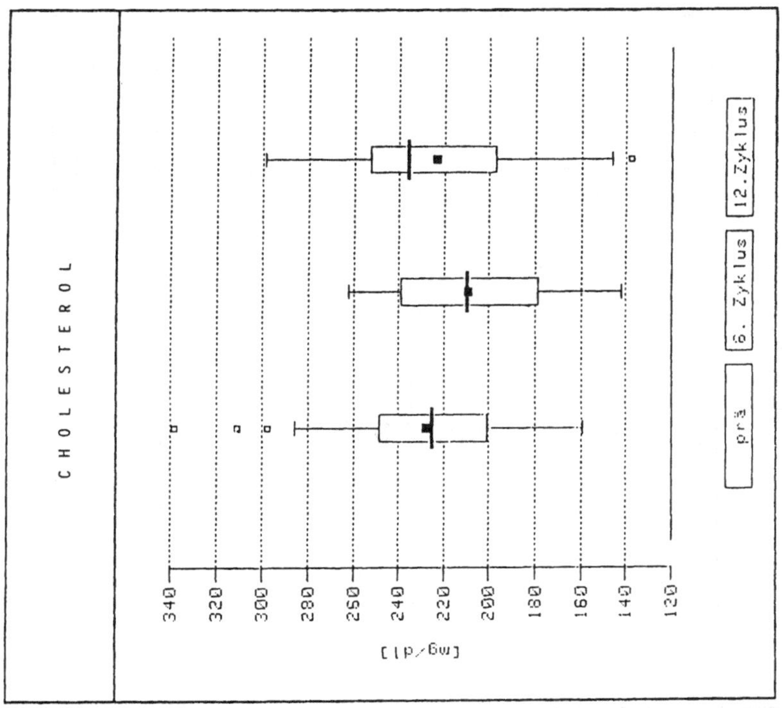
CHOLESTEROL
[mg/dl]
340
320
300
280
260
240
220
200
180
160
140
120
prä
6. Zyklus
12. Zyklus

Abb. 9

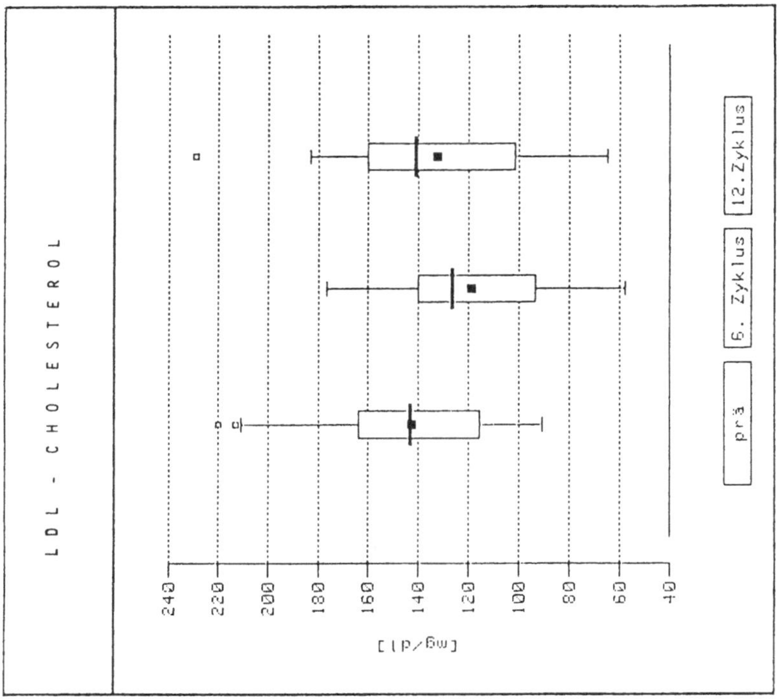
LDL - CHOLESTEROL
[mg/dl]
240
220
200
180
160
140
120
100
80
60
40
prä
6. Zyklus
12. Zyklus

Abb. 10

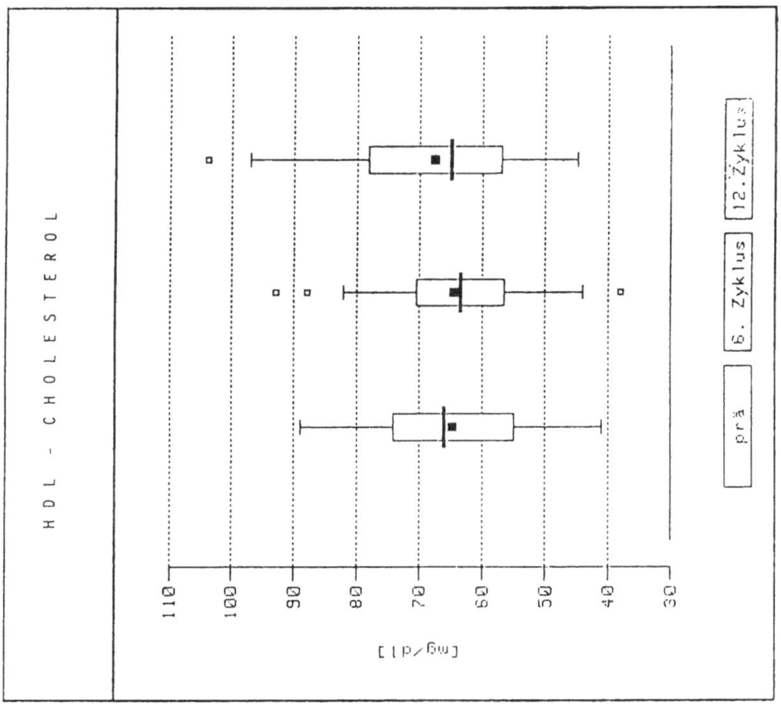
HDL - CHOLESTEROL
[mg/dl]
110
100
90
80
70
60
50
40
30
prä
6. Zyklus
12. Zyklus

Abb. 11

Bei den übrigen Patientinnen blieben diese Hormonspiegel unverändert. Gelegentlich stiegen sie sogar leicht an.

Die sonographische Untersuchung der Leber deckte in 4 Fällen eine leichte verfettende Degeneration des Parenchyms auf. Bei drei dieser Patientinnen dürfte Adipositas in Verbindung mit der Hormontherapie eine Rolle gespielt haben. Andere mögliche Ursachen, wie z. B. Drogenmißbrauch oder latenter bzw. manifester Diabetes, konnten in keinem der Fälle nachgewiesen werden. Da die Alterationen nur geringfügig waren, wurde keine Änderung des therapeutischen Konzepts vorgenommen. Nachuntersuchungen sind vorgesehen. Zwei weitere Patientinnen wiesen bereits vor Therapiebeginn eine leichte verfettende Parenchymdegeneration auf. Bei der Untersuchung nach 12monatiger Behandlung wurde keine Verschlechterung der Befunde nachgewiesen.

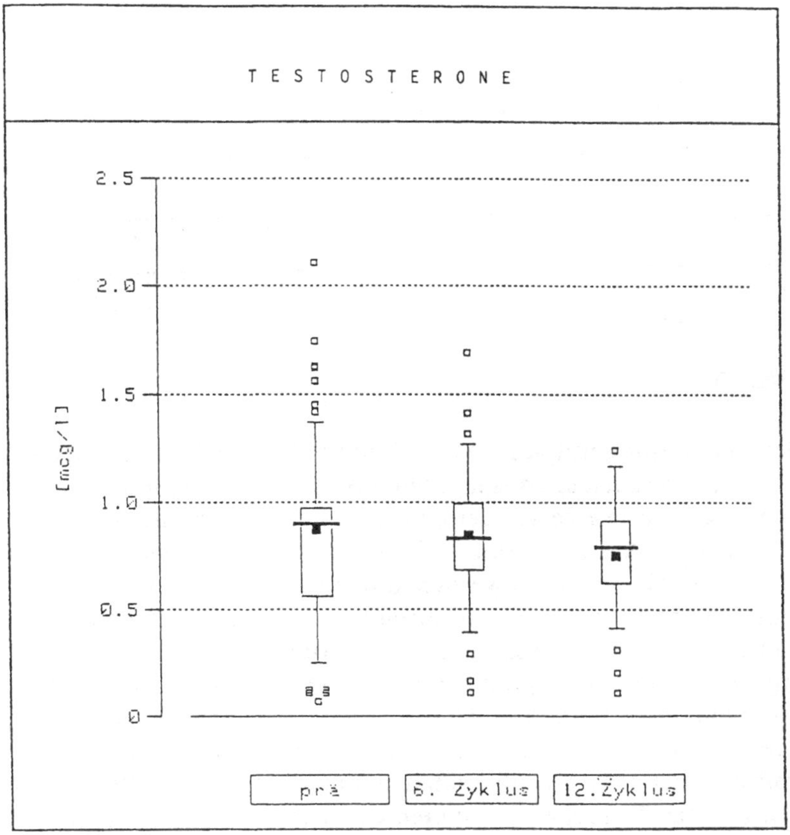

Abb. 12

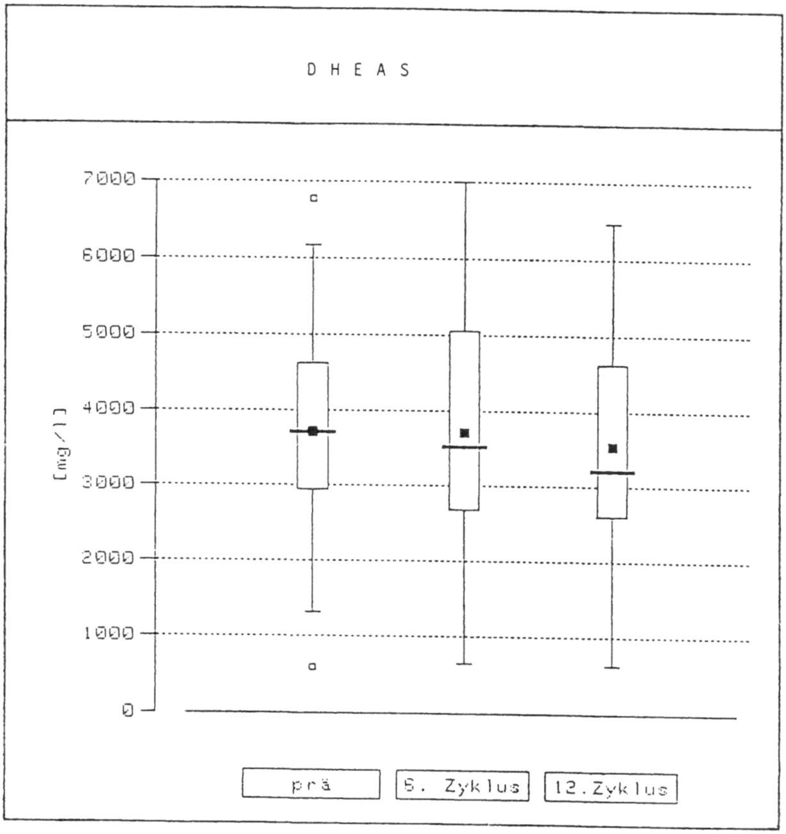

Abb. 13

Diskussion

Unter der Behandlung mit Androcur®-Depot (300 mg Cyproteronacetat i.m.) + Diane® bei 40 Frauen mit ausgeprägten Androgenisierungssymptomen zeigten die Androgenwerte eine Tendenz zur Normalisierung. Allerdings wurde gelegentlich auch ein Anstieg entdeckt, im besonderen ein Anstieg des DHEA-S (Abb. 12, 13). Es sollte erwähnt werden, daß die anfänglichen Werte bei einigen Patientinnen nicht über den Normwerten lagen. Die Aufnahme der Frauen in diese Studie basierte auf den klinischen Kriterien eines ausgeprägten Hirsutismus, ungeachtet der Laborparameter und des Androgenstoffwechsels. Die Hormonkurven wurden auch nicht zur Ergebnisauswertung der Therapie benutzt, da es sich gezeigt hat, daß der klinische Verlauf nicht unbedingt in allen Fällen mit den Laborwerten übereinzustimmen braucht [5, 12]. Das ist wahrscheinlich mit der Tatsache verbunden, daß bei Hirsutismus nicht immer erhöhte Androgenspiegel vorliegen müssen.

Selbst in ausgeprägten Fällen kann die erhöhte Empfindlichkeit der androgenen Zielorgane der entscheidende pathogenetische Faktor sein [16].

Die Ergebnisse der Therapie wurden subjektiv anhand der Auswertung der äußerlichen Erscheinung beurteilt, d. h. an der Veränderung der gestörten Haarmuster. Die Behandlungsergebnisse entsprachen denen der umgekehrten Sequenztherapie nach Hammerstein [4], bei der 1000 mg Cyproteronacetat/Zyklus oral verabreicht wurden (300 mg Cyproteronacetat/Zyklus i. m. in dieser Studie).

Die Nebenwirkungen scheinen geringer zu sein. Es wurden weniger ausgeprägte Fälle mit Mastodynien gesehen, und im Gegensatz zu Moltz et al. [13] nicht ein Fall mit Galaktorrhö. Die Prolaktinspiegel (Abb. 14) stiegen an, wie bei Flückiger et al. [2] unter alleiniger Östrogengabe beschrieben, sowie bei Moltz et al. [12] und Fröhlich et al. [3] unter Cyproteronacetat in Kombination mit Östrogenen. Jedoch blieben sie gewöhnlich im Normbereich.

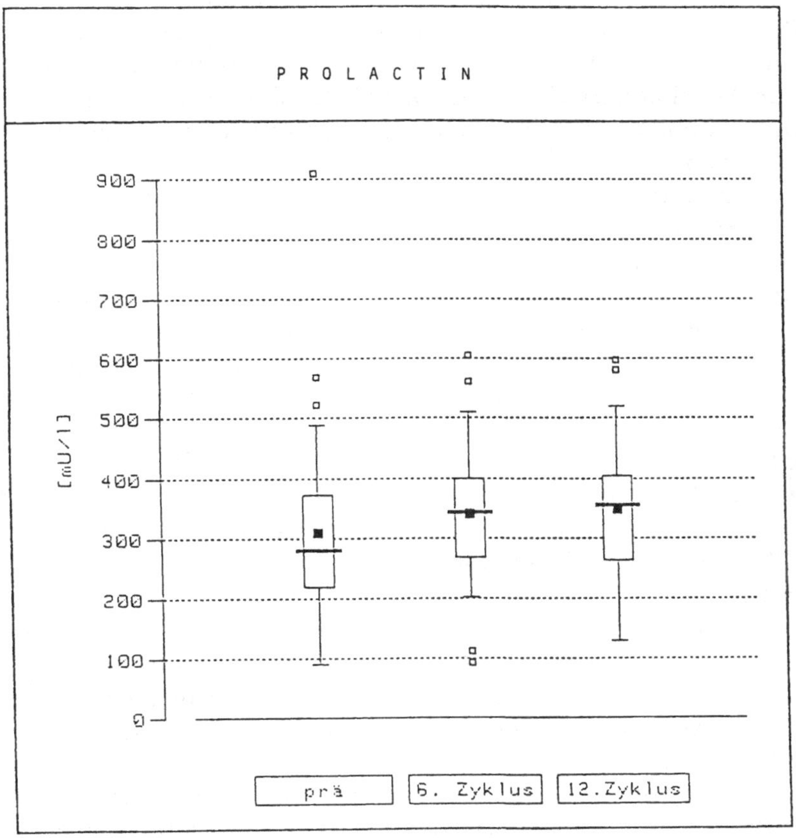

Abb. 14

Im Hinblick auf einen möglichen Einfluß der hochdosierten Steroidtherapie (hier besonders Cyproteronacetat) auf die Leber, war es nicht möglich, irgendwelche Anzeichen für funktionelle Störungen oder Veränderungen im Sinne einer Neoplasie zu entdecken, wie es bereits in anderen Untersuchungen [9] mit hochdosierten oralen Cyproteronacetatgaben über mehrere Jahre der Fall war. Alle Leberparameter und die Befunde der nichtinvasiven sonographischen Untersuchungen lagen im Normbereich.

Das schließt jedoch nicht die Verpflichtung aus, Patienten unter hochdosierter Hormontherapie, wie z. B. der Cyproteronacetatgabe bei Hirsutismus, sorgfältig zu überwachen. In verdächtigen Fällen ist die Sonographie eine Kontrollmethode, die für den Patienten nur eine geringe Belastung darstellt.

Der Mechanismus der günstigen therapeutischen Wirkung bei einigermaßen hochdosierter parenteraler Applikation von Cyproteronacetat ist noch nicht klar. Nach Moltz et al. [13] können die pharmakokinetischen Daten keine Erklärung liefern. Diese Untersucher fanden sehr viel höhere halbmaximale Plasmaspiegel nach täglicher oraler Gabe von 100 mg Cyproteronacetat als nach einer Einzelinjektion von 300 mg Cyproteronacetat über einen Zeitraum von 10–12 Tagen. Erhöhte Anhäufung in der Haut wurde nur unter oraler Applikation gefunden [15]. Da einer der Metaboliten von Cyproteronacetat auch antiandrogene Aktivität aufweist, ist es vorstellbar, daß die zwei Applikationsformen sich im Hinblick auf den Metabolismus unterscheiden. Eine andere Möglichkeit ist, daß die ständige Verfügbarkeit des Depots zu einem größeren Effekt der antiandrogenen Wirkung der aktiven Substanz auf das Zielorgan führt, als es mit den größeren Fluktuationen der Cyproteronacetatspiegel nach täglicher oraler Gabe der Fall ist.

Die von Urologen berichtete Erfahrung im Einsatz der antiandrogenen Therapie bei Prostatakarzinomen [10] und die Berichte über den Gebrauch von Cyproteronacetat zur Unterdrückung sexueller Abnormitäten [11], die von Psychiatern erhältlich sind, zeigen ebenfalls, daß die Dosis pro Zeiteinheit von Androcur®-Depot, die zur Erreichung klinischer Wirkungen erforderlich ist, im Vergleich zu denen mit oraler Androcur®-Medikation kleiner ist.

Es bleibt die Frage offen, warum nur etwa 70 % der Frauen mit Androgenisierungszeichen eine zufriedenstellende Reaktion auf die Antiandrogentherapie zeigen. Pharmakokinetische Faktoren können als mögliche Ursache angenommen werden.

Zusammenfassend kann gesagt werden, daß mit der Gabe von Androcur®-Depot i. m. zusammen mit Diane® – jetzt mit Diane®-35 – im Sinne der umgekehrten Sequenztherapie gleich gute therapeutische Erfolge bei Patientinnen mit schweren Androgenisierungszeichen erzielt werden können, wie mit dem bisher eingesetzten hochdosierten oralen Schema. Der Eindruck bei dieser Studie war, daß die Toleranz – wenn überhaupt – in der Patientengruppe besser war, die für ein Jahr, das bis jetzt überblickt werden kann, mit dem neuen Schema behandelt wurde. Die Akzeptanz der parenteralen Cyproteronacetatapplikation war gut. Unserer Meinung nach bietet diese Form der Therapie eine Alternative in der Behandlung ausgeprägter Androgenisierungserscheinungen, die Wert ist, in Betracht gezogen zu werden.

Literatur

[1] Fixson, U.: Vorläufige Mitteilung über ein neues oral wirksames Gestagen (SH 714). Geburtsh. u. Frauenheilk. **23** (1963) 371.

[2] Flückiger, R., E. del Poso, K. von Werder: Prolactin. Monographs on Endocrinology, Vol. 23, pp. 119. Springer, Berlin—Heidelberg—New York 1982.

[3] Frölich, M., H. L. Vader, S. T. Walma et al.: The influence of longterm treatment with cyproterone acetate or a cyproterone acetate-ethinyl estradiol combination on androgen levels in blood of hirsute women. J. Steroid Biochem. **12** (1980) 499.

[4] Hammerstein, J., B. Cupceancu: Behandlung des Hirsutismus mit Cyproteronacetat. Dtsch. med. Wsch. **94** (1969) 829.

[5] Hammerstein, J., J. Meckies, I. Leo-Roßberg et al.: Use of cyproterone acetate (CPA) in the treatment of acne, hirsutism and virilism. J. Steroid Biochem. **6** (1975) 827.

[6] Kaiser, E., E.-G. Loch, G. Winckelmann et al.: Antiandrogene Behandlung bei Akne u. Hirsutismus. Med. Welt **27** (1976) 1836.

[7] Kaiser, E.: Antiandrogene Behandlung bei Akne, Haarausfall und Hirsutismus. Münch. med. Wschr. **122** (1980) 975.

[8] Kaiser, E.: Androgenisierungserscheinungen der Frau. Medical Cosmeteology (ISBN 3 7650 16683) Braun, G., Karlsruhe 1985.

[9] Kaiser, E., H. J. Gruner: Ultrasonographische Befunde der Leber und biochemische Leberparameter unter Langzeitbehandlung mit Cyproteronacetat. (In Vorbereitung.)

[10] Klosterhalfen, H., H. Becker: Antiandrogen therapy of prostatic carcinoma. Clinical experience with Androcur®/Androcur®-Depot. In: Klosterhalfen, H. (ed.): The therapy of advanced carcinoma of the prostate, pp. 63—65, Medico-scientific book series of Schering AG West Germany, Berlin 1984.

[11] Laschet, U., L. Laschet: Ten years cyproterone acetate for modification of sexual behavior in men. bga-Berichte 3/78.

[12] Moltz, L., U. Schwartz, J. Hammerstein: Die klinische Anwendung von Antiandrogenen bei der Frau. Gynäkologe **13** (1980) 1.

[13] Moltz, L., F. Haase, U. Schwartz et al.: Die Behandlung androgenisierter Frauen mit intramuskulär applizierbarem Cyproteronacetat. Geburtsh. u. Frauenheilk. **43** (1983) 281.

[14] Neumann, F.: Klinik der Antiandrogene. Dtsch. Ärzteblatt **75** (1978) 1633.

[15] Schmidt, A.: CPA-Konzentrationsbestimmungen in der Haut und im Plasma androgenisierter Frauen. Inauguraldissertation. Freie Universität Berlin 1983.

[16] Winkler, K., H. Schaefer: Verhalten der Talgsekretion während Behandlung der Acne mit Cyproteronacetat und Aethinyloestradiol. Arch. Derm. Forsch. **247** (1973) 259.

Ein Jahr Erfahrung mit einem neuen oralen Kontrazeptivum mit natürlichem Östradiol und Cyproteronacetat

E. Hirvonen, U.-H. Stenman, E. Vartiainen

Einleitung

Da das Risiko thromboembolischer Komplikationen bei der oralen Kontrazeption generell mit dem Alter zunimmt, und dies in besonderem Maßes bei Raucherinnen, werden orale Kontrazeptiva im allgemeinen bei Frauen über 40 nicht empfohlen. Intrauterinpessare sind nicht in allen Ländern akzeptiert, und die Sterilisation ist nicht für alle Frauen annehmbar. Entsprechend erscheint die Notwendigkeit einer nichtinvasiven, reversiblen Kontrazeptionsmethode ohne die Risiken kardiovaskulärer Komplikationen offensichtlich.

Ab dem 35. Lebensjahr sinkt die Fertilität der Frau kontinuierlich, und für dieses Alter typische Hormonstörungen beginnen aufzutreten. Das bedeutet, daß eine ausreichend gute und sichere Kontrazeption auch mit weniger potenten Substanzen, als in den üblichen oralen Kontrazeptiva enthalten, zu erzielen ist. Es wäre wünschenswert, daß orale Kontrazeptiva für Frauen zwischen 35 Jahren und der Menopause folgende Eigenschaften besitzen:

1. Günstige Effekte auf dysfunktionelle Blutungen,
2. Beeinflussung von prämenstruellem Syndrom, Dysmenorrhoen und Hautveränderungen,
3. Prävention von Extrauteringraviditäten, funktionelle Ovarialzysten und Entzündungen im kleinen Becken,
4. Keine Nebenwirkungen auf Blutgerinnung, Lipoproteine und Blutdruck [1].

Natürliches 17β-Östradiol (Progynova®, Schering) wird in der postmenopausalen Substitutionstherapie ohne ernstliche Nebenwirkungen seit langem angewandt, während die Bemühungen, es als Komponente eines oralen Kontrazeptivums einzusetzen, wegen der schlechten Zykluskontrolle nicht erfolgreich waren. Von den 17α-OH-Progesteronderivaten wird nur Cyproteronacetat in oralen Kontrazeptiva eingesetzt (Diane®, Schering). Diese Substanz ist besser als potentes Antiandrogen bekannt. Aber es ist auch ein starkes Gestagen mit einer guten gonadotropen Hemmwirkung. Der Steroidgehalt der modernen oralen Kontrazeptiva konnte ohne Verschlechterung der Zykluskontrolle gesenkt werden. Dies ist durch die neuen Zwei- und Dreiphasenpräparate möglich geworden (Triquilar®, Schering).

Auf diesem Hintergrund entwickelten wir zwei biphasische Präparationen, in denen natürliches Östradiol entweder mit Cyproteronacetat oder mit Norethisteron kombiniert wurde. Sie wurden bei Frauen im Alter zwischen 35 und 47 Jahren mit ovulatorischem Zyklus eingesetzt.

Patientengut und Methode

50 gesunde Frauen im Alter zwischen 35 und 47 Jahren (Durchschnitt 39 Jahre) mit ovulatorischem Zyklus, die keine anderen Kontrazeptiva benutzten, wurden in einer Doppelblindstudie in zwei Gruppen randomisiert. Sie erhielten entweder 6 Monate ein Kombinationspräparat Estradiolvalerat-Cyproteronacetat (Gruppe A) oder eine Kombination Estradiolvalerat-Norethisteron (Gruppe B) (Abb. 1). Nach 6 Monaten wurde die Untersuchung als offene Studie weitergeführt. Die Teilnehmerinnen wurden gebeten, vor der Behandlung sowie im 1., 3. und 6. Behandlungszyklus jeweils am 12., 14., 16. und 22. Zyklustag in die Klinik zu kommen. Weiterhin wurden am 22. Zyklustag im 9. und 12. Behandlungszyklus Blutproben zur Bestimmung von FSH, LH, Prolaktin, Östradiol, Estron, Progesteron und SHBG im Serum entnommen. Das Serum wurde bis zur Untersuchung mit dem Radioimmuno-Assay bei −24° C gelagert. Zweimal während des prätherapeutischen Zyklus und am Ende des 1. und 3. Therapiezyklus wurden mit einer speziellen Technik nüchtern Blutproben für Gerinnungsstudien entnommen. Lipoproteinmessungen wurden im Zyklus vor der Behandlung und dann alle 3 Monate durchgeführt. An die Teilnehme-

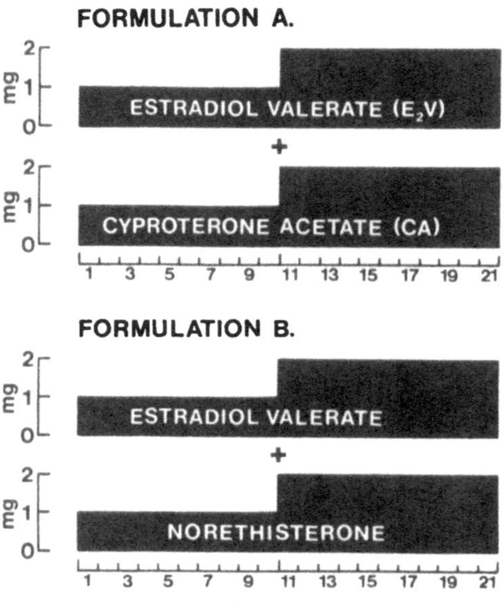

Abb. 1 Zusammensetzung der Präparate

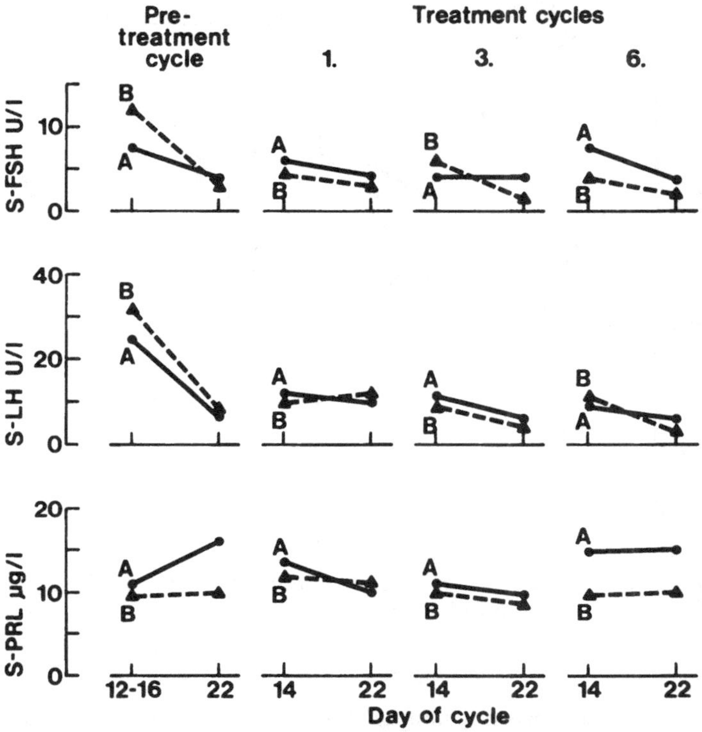

Abb. 2 FSH-, LH- und PRL-Serumkonzentrationen vor und während Behandlung mit einer Estradiolvalerat-Cyproteronacetat-Kombination (A) und mit einer Estradiolvalerat-Norethisteron-Kombination (B).

rinnen wurden Kalenderkarten ausgegeben, um Entzugs- und Zwischenblutungen, Intensität der Blutungen und Nebenwirkungen zu erfassen. Gewicht und Blutdruck wurden alle 3 Monate kontrolliert.

Ergebnisse

In der Mitte des Zyklus waren die FSH- und LH-Spitzen unterdrückt, aber die durchschnittlichen Werte der Lutealphase wie auch das Prolaktin wurden nicht beeinflußt (Abb. 2). Verglichen mit dem Zyklus vor der Behandlung trat keine Veränderung der Östradiolwerte auf, die Östronspiegel stiegen aber um das 2- bis 4fache an (Abb. 3). Die SHBG-Konzentration erhöhte sich in Gruppe A leicht und zeigte in Gruppe B eine abfallende Tendenz. Die Serumprogesteronwerte deuteten darauf hin, daß während des ersten Jahres in Gruppe A nur einmal ein ovulatorischer Zyklus stattgefunden hatte, während dies in Gruppe B jedoch 11mal der Fall war (Tab. 1). Bei 16 Frauen der Gruppe A, bei denen 12

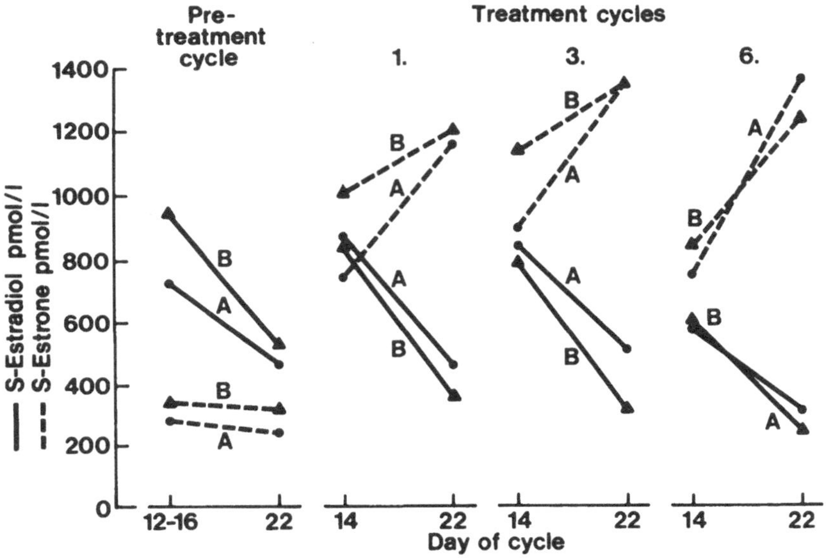

Abb. 3 Östradiol- und Östron-Serumkonzentrationen während des Zyklus vor der Behandlung und im 1., 3. und 6. Therapiezyklus.

Tabelle 1 Serum-Progesteronwerte und Zahl der Ovulationen vor und während der Behandlung

Zyklus	Gruppe A S-Progesteron	Ovulationen	Gruppe B S-Progesteron	Ovulationen
Vor der Behandlung	38,2 ± 15,1	26	38,8 ± 18,5	24
1. Behandlung	3,1 ± 3,3	1	6,4 ± 7,6	4
3. Behandlung	1,9 ± 1,6	0	3,7 ± 4,2	2
6. Behandlung	2,1 ± 1,1	0	7,8 ± 9,2	5
9. Behandlung	2,0 ± 1,1	0	2,1 ± 2,1	0
12. Behandlung	1,7 ± 0,7	0	2,1 ± 0,9	0

Tabelle 2 Gerinnungsparamter vor und während der Behandlung mit einer Estradiolvalerat/Cyproteronacetatkombination bei 16 Frauen der Gruppe A

Zyklus	Fibrinogen (g/l)	Quick (%)	PTT (sek.)	F VIII: C (%)	AT III (mg/100 ml)	Plasminogen (mg/100 ml)	Protein C
Vor der Behandlung	2,5	95,5	40,4	55,3	104	103,4	99,9
1. Behandlung	2,8	100,1	40,1	55,6	102	111,0	95,9
3. Behandlung	2,6	108,1	38,7	52,7	101	108,8	95,9

Gerinnungsfaktoren gemessen wurden, waren außer einem Anstieg von Plasminogen keine signifikanten Veränderungen beobachtet worden ($p < 0,005$) (Tab. 2). Die Serumkonzentration des Gesamtcholesterols fiel in Gruppe A um 9 % ($p < 0,001$) und in Gruppe B um 11 % ($p < 0,001$) ab. Die HDL-Cholesterolkonzentration verminderte sich in Gruppe B um 12 % ($p < 0,001$) und blieb in Gruppe A innerhalb von 6 Monaten unverändert.

Die starken Blutungen, die 8 Frauen der Gruppe A aufwiesen, verringerten sich mit einer Ausnahme bei allen. Diese Frau hatte Uterusfibrome und mußte nach 3 Monaten die Behandlung wegen Durchbruchsblutungen abbrechen.

Tabelle 3 Durchschnittliche Zahl der Blutungstage pro Zyklus (Durchschnitt ± Standardabweichung)

	Vor der Behandlung	3. Zyklus	6. Zyklus	9. Zyklus	12. Zyklus
A	5,0 ± 1,0	5,8 ± 4,0	5,2 ± 3,7	3,7 ± 2,3	4,0 ± 3,1
B	4,9 ± 1,2	5,9 ± 3,3	4,9 ± 1,6	5,1 ± 2,3	5,2 ± 2,5

Tabelle 4 Nebenwirkungen

	Vor Behandlung		3. Therapiezyklus		6. Therapiezyklus		12. Therapiezyklus	
	A	B	A	B	A	B	A	B
Kopfschmerzen	2	0	8	2	6	3	4	2
Ödeme	7	9	8	6	4	4	3	1
Brustspannen	3	1	17	11	8	8	6	3
Depressionen	1	0	7	1	2	1	0	1

Tabelle 5 Gründe für den Abbruch des Versuches

	Anzahl der Patientinnen	Vollständige Zyklen	Grund des Abbruchs
Gruppe A	1	3	Durchbruchbltg. (Fibrome)
	1	4	Kinderwunsch
	1	6	Varizenbeschwerden
	1	9	Spotting, Depression
Gruppe B	4	3, 6, 6, 9	Spotting und Durchbruchblutung
	1	2	Ödeme, Gewichtszunahme
	1	8	Kinderwunsch
	2	6, 7	Medizinische Gründe

Hingegen namen in Gruppe B 4 Frauen wegen Durchbruchblutungen nicht mehr an dem Versuch teil.

Die Häufigkeit von Schmierblutungen (Spotting) schwankte zwischen 20–40%. Allerdings senkte sich die Gesamtzahl aller Blutungstage pro Zyklus (einschließlich der Schmierblutungen) in Gruppe A und blieb in Gruppe B unverändert (Tab. 3). Eine Frau der Gruppe A litt unter Depressionen. Aber keine Patientin berichtete über Libidoverlust. Die häufigste Nebenwirkung waren Brustbeschwerden (Tab. 4), die jedoch während der zweiten Behandlungshälfte abnahmen. Nur 3 Frauen der Gruppe A und 5 der Gruppe B beendeten die Behandlung vorzeitig wegen unerwünschter Nebenwirkungen (Tab. 5). Am Ende des 1. Behandlungsjahres zeigten sich relativ viele Patientinnen mit der Therapie zufrieden, so waren 81% in Gruppe A und 67% in Gruppe B bereit, die Behandlung fortzuführen.

Diskussion

Die Kombination Estradiolvalerat-Cyproteronacetat erzielte bessere klinische Ergebnisse. Die Zykluskontrolle war tolerabel und Blutungen wurden selten. Das kann wahrscheinlich mit der längeren Halbwertzeit von Cyproteronacetat im Vergleich zu der von Norethisteron [3] sowie mit der wirksameren Hemmung der Östrogenrezeptoren erklärt werden. Das Verschwinden von Dysmenorrhoen ist offensichtlich durch ähnliche Mechanismen wie bei der Einnahme der üblichen oralen Kontrazeptiva bedingt. Die Östronserumwerte steigen, wenn Östradiol oral gegeben wird [4]. In dieser Studie reflektieren sie die pro Tag gegebene Östradioldosis besser als die Östradiolwerte, von denen ein Teil endogenen Ursprungs ist, was die ähnlichen Östradiolspiegel im Serum vor und unter der Behandlung erklärt.

Die fast vollständige Hemmung der Ovulation in Gruppe A, die die Behandlung Östradiolvalerat-Cyproteronacetat einnahm, erlaubt die Annahme, daß diese Verbindung für diese Altersgruppe eine zuverlässige Kontrazeption ermöglicht. Weiterhin dürften die unveränderten Gerinnungsparameter und die entsprechend unveränderten HDL-Cholesterolspiegel ein Hinweis sein, daß sie keine thromboembolischen Risiken besitzen dürfte. Auch kann die Präparation in der Behandlung von Dysmenorrhoen und dysfunktionellen Blutungen eingesetzt werden. Nach unserer Erfahrung ist die Kombination Estradiolvalerat-Cyproteronacetat insbesondere bei älteren Frauen in der Behandlung von Androgenisierungserscheinungen wie Akne und Seborrhoen vorteilhaft, ebenso bei Frauen, die über Nebenwirkungen des Ethinylestradiols klagen. Auch die Kombination mit Cyproteronacetat im umgekehrten Sequenzschema hat sich als klinisch anwendbar bewiesen.

Literatur

[1] Guillebaud, J.: Contraception for the older woman. J. Ostet. Gynaecol. **5** (1985) 70—77.

[2] Hammerstein, J.: Possibilities and limits of endocrine therapy. In: Hammerstein, J., U. Lachnit-Fixon (eds.): Androgenization in women, pp. 221—238. Excerpta Medica, Amsterdam—Oxford—Princeton 1980.

[3] Humpel, M., H. Wendt, G. Dogs et al.: Intraindividual comparison of pharmacokinetic parameters of D-norgestrel, lynestrenol and cyproterone acetate in 6 women. Contraception **16** (1977) 199—202.

[4] Yen, SSC., P. Martin, A. Burnier et al.: Circulating estradiol, estrone and gonadotropin levels following the administration of orally active 17-β-estradiol in postmenopausal women. J. Clin. Endocrinol. Metab. **40** (1975) 518—522.

Diskussion

Spona: Die letzten Beiträge beleuchteten einige klinische Aspekte der Nebenwirkungen und Anwendung von Cyproteronacetat.

Ich möchte die Diskussion eröffnen und Frau Dr. Bruni fragen: Haben Sie irgendwelche Daten, die das Verhalten von Antithrombin III bei Frauen vergleichen, die entweder Diane® oder Diane®-35 eingenommen haben?

Bruni: Nein, wir haben keine Ergebnisse über Veränderungen im hämostatischen System unter Diane®. Wir haben Diane®-35 mit zwei Dreiphasenpräparaten, die entweder Levonorgestrel oder Gestoden enthielten, verglichen. Es wurden keine Unterschiede der Gerinnungsparameter zwischen den beiden Dreiphasenpräparaten gesehen. Aber es wäre hochinteressant, Diane® und Diane®-35, zwei Präparate mit demselben Gestagen-, aber verschiedenem Ethinylestradiolgehalt zu vergleichen.

Silfverstolpe: Wirkungen der exogenen Sexualsteroide auf die Gerinnungsfaktoren treten wahrscheinlich schneller auf, oft innerhalb weniger Wochen. Unter Diane®-35 fand man nach 6 Behandlungszyklen einen Anstieg der Antithrombin-III-Aktivität um 30%. Das ist überraschend, da man eine Wirkung, wenn eine eintreten sollte, viel früher erwartet hätte. Man weiß, daß Ethinylestradiol selbst bei niedrigen Dosierungen von 10 μg die AT-III-Aktivität senkt. Ist Ihre Beobachtung daher ein Effekt des Cyproteronacetats?

Bruni: Ja, ich glaube, daß der Anstieg des AT III ein direkter Effekt des Cyproteronacetats ist, da wir unter der Einnahme anderer Gestagene keine derartigen Veränderungen sahen. Die anderen Gestagene zeigten den erwarteten Abfall des AT III. Wir schreiben diesen Effekt von Cyproteronacetat seiner antiandrogenen Aktivität zu. Wir kontrollierten unsere Befunde nach einer längeren Behandlungszeit und fanden sie nach 12 und 15 Monaten bestätigt.

Schindler: Für die Bewertung von Nebenwirkungen einer Kombination eines Antiandrogens und Östrogens oder beliebiger anderer Kombinationspillen erscheint es wichtig, gleichzeitig die Gerinnungsfaktoren auf der einen Seite und die fibrinolytische Aktivität auf der anderen Seite zu betrachten. Könnten Sie dies noch näher kommentieren?

Bruni: Nein, ich glaube nicht, daß die Hypothese eines Gleichgewichts zwischen den Gerinnungsfaktoren und der fibrinolytischen Aktivität eine befriedigende Lösung des Problems darstellt. Und zwar deswegen, weil wir nicht wissen, ob die Gerinnungsfaktoren wirklich die einzig wichtigen für das thromboembolische Risiko sind.

Aus diesem Grunde haben wir schwangere Frauen als physiologisches Modell für die Gestagenwirkung benutzt. In unserer Studie mit 20 gesunden Frauen mit komplikationslosem Schwangerschaftsverlauf fanden wir eine signifikante Senkung der fibrinolytischen Aktivität. Deshalb ist die Bewertung einer Stabilisierung des hämostatischen Systems sehr schwierig. Es gibt viele, bisher unbekannte Faktoren wie Antikortison, Antiöstrogene und andere Faktoren, die direkt auf die Gefäßwand wirken. Aber meiner Meinung nach ist, wie bereits erwähnt, ein Kombinationspräparat ideal, das bei Anstieg der Gerinnungsfaktoren gleichzeitig AT III, als Indikator der aktivierten fibrinolytischen Aktivität steigert.

Gaspard: Ich habe mit Interesse einen Abfall der fibrinolytischen Aktivität gesehen, wenn während der Behandlung mit Diane®-35 eine venöse Okklusion durchgeführt wird. Sahen Sie denselben Abfall der fibrinolytischen Aktivität in der Kontrollgruppe, also bei Patientinnen, die nicht dieses Präparat nahmen? Haben Sie eine Erklärung dafür? Wir persönlich sahen bei venöser Okklusion unter der Einnahme von Dreiphasenpräparaten einen Anstieg des α-20-Plasmins. Sehen Sie einen Zusammenhang zwischen Ihren und unseren Ergebnissen?

Bruni: Wir sahen keinen Abfall der fibrinolytischen Aktivität, sondern einen Anstieg; ein Mechanismus, den wir nicht erklären können.

Eine Reduktion der fibrinolytischen Aktivität konnte nur bei der Kombinatin von 50 μg Ethinylestradiol und 100 mg Cyproteronacetat und bei Männern, die täglich 10 mg Cyproteronacetat einnahmen, beobachtet werden.

Cohen: Ich möchte Dr. Ernst fragen, ob er einen Effekt des Rauchens auf die Rheologie gesehen hat.

Ernst: Es gibt viele Daten über die Auswirkungen des Rauchens. Aber in unserer eigenen Studie konnten wir keine Effekte auf die Rheologie finden. In diesem Zusammenhang würde es interessant sein zu klären, ob das Zusammenspiel von Rauchen und Kontrazeptiva einen potenzierenden Effekt hat. Wir haben das nicht untersucht.

Spona: Dr. Ashton präsentierte einen sehr interessanten Bericht über die Behandlung von Aknepatienten. Sind dazu irgendwelche Fragen?

Nürnberger: Haben Sie eine zusätzliche lokale Behandlung durchgeführt?

Ashton: Die meisten Patienten, die in dieser Studie mitmachten, hatten vorher eine Behandlung von ihren Hausärzten bekommen, die meisten von ihnen sowohl eine lokale als auch eine systemische Antibiotikatherapie. Da dies keinen Erfolg gebracht hat, wurden die Patienten in unsere dermatologische Abteilung überwiesen.

Vor Eintritt in die Studie hatten sie 6 Wochen vorher keine Behandlung außer der Pille.

Spona: Sie machten die sehr interessante Bemerkung, daß keine Korrelation zwischen der klinischen Verbesserung, der Talgexkretionsrate (TER) und den Serumtestosteronspiegeln gefunden wurde. Heißt das, daß hohe Serumtestosteronspiegel sowohl bei Patienten, die auf die Behandlung reagierten, als auch bei solchen, die nicht darauf reagierten, auftraten? Und gilt das gleiche auch für die TER?

Ashton: Ja, im Grunde sahen wir keine Korrelation zwischen dem Schweregrad der Akne und der Erhöhung des Testosterons und der TER.

Falsetti: Ich möchte darauf hinweisen, daß Sie nur das Gesamttestosteron und nicht das freie Testosteron gemessen haben. Vielleicht ist das die Erklärung dafür, daß Sie keine Korrelation gefunden haben.

Ashton: Es wurde sowohl das Gesamt- als auch das freie Testosteron sowie das Gesamt- und freie Dihydrotestosteron gemessen. Es gab keine Korrelation in allen untersuchten Parametern.

Lachnit: Ich gehe davon aus, daß die Tatsache, daß die meisten Ihrer Patienten fast normale Werte für das freie und das Gesamttestosteron hatten, darauf zurückzuführen ist, daß sie noch kurz vor Beginn der Behandlung die Einnahme einer Pille fortgesetzt hatten.

Bekanntermaßen ist jedes normale orale Kontrazeptivum in der Lage, Gesamt- und freies Testosteron herabzusetzen. Das könnte die Erklärung für Ihre fehlende Korrelation sein. Außerdem möchte ich noch einmal darauf hinweisen, daß ein Präparat wie Diane®-35 einen zweifachen Effekt hat: Erstens hemmt es die Ovulation, und zweitens hat es eine periphere antiandrogene Wirkung am Rezeptor des Erfolgorgans.

Ashton: Das könnte stimmen. Ich bin Dermatologe und daher an der Haut interessiert. Und die Haut ist Endorgan für Androgene. Das ist ein Endorganproblem. Von den Ergebnissen unserer Studie erscheint es möglich, daß die Hormonspiegel im Blut nicht so wichtig sind wie die Antwort der Haut, d. h. die Antwort des Endorgans.

Rubens: Könnten Sie etwas zur Häufigkeit des Wiederauftretens der Akne sagen?

Ashton: Ich glaube, es gibt keine gute Studie, die zeigt, wie lange man die Behandlung mit Diane®-35 fortsetzen soll und wie häufig es zum Wiederauftreten der Akne kommt. Ich persönlich glaube, daß die Senkung des Ethinylestradiolgehaltes in Diane®-35 eine Fortsetzung der Behandlung vielleicht bis zu 18–24 Monaten erlaubt.

Spona: Ich möchte einen kurzen Kommentar abgeben. Ich stimme völlig überein mit der Sensitivität des Endorgans.

Was ist dann Ihre Erklärung für die Wirkung auf die Bakterienzahlen?

Ashton: Der Abfall der Bakterienzahlen war ausgeprägter als die Verbesserung der Talgexkretionsrate. Die Bakterien sind sicherlich eine Sekundärerscheinung. Wenn die Akne besser wird, scheinen die veränderten Lebensumstände für die Bakterien die Bakterienzahl zu senken.

Bruni: Ich selber glaube nicht, daß Akne ein endokrinologisches Problem ist. Akne ist eher ein Problem der Haut, eine Dermatose. Deshalb erzielt man die beste Wirkung, indem man eine endokrine und eine lokale, d. h. dermatologische Therapie kombiniert.

Ashton: Für die Entstehung von Aknepusteln gibt es zwei Hauptursachen: Erstens die Talgexkretionsrate und zweitens die Blockade der Poren. Es besteht kein Zweifel, daß die TER androgenabhängig ist, wenn vielleicht auch nicht vollständig. Interessanterweise wurde in der ersten Gruppe unserer Patientinnen, die nicht Cyproteronacetat einnahmen, die Talgexkretionsrate nicht sehr stark gesenkt, obwohl die Akne selbst besser wurde. Beim Problem der Blockade der Poren kennt man nicht die Rolle der Androgene, ob sie z. B. die Zellkohäsion ändern oder was sonst.

Spona: Ein kurzer und abschließender Kommentar zu diesem Thema. Mit Sicherheit kann man von einer endokrinen Abhängigkeit ausgehen, da man mit örtlicher aktiver Antiandrogenbehandlung sehr gute Ergebnisse erzielen kann. So besteht zumindest eine starke Kontrolle der Empfindlichkeit des Endorgans Haut, die ein endokrines Organ ist.

Cohen: Ich möchte die erste Frage zum Vortrag von Dr. Rubens stellen. Sie hatten viele Patientinnen mit Müdigkeit unter Cyproteronacetat. Haben Sie eine Idee, warum?

Rubens: Nein, habe ich nicht. Aber wenn man anfängt, sie zu fragen, ob sie Müdigkeit bemerkt haben und ob sie die gleiche muskuläre Kraft wie vor der Behandlung haben, bekommt man viele positive Antworten. Ich denke, das ist zu erklären. Man gibt Athleten Androgene, um ihre Muskelkraft zu steigern. Wenn man entsprechend Menschen Antiandrogene gibt, so werden sie weniger Muskelkraft haben. Das scheint mir ziemlich einleuchtend.

Kaiser: Warum wurde Spironolacton zyklisch verabreicht? Auch auf einem Bild von Prof. Schindler war das zu sehen. In unserer Praxis gibt es viele Patienten mit Bluthochdruck. Sie werden mit Spironolacton 100 mg kontinuierlich behandelt, und wir sahen niemals Zyklusstörungen.

Rubens: Es bestehen zwei Gründe für die zyklische Applikation des Spironolactons:

1. Vor ungefähr 6 Jahren veröffentlichten Bots und Shane ihre Versuche mit Rhesusaffen, die einen sehr leichten gestagenen Effekt des Spironolactons bewiesen.
2. In den Originalberichten von Roussel und Shapiro wurden Zyklusstörungen beschrieben.

Spona: Dr. Kaiser zeigte einige interessante Daten zur intramuskulären Applikation von Cyproteronacetat, wobei die intramuskuläre Applikation im Vergleich zur oralen Behandlung bessere Ergebnisse brachte. Das interessierte mich sehr, da wir die gleichen Ergebnisse hatten. Wir sahen uns die Cyproteronspiegel im Serum an und fanden keine unterschiedlichen pharmakokinetischen Daten. Haben Sie irgendeine Erklärung für Ihre Daten, wo Sie bessere Ergebnisse bei intramuskulär behandelten Patienten erzielten?

Kaiser: Nein, im Moment haben wir keine akzeptable Erklärung dafür.

Cohen: Ich habe drei Fragen zu dem Beitrag von Dr. Hirvonen. Woher stammen die Angaben über die Fertilität von Frauen in der Postmenopause im Alter von 40–45 Jahren? Sie erwähnten eine Fertilität von etwa 20 %, die aus meiner Erfahrung heraus zu hoch ist.

Hirvonen: Ich bezog mich auf eine Veröffentlichung von Killeborg, erschienen 1981 im Journal of Gynecology and Obstetrics.

Cohen: Meine zweite Frage ist: Sie empfehlen diese Art der Kontrazeption, Estradiolvalerat und Cyproteronacetat gerade deswegen, weil die Fertilität in diesem Alter reduziert ist. Heißt das, daß Schwangerschaften eintreten können, wenn man dasselbe orale Kontrazeptivum jüngeren Frauen, vielleicht um die 30, gibt?

Hirvonen: Nein, ich glaube nicht. Wir haben diese Kombination bei jüngeren Frauen nicht eingesetzt, da wir uns über die ovulationshemmende Wirkung dieser Kombination nicht sicher waren. Demzufolge wurde der Versuch mit älteren Frauen begonnen. Aber jetzt sind wir davon übezeugt, daß das Präparat auch bei jüngeren Frauen sicher sein könnte.

Cohen: Meine letzte Frage ist: Warum versuchten Sie eine ansteigende Dosis Estradiolvalerat, und warum nahmen Sie nicht über den ganzen Zyklus eine konstante Kombination?

Hirvonen: Es wurde angenommen, daß diese biphasische Applikationsart die Zykluskontrolle verbessern würde.

Schindler: Wenn man Ihre Angaben betrachtet, waren Sie nicht sehr erfolgreich, was die Verhinderung von Zwischenblutungen angeht.

Nun argumentieren Sie, daß ein biphasisches Präparat benutzt wurde. Es wäre besser, zu sagen, es wurde eine Step-up-Methode eingesetzt, da sowohl Östrogene als auch Gestagene gesteigert wurden. Meine Frage wäre: Haben Sie jemals eine Kombination mit 2 mg EV und 2 mg Cyproteronacetat über 21 Tage ausprobiert?

Hirvonen: Nein, das haben wir nicht. Jedoch haben wir es in einer umgekehrten Phasentherapie gegeben, wobei mit der Tablette mit einem höheren Estradiolvaleratgehalt begonnen wurde. Aber das Problem der Schmierblutungen trat bei diesen Patientinnen genauso auf. Außerdem ist zu bedenken, daß die Auswahl der Patientinnen für diese Studie relativ schlecht war. Viele von ihnen hatten Hypermenorrhöen und Blutungsprobleme unter dem IUD, einige hatten Zwischenblutungen. Alle Zwischenblutungen waren nicht stark, sondern nur Schmierblutungen. Nach dem ersten Jahr fiel die Rate der Schmierblutungen auf 10% ab.

Interessanter ist die Beobachtung, daß die Häufigkeit von Schmierblutungen bei der Kombination von Estradiolvalerat mit Norethisteron viel höher lag.

Schindler: Das überrascht mich nicht. Wenn man nämlich gleiche Mengen von Norethisteron und Cyproteronacetat vergleicht, weiß ich aus einer anderen Studie von mir, daß Hydroxyprogesteronderivate wie Cyproteronacetat eine bessere Wirkung auf das Endometrium zeigen als Norethisteron.

Demzufolge kann man wieder feststellen, daß man Progesteronderivate nicht nur in der Postmenopause einsetzen sollte. Man sollte einen Schritt vorwärts gehen und Hydroxyprogesteronpräparate auch bei Frauen in der Prämenopause verabreichen.

Cohen: Damit stimme ich überein. Vielleicht sollte man noch einen weiteren Schritt vorwärts, bis zur Pubertät gehen.

Ich möchte die Diskussion schließen und allen Beitragenden sowie den Zuhörern danken.

V Metabolische und klinische Aspekte

Klinische und metabolische Wirkungen einer neuen, niedrig dosierten Östrogen-Antiandrogen-Kombination

L. De Cecco, G. L. Capitanio, S. Bertolini, S. Croce, A. Centonze

Einleitung

Schon seit langem ist die Kombination von Cyproteronacetat (CPA) und Ethinylestradiol (EE_2) sowohl als monophasische als auch als umgekehrte Sequenztherapie als klinisch sinnvoll bekannt. Dies gilt besonders für die Kontrazeption und die Behandlung von Frauen, die wegen polyzystischer Ovarien leichte oder schwerere Androgenisierungserscheinungen aufweisen. Allerdings ist in den oben erwähnten Kombinationen immer eine Dosis von 50 µg Ethinylestradiol eingesetzt worden.

Demzufolge wurden die klinischen und metabolischen Wirkungen einer neuen monophasischen Kombination untersucht, die Cyproteronacetat mit einer niedrigeren (35 µg) Dosis Ethinylestradiol enthält.

Material und Methode

24 gesunde junge Frauen (Alter: 25,9 ± 6 Jahre) wurden aus einer Patientengruppe ausgewählt, bei denen eine kontrazeptive Behandlung wegen einiger klinischer Symptome einer leichten bis schweren Androgenisierung (Akne, Seborrhoe, mößige Hypertrichose oder Hirsutismus) erforderlich war. Die Patientinnen erhielten eine monophasische Kombination von 0,035 mg Ethinylestradiol (EE_2) und 2 mg Cyproteronacetat (CPA) an 21 aufeinanderfolgenden Tagen über 6 Zyklen.

Der erste Behandlungszyklus wurde am 1. Tag der Blutung begonnen. Zwischen den jeweiligen Zyklen wurde eine Pause von 7 Tagen eingehalten.

Die Frauen wurden einer Basisuntersuchung in der Lutealphase in einem Kontrollzyklus (jede vorangehende orale Kontrazeption war wenigstens 3 Monate zuvor beendet worden) und Kontrollen nach 2, 4 und 6 Zyklen unterzogen.

Die Plasmakonzentrationen von Gesamtcholesterol (TC), LDL-Cholesterol (LDL-C), HDL-Cholesterol (HDL-C) und seiner Fraktionen HDL–2 und

HDL–3 (HDL–2-C, HDL–3-C), Triglyzeride (TG), Apoproteine A-I, A-II, B, C-II, C-III, E (Apo A-I, Apo A-II, Apo B, Apo C-II, Apo C-III, Apo E) sowie Körpergewicht in kg und Blutdruck (SBD, DBD) wurden bei jeder Kontrolle gemessen.

Bei den Kontrolluntersuchungen wurden die Patientinnen über Auftreten und Häufigkeit von Nebenwirkungen insbesondere über Zwischen- und Schmierblutungen im Hinblick auf die Zykluskontrolle befragt. Außerdem wurden sie gebeten, eine subjektive Beurteilung der Wirkung auf Seborrhö und Akne anzugeben.

Die Blutentnahmen wurden nüchtern (nach 12–14 Stunden Fasten) zwischen dem 21. und 25. Zyklustag vor der Therapie (basale Bedingungen) und am Tag nach dem 19. und 21. Tag der Behandlungszyklen durchgeführt.

Lipoproteinbestimmungen

Für die Lipoproteinbestimmungen wurde das Blut mittels Mehrprobennadeln (Terumo MN-2038M) und Vakutainern (Terumo Venojets VT 050na) entnommen, die 7,5 mg EDTA-Na (endgültige Konzentration 1,5 mg/ml Blut) enthalten. Die zellulären Blutbestandteile wurden 20 Minuten lang durch Zentrifugieren mit niedriger Umdrehung entfernt (1500 × g für 30 min bei 4° C), und das Plasma wurde bei 4° C bis zur Analyse aufbewahrt. Die Lipide wurden innerhalb von 4 Stunden nach der Blutentnahme bestimmt.

TC, HDL-C, HDL-3-C und TG wurden mittels enzymatischer Methoden mit handelsüblichen Kits gemessen (Monotest, Cholesterol High Performance, CHOD-PAP-Methode, Boehringer Mannheim GmbH cat. n. 237574 und Test-Kombination Triglyzeride GPO-PAP High Performance, Boehringer Mannheim GmbH cat. n. 701912).

HDL-C wurde im Überstand nach Ausfällung von Apo B enthaltenden Lipoproteinen (VLDL, LDL) durch Heparin (Natriumsalz, Sigma Grad 1, 178 USP + mg cat. n. H-3125) und $MnCl_2$ (endgültige Konzentration 184 U/ml bzw. 92 nmol/l) bestimmt.

HDL-2- und HDL-3-Unterfraktionen wurden nach der Methode von Gidez et al. [1] getrennt: HDL-3-C wurde im Überstand nach Ausfällung des Heparin/Mn^{2}-Überstandes der HDL-2-Unterfraktion mittels Dextransulfat 1500 m.w. gemessen. HDL-2-C erhielt man, indem HDL-3 vom gesamten HDL-C subtrahiert wurde.

Die HDL-3-C-Bestimmung wurde sofort nach der HDL-2-Ausfällung durchgeführt, um sicherzugehen, daß die beste Korrelation mit den Werten durch die nachfolgende Ultrazentrifugation erhalten wurde [2].

Es wurde keine Störung der enzymatischen Analyse des HDL-C durch Rückstände von Mn^{2}-Ionen beobachtet. Die Genauigkeit des Assays wurde überprüft, indem die chemische Extraktionsmethode nach Abell et al. [3] ($r = 0{,}993$) eingesetzt wurde. Weiterhin wurde der Heparin-Mn-Überstand mit $NaHCO_3$

versetzt (endgültige Konzentration 91 mmol/l), um Mn, wie von Bachorik et al. [4] vorgeschlagen, auszufällen (Absorption bei 830 nm). Als Index der Trübheit galt 0,013 ± 0,002 für 100 mcl unbehandelten Heparin-Mn^{2+}-Überstand + 99 mcl enzymatischer Reagenzpuffer und 0,014 ± 0,002 für 100 mcl mit $NaHCO_3$ behandelten Heparin-Mn-Überstand + 900 mcl enzymatischer Reagenzpuffer (n = 10).

LDL-C wurde mit Hilfe der Friedwald-Formel berechnet [5]: LDL-C = TC − HDL-C − TG/5.

Die Plasmaproben für Apoproteine wurden bei −30° C aufbewahrt. Die Bestimmungen wurden mittels der radialen Immundiffusion durchgeführt (Da Chi Plates, Da Chi Pure Chemicals Co., Ltd. Tokyo; Cu % 2,5–3,5).

Klinische Ergebnisse

Während der Behandlungen trat bei den 24 Frauen keine Schwangerschaft ein. Alle Patientinnen nahmen das Präparat regelmäßig, ohne es einmal zu vergessen. Schmierblutungen wurden in 37,5 % (n = 9) am Ende des 2. Behandlungsmonates, in 25 % (n = 6) am Ende des 4. und in 4 % (n = 1) am Ende des 6. Zyklus berichtet. Während der 6 Behandlungszyklen traten keine Blutungsstörungen und auch keine Durchbruchblutungen auf.

Die häufigsten Nebenwirkungen waren:
- Kopfschmerzen (4,1 %, n = 6)
- Mastodynie (5 %, n = 7)
- Übelkeit/Erbrechen (2 %, n = 3)

Tabelle 1 Bewertung der therapeutischen Effekte durch die Patienten (n = 24)

		2. Zyklus	4. Zyklus	6. Zyklus
		Anzahl der Patientinnen		
Fettige Haut	unverändert	5	3	2
(n = 24)	leicht gebessert	16	13	8
	erheblich gebessert	3	8	14
Akne	unverändert	12	8	4
(n = 24)	leicht gebessert	8	12	14
	erheblich gebessert	4	4	6
Fettiges Haar	unverändert	4	2	1
(n = 24)	leicht gebessert	16	13	6
	erheblich gebessert	4	9	17
Haarausfall	unverändert	13	10	6
(n = 16)	leicht gebessert	3	6	9
	erheblich gebessert	–	–	1

Tabelle 2 Lipoproteine und Apolipoproteine während der Behandlung: Mittelwert ± Standardabweichung in mg/dl

	Basalwerte	2. Zyklus	4. Zyklus	6. Zyklus
TC	154,1 ±17,6	167,1 ±21,4*	171,3 ±32,6ns	171,4 ±28,3*
LDL-C	88,1 ±15,4	85,3 ±22,3ns	89,3 ±32,2ns	87,5 ±26,3ns
TG	66,2 ±15,6	106,3 ±29,3***	106,7 ±37,1***	114,3 ±37,8***
HDL-C	52,7 ± 7,1	60,6 ± 6,2***	60,7 ± 9,3***	61,0 ± 8,3***
HDL-2-C	17,1 ± 3,9	21,8 ± 4,5***	21,7 ± 4,9***	21,8 ± 4,7***
HDL-3-C	35,7 ± 4,7	38,7 ± 2,1*	39,0 ± 4,6*	39,2 ± 3,9**
LDL-C/ HDL-C	1,70± 0,39	1,44± 0,51*	1,52± 0,62ns	1,47± 0,49ns
Kg	53,6 ± 7,0	54,4 ± 7,1ns	54,7 ± 7,8*	55,1 ± 7,5*
Apo A-I	139,0 ±16,4			176,0 ±13,0***
Apo A-II	27,9 ± 4,6			42,0 ± 4,2***
Apo C-II	2,62± 0,6			3,37± 0,85***
Apo C-III	7,27± 1,64			10,40± 2,57***
Apo B	66,2 ±13,2			89,8 ±15,6***
Apo E	3,62± 0,81			3,46± 0,92ns

* p<0,05   ** p<0,01   *** p<0,001
ns = nicht signifikant

- Schweregefühl in den Beinen (5 %, n = 7)
- Anstieg des Körpergewichtes (8,3 %, n = 10)

Der Prozentsatz der Nebenwirkungen ist für die gesamte Behandlungszeit angegeben. Nebenwirkungen traten hauptsächlich im 1. Zyklus auf und nahmen bis auf die Gewichtszunahme kontinuierlich ab. Keine Nebenwirkung führte zu einem Behandlungsabbruch. Die Bewertung des therapeutischen Effektes des Medikamentes durch die Patientinnen ist in Tabelle 1 zusammengefaßt. Die systolischen und diastolischen arteriellen Blutdruckwerte blieben nahezu unverändert.

Veränderungen im Lipoproteinstoffwechsel

Die Ergebnisse sind als Durchschnittswerte nach Abschluß des 2., 4. und 6. Behandlungszyklus in Tabelle 2 zusammengefaßt. Die Signifikanz der Ergebnisse gegenüber den Grundwerten wurde mit dem Student's t-Test für paarige Stichproben errechnet ($p < 0,05$, $p < 0,01$, $p < 0,001$).

Diskussion

Klinische Ergebnisse

Bei den 24 Patientinnen der Studie wurde unter der Medikamenteneinnahme eine vollständige kontrazeptive Wirksamkeit, gute Verträglichkeit mit Verbesserung im Verlauf der Therapie und eine gute Zykluskontrolle beobachtet.

Der nichtkontrazeptive Behandlungseffekt mit Verbesserung der leichten absoluten und relativen Androgenisierungserscheinungen der Patientinnen, wahrscheinlich in der Anfangsphase polyzystischer Ovarien, erwies sich mit Sicherheit als zufriedenstellend. Die meisten Patientinnen (Tab. 1) erlebten eine deutliche Verbesserung ihrer Androgenisierungssymptomatik im Vergleich zu der Situation bei Beginn der Behandlung. Die Gewichtszunahme hielt sich für eine niedrig dosierte Östrogen-Gestagen-Behandlung in akzeptablen Grenzen.

Veränderungen der Lipo- und Apolipoproteine

Bevor die metabolischen Wirkungen des Präparates in Betracht gezogen werden, sollen vorläufige Überlegungen zu den grundsätzlichen metabolischen Merkmalen der Patientinnen dieser Studie vorangestellt werden. Es gibt einige deutliche Kennzeichen der basalen Lipoproteinmuster, die deutlich die Situation des leichten Hyperandrogenismus reflektieren, wie in dem vorhergehenden klinischen Screening gezeigt wurde. Das HDL-System (HDL-C, HDL-2, HDL-3, Apo A-I) reagiert bereits auf einen nur leichten Hyperandrogenismus sehr empfindlich. Entsprechend werden hier HDL-Werte durch die Behandlung beeinflußt, die – wenn auch noch innerhalb der Normgrenzen – doch entschieden niedriger als bei gesunden jungen Frauen liegen.

Das gering androgene Profil der Patientinnen war jedoch nicht so ausgeprägt, auch die Basalwerte des VLDL-LDL-Systems und seiner verwandten Apoproteine (hauptsächlich Apo B) zu beeinflussen, da beide Fraktionen leicht auf einen endogenen Androgeneinfluß als auch auf Behandlungen mit Androgenen und/oder androgenen Gestagenen reagieren.

Der östrogen-antiandrogene Effekt der getesteten Kombination ist in bezug auf alle Lipoprotein- und Apolipoproteinfraktionen herausragend.

Insbesondere gibt es eine klare Korrekturwirkung der Therapie auf das HDL-Apo-A-I-System mit einem statistisch signifikanten Anstieg ($p < 0{,}001$). Dieser beginnt im 2. Zyklus, setzt sich während der gesamten Behandlung fort und schließt sowohl die gesamte HDL-C-Fraktion als auch die HDL-2-C-Unterfraktion ein.

Der Anstieg aller dem HDL-System verwandten Apoproteine (A-I, A-II, C-II, C-III), bedingt durch eine gesteigerte Synthese von entstehenden Apoproteinen und HDL in der Leber, und eine erhöhte Konversionsrate des HDL-3 zu HDL-2 (Anstieg der Lipoproteinlipaseaktivität) bestätigt den Grad ihrer Aktivierung. Wahrscheinlich trägt der reduzierte Katabolismus (Hemmung der hepatischen Lipase) [6, 7, 8] dazu bei, einen Anstieg der HDL-Fraktion zu erreichen.

Der Anstieg der Triglyzeride (VLDL) und des Apo B ist ebenfalls der progestativen Wirkung der Testkombination zuzuschreiben. Tatsächlich gibt es unter Östrogeneinfluß einen Anstieg der Synthese der Triglyzeride und auch der dem

VLDL-HDL-System verwandten Apoproteine B in der Leber. Gestagene haben die Neigung, die Synthese der Triglyzeride und des Apo B [9, 10] zu senken (gestagener oder antiöstrogener Effekt [10]). Außerdem beschleunigen sie bedingt durch einen Anstieg der Leberlipase [14, 15] deren katabolische Umwandlungsrate von VLDL zu IDL und dann zu LDL (androgener Effekt [7–13]).

Im Gegensatz dazu erbringen Östrogene eine Senkung des LDL-Cholesterols [8, 11], indem sie die hepatische Lipase hemmen (Synthesehemmung) und gleichzeitig die Lebersynthese der Rezeptoren für LDL-Partikel (Erhöhung des Abbaus) steigern [12]. Daraufhin dürfte ein Abfall der LDL-Cholesterolfraktion infolge der Behandlung mit Ethinylestradiol (35 µg)/Cyproteronacetat (2 mg) zu erwarten sein. Das Nichtauftreten eines solchen Abfalls ist wahrscheinlich auf den erheblichen Anstieg der Triglyzeride zurückzuführen, so daß die wirkliche Aktivierung zur Beseitigung der LDL-Partikel durch die Leber und das Gewebe maskiert wird. Desgleichen ist der Anstieg des Apoproteins demselben Phänomen zuzuschreiben. Tatsächlich könnte Apo B mit VLDL zusammenhängen.

Die durchschnittlichen Triglyzeridspiegel bleiben klar innerhalb des Normbereiches sowie innerhalb des insgesamt günstigen Bereiches der Lipo-Apolipoproteinmuster, die duch diese Behandlung herbeigeführt wurden. Diese Daten können nach unserer Auffassung nicht als atherogen betrachtet werden.

Schlußfolgerung

Die Behandlung mit der Kombination 2 mg Cyproteronacetat und 35 µg Ethinylestradiol erbrachte bei den untersuchten Patientinnen einen zuverlässigen Kontrazeptionsschutz zusammen mit einem zufriedenstellenden therapeutischen Effekt auf die klinischen Erscheinungsformen leichter Androgenisierung.

Außerdem machte es die getestete Kombination möglich, die metabolischen Wirkungen der Androgenisierung durch Schaffung eines Lipo-Apolipoproteinmusters mit einem klaren antiatherogenen Profil zu korrigieren. Da diese Ergebnisse mit einer im Vergleich zu früheren Präparaten besonders niedrigen Östrogen-Dosis erhalten wurden, ist es möglich, die vorteilhaften Blutlipidwerte mit einer Senkung sowohl des thromboembolischen Risikos als auch der Häufigkeit von Nebenwirkungen zu verbinden.

Literatur

[1] Gidez, L. I., G. J. Miller, M. Burstein et al.: Separation and quantitation of subclasses of human plasma high density lipoproteins by a simple precipitation procedure. J. Lipiol. Research **23** (1982) 1206—1223.

[2] Khan, S. R., R. S. Elkeles, R. Niththyananthan et al.: Analysis of high density lipoprotein subclasses by a precipitation procedure: comparison with preparative ultracentrifuge. Clin. Chim. Acta **120** (1982) 49—55.

[3] Abell, L. L., B. B. Levy, B. B. Brodie et al.: A simplified method for the estimation of total cholesterol in serum and demonstration of its specificity. J. Biol. Chem. **195** (1962) 357—366.

[4] Bachorik, P. S., R. E. Walker, D. G. Virgil: High-density-lipoprotein cholesterol in heparin-$MnCl_2$ supernates determined with the Dow Enzymatic method after precipitation of Mn^{2+} with HCO_{3-}. Clin. Chem. **30** (1984) 839—842.

[5] Friedewald, W. T., R. I. Levy, D. S. Fredrickson: Estimation of the concentration of Low-density lipoprotein cholesterol in plasma without use of the preparative ultracentrifuge. Clin. Chem. **18** (1972) 499—502.

[6] Scheefer, E. J., D. M. Foster, L. A. Zech et al.: The effects of estrogen administration on plasma lipoprotein metabolism in premenopausal females. J. Clin. Endocrinol. Metab. **57** (1983) 262—267.

[7] Tikkanen, M. J., E. A. Nikkila, T. Kuusi et al.: Effects of estradiol and levonorgestrel on lipoprotein lipids and postheparin plasma lipase activities in normolipoprotaeinemic women. Acta Endocr. **99** (1982) 630—635.

[8] Hazzard, W. R., S. M. Hafner, R. S. Kushwaha et al.: Preliminary report: chinetic studies on the modulation of high density lipoprotein, apolipoprotein and subfraction metabolism by sex steroids in a postmenopausal woman. Metabolism **33** (1984) 779—784.

[9] Cheng, D. C. H., B. M. Wolf: Norethindrone acetate inhibition of trigliceride synthesis and release by rat epatocytes. Atherosclerosis **46** (1983) 41—48.

[10] Khokha, R., M. Wolf: Hypotriglyceridemic effects of levonorgestrel in rats. Atherosclerosis **52** (1984) 329—338.

[11] Fahraeus, L., U. Larsson-Cohn, L. Wallentin: Lipoproteins during oral and cutaneous administration of oestradiol-17 B to menopausal women. Acta Endocr. **101** (1982) 597—602.

[12] Hakes, L., T. J. C. van Berkel: In vivo characteristics of a specific recognition site for LDL on non-parenchimal rat liver cells which differs from the 17-alpha-ethinyl estradiol-induced LDL receptor on parenchymal liver cells. Biochim. Biophys. Acta **794** (1984) 340—347.

[13] Farish, E., C. D. Fletcher, D. M. Hart et al.: A long term study of the effects of norethisterone on lipoprotein metabolism in menopausal women. Clin. Chim. Acta **182** (1983) 193—198.

[14] Glueck, C. J., S. Ford, P. Steiner et al.: Triglyceride removal efficiency and lipoprotein lipases: effects of oxandrolone. Metabolism **22** (1973) 807—814.

[15] Havel, R. J.: The formation of LDL: mechanism and regulation. J. Lipid Research **25** (1984) 1570—1576.

Auswirkungen von Cyproteronacetat als Monosubstanz und in Kombination mit Ethinylestradiol auf die Serumlipoproteine

G. Silfverstolpe, U.-B. Lindberg, L. Enk, G. Samsioe, N. Crona

Einleitung

In den meisten oralen Kontrazeptiva ist Ethinylestradiol (EE_2) mit einem 19-Nortestosteronderivat kombiniert. Sowohl retrospektive [13] als auch prospektive [9] Studien zeigen, daß der Gestagenanteil in oralen Kontrazeptiva in einem Zusammenhang mit kardiovaskulären Erkrankungen steht, was wahrscheinlich auf die Wirkung der Gestagene auf die Lipoproteinmuster im Serum zurückzuführen ist. Einige exogene Androgene und Gestagene vom Typ der 19-Nortestosteronderivate setzen HDL herab und neigen dazu, LDL anzuheben [4, 15]. Dieser Effekt kann sich nachteilig auf das Risiko einer koronaren Herzkrankheit (KHK) auswirken [18]. Mäßige orale Dosen von Progesteronderivaten des 17α-Hydroxyprogesterons zeigen demgegenüber eine inerte Wirkung auf Serumlipoproteine [7, 18]. Cyproteronacetat ist ein 17α-Hydroxyprogesteronderivat, das zusätzlich eine gewisse antiandrogene Wirkung aufweist. Daher erscheint es von Interesse, die Wirkungen auf Serumlipide und Serumlipoproteine aufzuzeigen, wenn Cyproteronacetat als Monosubstanz oder in Kombination mit Ethinylestradiol gegeben wird.

Patientengut und Methode

Klinik

21 ovarektomierte Frauen wurden für die Studie gewonnen. Sie hatten ein Durchschnittsalter von 42,2 Jahren (33–51 Jahre) und waren zur Behandlung eines Zervixkarzinoms Stadium I B oder II A nach Wertheim-Meigs operiert worden. Von der Operation bis zum Beginn der Studie waren mindestens 26 Monate vergangen. Keine der Frauen hatte eine Dauertherapie, 11 waren Raucherinnen.

Untersuchte Steroide

1. Cyproteronacetat (CPA) (1.2-Methylen-6-Chloro-4.6-Pregnandien-17-01.3.20-dion-17-Acetat) ist ein 17α-Hydroxyprogesteronderivat mit antiandrogener und progestativer Aktivität, das klinisch zur Behandlung von Androgenisierungserscheinungen wie Hirsutismus eingesetzt wird.
2. Ethinylestradiol (EE_2), ein 17-C-alkyliertes Östrogen, ist die aktive Östrogenkomponente in allen zur Zeit erhältlichen oralen Kombinationskontrazeptiva.

Aufbau der Studie

Die Untersuchung wurde in Form einer Cross-over-Studie durchgeführt (Abb. 1). Nach einem Zeitraum von 4 Wochen ohne hormonale Behandlung erhielten alle Frauen über 4 Wochen 2 mg CPA/Tag oral. Nach dieser Zeit wurden sie einer von beiden Gruppen zugeteilt: 12 Wochen lang erhielten 9 Frauen zusätzlich zu ihrer Cyproteronacetat-Dosis 35 μg Ethinylestradiol und 12 Frauen 50 μg Ethinylestradiol. Nach dem Wechsel der kombinierten Medikation (nochmals über 12 Wochen) setzte jede Gruppe die Behandlung für weitere 4 Wochen mit der zuletzt eingenommenen Ethinylestradiol-Dosis fort. Nach der prätherapeutischen Auswaschperiode (Abb. 1) und nach jedem Behandlungsabschnitt wurde bei den Frauen eine Blutentnahme und eine körperliche Untersuchung einschließlich Messung von Körpergewicht und Blutdruck durchgeführt. Die Blutproben wurden morgens nüchtern aus einer Armvene entnommen. Zur Gewinnung des Serums wurde das Blut für 10 Minuten bei 2500 Umdrehungen zentrifugiert. Ein Teil des Serums wurde bei −20° C aufbewahrt, der andere Teil durch vorbereitende Ultrazentrifugation in Lipoproteinfraktionen unterteilt, die ebenfalls bei −20° C gelagert wurden.

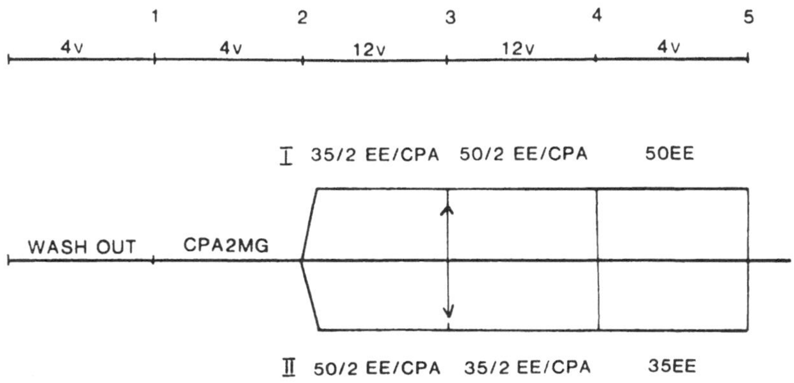

Abb. 1 Aufbau der Studie – siehe Text.

Laboranalysen

Serumlipide: Die Bestimmung der Triglyzeride (TG), des freien und des Gesamtcholesterols (FC und TC) und der Phospholipide (PL) wurde mit handelsüblichen Kits durchgeführt (Boehringer Mannheim Test No TC 237574, TC 126012, TC 124974).

Lipoproteine: Eine vorbereitende Ultrazentrifugation des Serums wurde in einem Schritt bei 4° C und 105 000 × g über 22 Stunden unter Modifikation der Methode nach Walton und Mitarbeiter mit Einsatz von 4 ml Serum durchgeführt [16]. Drei Lipoproteinfraktionen wurden isoliert: VLDL (d = 0,96–1,006 g/ml), LDL (D = 1,006–1,063 g/ml) und HDL (d = 1,063–1,21 g/ml). Innerhalb jeder Lipoproteinfraktion wurden unter Einsatz der oben beschriebenen Methoden TG, FC, TC und PL bestimmt.

Statistische Auswertung

Die Auswertung wurde mit einer 2-Weg-Varianzanalyse in Kombination von dem Student-Newman-Keul-Test durchgeführt.

Ergebnisse

Klinik

Drei Frauen beendeten die Studie nicht. Es wurde keine Veränderung des Körpergewichtes und des Blutdrucks verzeichnet.

Serumlipide: 2 mg Cyproteronacetat führen zu einer Senkung des freien Cholesterols (FC $p < 0{,}01$), des Gesamtcholesterols (TC $p < 0{,}005$) und der Phospholipide (PL $p < 0{,}005$). 2 mg Cyproteronacetat in Verbindung mit 35 µg Ethinylestradiol steigerten Triglyzeride und Phosphorlipide ($p < 0{,}001$) und führten gleichzeitig zu herabgesetzten freien und Gesamtcholesterol-Werten ($p < 0{,}01$). Die gleichen Veränderungen traten mit der Kombination 2 mg Cyproteronacetat und 50 µg Ethinylestradiol auf.

VLDL-Lipide: 2 mg Cyproteronacetat als Monotherapie verursachte keine statistisch signifikante Veränderung der VLDL-Fraktion. 2 mg Cyproteronacetat in Kombination mit 35 µg Ethinylestradiol steigerten die Triglyzeride, das freie Cholesterol und die Phospholipide ($p < 0{,}01$). Dieselben Veränderungen wurden auch bei der Gabe von 2 mg Cyproteronacetat und 50 µg Ethinylestradiol gesehen (Abb. 2).

LDL-Lipide: 2 mg Cyproteronacetat als Monotherapie induziert keine statistisch signifikante Änderung der LDL-Fraktion.

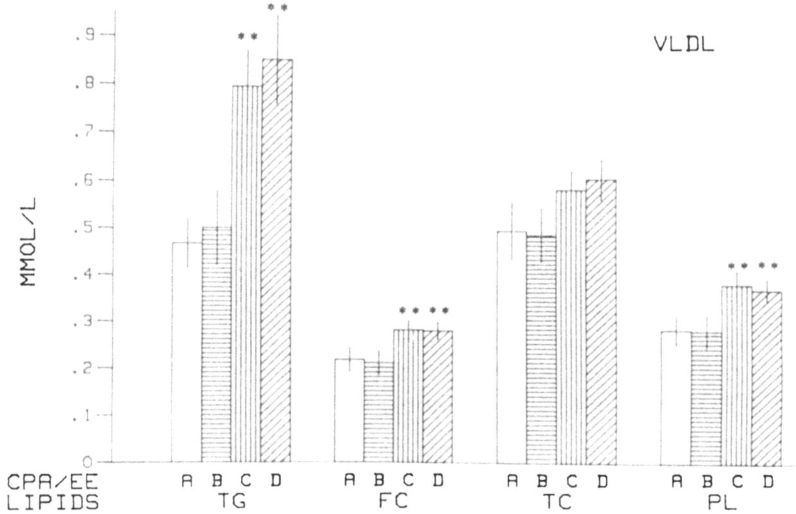

Abb. 2 Spiegel der Lipidkomponenten von VLDL (very-low-density-lipoproteins). Triglyzeride (TG), Freies Cholesterol (FC), Gesamtcholesterol (TC) und Phospholipide (PL) bei ovarektomierten Frauen (n = 21).
Säule A – Lipidspiegel nach der Auswaschperiode
Säule B – Lipidspiegel nach oraler Gabe von 2 mg CPA
Säule C – Lipidspiegel nach oraler Gabe von 2 mg CPA mit 35 µg EE_2 und
Säule D – Lipidspiegel nach oraler Gabe von 2 mg CPA mit 50 µg EE_2
Sternchen zeigen statistisch signifikante Veränderungen im Vergleich zu Werten vor der Behandlung.
* = $p < 0{,}05$
** = $p < 0{,}01$

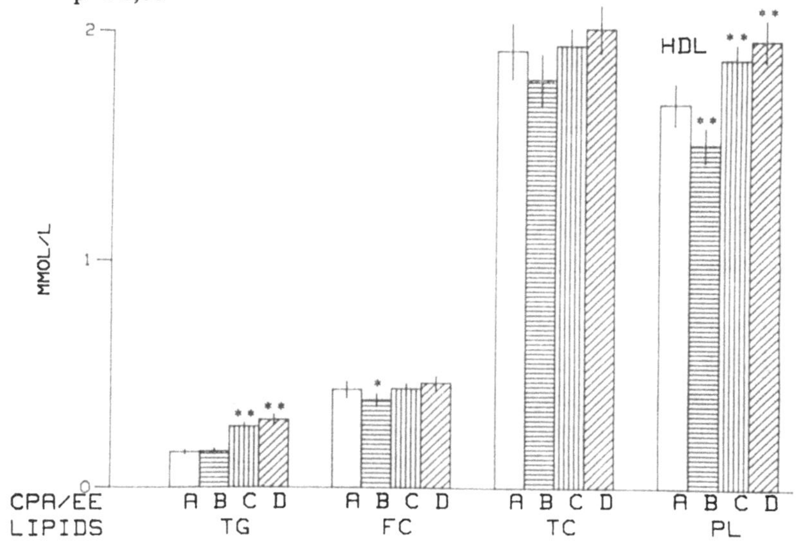

Abb. 3 Spiegel der Lipidkomponenten in HDL (High-density-lipoproteins). Siehe auch Legende zu Abb. 2.

2 mg Cyproteronacetat und 35 µg Ethinylestradiol steigerten die Triglyzeride ($p < 0,05$) und setzten freies Cholesterol ($p < 0,01$) und Gesamtcholesterol ($p < 0,05$) herab. 2 mg Cyproteronacetat und 50 µg Ethinylestradiol erhöhten die Triglyzeride ($p < 0,05$) und senkten freies und Gesamtcholesterol ($p < 0,01$) sowie die Phospholipide ($p < 0,05$). 2 mg Cyproteronacetat und 50 µg Ethinylestradiol führten zu signifikant niedrigeren Spiegeln des LDL-Gesamtcholesterols und der LDL-Phospholipide ($p < 0,05$) als die Gabe von 2 mg Cyproteronacetat und 35 µg Ethinylestradiol

HDL-Lipide: Die Monotherapie mit 2 mg Cyproteronacetat induzierte einen Abfall des freien Cholesterols ($p < 0,05$) und der Phospholipide ($p < 0,01$). Unter der Einnahme von 2 mg Cyproteronacetat und 35 µg Ethinylestradiol gab es einen Anstieg von Triglyzeriden und Phospholipiden ($p < 0,01$). Diese Veränderungen wurden auch mit der Kombination 2 mg Cyproteronacetat und 50 µg Ethinylestradiol gesehen (Abb. 3).

Diskussion

In dieser Studie induzierten die Kombinationen Cyproteronacetat-Ethinylestradiol einen erheblichen Anstieg der Triglyzeride sowohl im Serum als auch in allen Lipoproteinfraktionen. Dieser Effekt ist ein nahezu konstanter Befund nach der Applikation von alkylierten Östrogenen (Ethinylestradiol oder Mestranol) sowohl bei Ethinylestradiol alleine als auch bei den »östrogendominanten« oralen Kontrazeptiva [1, 5, 10]. Obwohl erhöhte Triglyzeridspiegel im Serum und in der VLDL-Fraktion ein Risikofaktor für kardiovaskuläre Erkrankungen darstellen, wurde in diesem Zusammenhang, wenigstens bei älteren Frauen [6, 8], mehr Wert auf den Einfluß der HDL- und LDL-Fraktionen gelegt.

Cyproteronacetat ist ein 17α-Hydroxyprogesteronderivat. Vorangehende Studien haben gezeigt, daß Steroide, die von 17α-Hydroxyprogesteronen abstammen, weniger antiöstrogene Wirkungen haben als 19-Nortestosteronderivate. In Übereinstimmung mit diesen Befunden wirkte Cyproteronacetat den typischen, durch Ethinylestradiol induzierten Wirkungen auf die Serumlipide nicht in einem stärkeren Maße entgegen.

Die Anwendung eines oralen Kontrazeptivums mit überwiegend östrogener Wirkung zur Verbesserung der klinischen Erscheinungen der Androgenisierung wie Akne, Seborrhoe und Hirsutismus induziert einen Anstieg des SHBG. Dieser Anstieg übt seine gut dokumentierte therapeutische Wirkung durch erhöhte Bindung und Inaktivierung der Androgene aus. Bei oralen Kontrazeptiva zeigt sich die Induktion der ansteigenden SHBG-Spiegel in Begleitung einer gleichzeitigen Heraufsetzung der Serum-Triglyzeride [11].

Bei Frauen unter oraler Kontrazeption können erhöhte Serum- und VLDL-

Triglyzerid-Spiegel von erhöhten HDL-Cholesterol-Werten begleitet werden. Dies darf als ein »günstiger Effekt« im Hinblick auf das Risiko einer kardiovaskulären Erkrankung angesehen werden. Es kann nicht mit Sicherheit gesagt werden, ob der begleitende Anstieg von VLDL und HDL irgendeine Bedeutung für das kardiovaskuläre Risiko hat. Allerdings ist es wohl kaum ein physiologischer Einfluß, da unter nicht pharmakologischen Bedingungen eine Neigung zu einem umgekehrten Verhältnis zwischen VLDL und HDL besteht [13, 14].

Hat der Anstieg von Serum- und VLDL-Triglyzeriden irgendwelche klinischen Auswirkungen? Bei der Mehrzahl der Frauen, die eine Behandlung mit Antiandrogenen brauchen, kann der Anstieg der Serum- und VLDL-Triglyzeride wahrscheinlich vernachlässigt werden. Frauen mit Hirsutismus als Ausdruck eines PCO-Syndroms (polyzystisches Ovarsyndrom) sollten jedoch sicherlich differenzierter betrachtet werden. Diese Frauen sind meistens adipös und haben einen hohen Blutdruck. Weiterhin wurde kürzlich in zwei Studien gezeigt, daß sie auch generell höhere Serum- und VLDL-Triglyzerid-Spiegel als normal menstruierende Frauen haben [12, 17].

Cullberg et al. [2] haben gezeigt, daß »östrogendominante« orale Kontrazeptiva diese erhöhten Triglyzerid-Spiegel bei Frauen mit polyzystischen Ovarien noch weiter ansteigen lassen. Demzufolge dürfte der Anstieg der Triglyzeride, hervorgerufen durch exogene Sexualsteroide, eine im Hinblick auf atherogene Risikofaktoren ungünstige Situation noch weiter verschlechtern. Deshalb ist es empfehlenswert, die Serum-Triglyzeride bei diesen Frauen vor und während der Behandlung zu kontrollieren. Wenigstens sollte das bei Patientinnen erfolgen, die entweder über 30 Jahre alt sind und/oder die Absicht haben, das Antiandrogenpräparat über mehrere Jahre hindurch einzunehmen.

Cyproteronacetat, als Monotherapie und in dieser geringen Dosierung verabreicht, hatte wenig Einfluß auf die Lipoproteine. Es bestand eine leichte Senkung der HDL-Phospholipide, was wahrscheinlich ohne biologische Bedeutung ist.

Schlußfolgerung

Bei der großen Mehrzahl der Frauen, die eine Behandlung mit Antiandrogenen benötigen, dürfen die durch eine Ethinylestradiol-Cyproteronacetat-Kombination induzierten Auswirkungen auf den Triglyzerid-Metabolismus wahrscheinlich vernachlässigt werden. Einigen Patientinnen jedoch sollte spezielle Aufmerksamkeit gewidmet werden.

Danksagung
Frau Lena Cederlund, Frau Görel Gundersen und Frau Margareta Medberg gebührt Dank für die technische Assistenz und Frau Kerstin Meyer für die

Hilfe als Sekretärin. Außerdem wird die freundliche Versorgung mit Cyproteronacetat und Ethinylestradiol durch die Firma Schering AG, Berlin, Westdeutschland, anerkannt. Diese Arbeit wurde durch ein Stipendium der Göteborgs Läkaresällskap unterstützt.

Literatur

[1] Crona, N., G. Silfverstolpe, G. Samsioe: Does progestogen reduction in oral contraception parallel reduced lipid metabolic effects? Acta Obstet. Gynecol. Scand. Suppl. **105** (1982) 41—44.

[2] Cullberg, G., L. Hamberger, L-Å. Mattsson et al.: Lipid metabolic studies in women with a polycystic ovary syndrome during treatment with a low dose desogestrel-ethinylestradiol combination. Acta Obstet. Gynecol. Scand. **64** (1985) 203—207.

[3] Davis, C. E., D. Gordon, J. la Rosa et al.: Correlations of plasma high-density lipoprotein cholesterol levels with other plasma lipid and lipoprotein concentrations. Circulation 62, Suppl. **IV** (1980) 24—30.

[4] Furman, R. H., P. Alaupovic, R. P. Howard: Effects of androgens and estrogens on serum lipids and the composition and concentration of serum lipoproteins in normolipemic and hyperlipidemic states. Progr. Biochem. Pharmacol. **2** (1967) 215—249.

[5] Goldzieher, J. W., C. B. Chenault, A. de la Pena et al.: Comparative studies of the ethinyl estrogens used in oral contraceptives. VII Effects with and without progestational agents on ultracentrifugally fractionated plasma lipoproteins in humans, baboons and beagles. Fertil. Steril. **30** (1978) 522—533.

[6] Gordon, T., W. P. Castelli, M. C. Hjortland et al.: High density lipoprotein as a protective factor against coronary heart disease. Am. J. Med **62** (1977) 707—714.

[7] Hirvonen, E., M. Mälkönen, V. Manninen: Effects of different progestogens on lipoproteins during postmenopausal replacement therapy. N. Engl. J. Med. **304** (1981) 560—563.

[8] Johansson, S. et al.: Serum apolipoproteins and alphalipoprotein cholesterol levels in relation to acute myocardial infarction and its established risk factors in women. Diss. University of Göteborg, Sweden. (1983).

[9] Kay, C. R.: Progestogens and arterial disease—evidence from the Royal College of General Practitioners' study. Am. J. Obstet. Gynecol. **142** (1980) 762—765.

[10] Knopp, R. et al.: Oral contraceptive and postmenopausal estrogen effects on lipoprotein triglyceride and cholesterol in an adult female population: relationship to estrogen and progestin potency. J. Clin. Endocrinol. Metabol. **53** (1981) 1123—1132.

[11] Larsson-Cohn, U., L. Fåhraeus, L. Wallentin et al.: Lipoprotein changes may be minimized by proper composition of a combined oral contraceptive. Fertil. Steril. **35** (1981) 172—179.

[12] Mattsson, L-Å., G. Cullberg, L. Hamberger et al.: Lipid metabolism in women with polycystic ovary syndrome: possible implications for an increased risk of coronary heart disease. Fertil. Steril. **42** (1984) 579—584.

[13] Meade, W., G. Greenberg, S. G. Thompson: Progestogens and cardiovascular reactions associated with oral contraceptives and a comparison of the safety of 50- and 30-μg oestrogen preparations. Br. Med. J. **280** (1980) 1157—1161.

[14] Schaeffer, E. J., D. W. Andersson, H. B. Brewer et al.: Plasma-triglycerides in regulation of HDL-cholesterol levels. Lancet **2** (1978) 391—392.

[15] Silfverstolpe, G., A. Gustavsson, G. Samsioe et al.: Lipid metabolic studies in oophorectomized women. Effects of three different progestogens. Acta Obstet. Gynecol. Scand. Suppl. **88** (1979) 89—95.

[16] Walton, K. W., P. J. Scott, P. W. Dykes et al.: The significance of alterations in serum lipids in thyroid dysfunction. II. Alterations of the metabolism and turnover of ^{131}-I-low density lipoproteins in hypothyroidism and thyrotoxicosis. Clin. Sci. **29** (1965) 217—238.

[17] Wild, R. A., P. C. Painter, P. B. Coulson et al.: Lipoprotein lipid concentrations and cardiovascular risk in women with polycystic ovary syndrome. J. Clin. Endocrinol. Metabol. **61** (1985) 946—951.

[18] Witztum, J., G. Schonfelt: High density lipoproteins. Diab. **28** (1979) 326—336.

Klinische, metabolische und endokrine Wirkungen beim Langzeitgebrauch einer Kombination von Cyproteronacetat und Ethinylestradiol bei androgenisierten Frauen

U. J. Gaspard, J. Bonnivert, P. Emonts, D. Gillain, R. Lambotte

Einleitung

Es ist in zahlreichen Studien während der letzten 10 Jahre und mehr gezeigt worden, daß die umgekehrte Sequenzkombination von hohen Dosen (50 bis 100 mg) Cyproteronacetat einem 17-OH-Progesteronderivat mit antiandrogenen Eigenschaften, und 50 mcg Ethinylestradiol sehr wirksam in der Langzeitbehandlung (6–12 Monate und mehr) von Hirsutismus [7, 9] und anderen Zeichen der Androgenisierung, wie z. B. Alopezie, Seborrhö und Akne ist. Die letztgenannten Symptome bessern sich schnell und effektiv unter niedrigeren Dosen Cyproteronacetat (2 mg) in Kombination mit 50 mcg Ethinylestradiol oder Diane® [8, 2]. Allerdings können trotz der ausgezeichneten Zykluskontrolle, der Mangel an antiöstrogener Aktivität des Cyproteronacetats und der relativ hohe Anteil Ethinylestradiol in diesem Präparat, Nebenwirkungen erzeugen, die mit Östrogenen zusammenhängen, wie z. B. Brustspannen und Gewichtszunahme. Eine interessante und unerwartete Beobachtung bei Diane® ist, daß sich leichte bis mittelschwere Formen des Hirsutismus trotz der kleinen Menge an Antiandrogenen in fast 50 % der Fälle eindeutig bessern [8, 2]. Da Cyproteronacetat, das keine androgenen Wirkungen hat, mit weniger metabolisch ungünstigen Effekten verbunden ist als andere Progestagene, wie z. B. 19-Nortestosteronderivate, war es verlockend, es in größeren Mengen als in Diane® einzusetzen und es mit einer niedrigen Dosis Ethinylestradiol zu kombinieren. Demzufolge wurde hier ein Präparat benutzt, das 5 mg Cyproteronacetat und 35 mcg Ethinylestradiol enthielt, um eine potentiell effektivere antiandrogene Wirkung mit einer geringeren östrogenen Dominanz als in früheren Kombinationen zu erhalten. Das Präparat wurde über 18 Monate in einer ununterbrochenen offenen Studie an 29 Patientinnen getestet, die unter Akne und/oder Hirsutismus und Seborrhö litten. Man wollte die klinische Wirksamkeit der Kombination und seine Effekte auf Hormone, Lipide und die Leberfunktionen prüfen.

Methode

Patientengut

Die 29 untersuchten Frauen hatten ein Durchschnittsalter von 23,7 Jahren ± 1,32 und folgende klinische Merkmale: Größe 163 ± 1,25 cm, Gewicht 58,9 ± 1,99 kg, systolischer Blutdruck 121 ± 2,1 mmHg und diastolischer Blutdruck 73 ± 1,2 mmHg. Die Zyklen waren unregelmäßig mit der Tendenz zu Oligomenorrhoen und traten in 72 % der Frauen in Verbindung mit Akne, in 69 % mit Hirsutismus und in 36 % mit Seborrhö (häufig kombiniert) auf. Außerdem waren 45 % Dysmenorrhöen vorhanden, und bei 48 % der Frauen trat leichtes bis mittelschweres prämenstruelles Brustspannen auf. Alle Patientinnen unterzogen sich einer intensiven gynäkologischen Untersuchung. Frauen mit Kontraindikationen gegen orale Kontrazeption wurden aus der Studie ausgeschlossen. Dermatologische Auswertungen der Akne, Seborrhö und des Hirsutismus wurden vor der Therapie und nach 6, 12 und 18 Behandlungsmonaten durchgeführt. Um den dermatologischen Status der Seborrhö und Akne zu bestimmen, wurden übliche klinische Kriterien verwendet. Läsionen wurden folgendermaßen eingeteilt: 1 = mild, 2 = mittelschwer und 3 = schwer. Der Hirsutismus wurde entsprechend der von Abraham et al. vorgeschlagenen Einteilung ausgewertet [1]. Die Patientinnen wurden bei jeder Kontrolle von demselben Untersucher beurteilt.

Nach der klinischen Auswertung, Auswahl und Absetzen oraler Kontrazeptiva oder anderer Sexualsteroide für mindestens 2 Monate, wurde im spontanen Zyklus vor der Behandlung 7 Tage vor der vermuteten Menstruation Blut entnommen.

Das Testpräparat, das 5 mg Cyproteronacetat und 35 mcg Ethinylestradiol enthielt, wurde dann vom 1. Tag des Zyklus für 21 aufeinanderfolgende Tage verabreicht. Darauf folgte eine 7tägige Einnahmepause. Die Behandlung wurde für 18 Monate wiederholt. Klinische und biologische Auswertungen

Tabelle 1 Subjektive Beschwerden der Patientinnen vor und während der Behandlung mit Cyproteronacetat und Ethinylestradiol (Angaben in %)

Beschwerden	Vor der Behandlung	6 Monate	12 Monate	18 Monate
Nervosität	6	3	3	0
Depressionen	0	3	0	0
Kopfschmerzen	15	6	0	3
Übelkeit	0	0	0	0
Libidoverlust	0	0	0	3
Hautflecken	0	3	3	3
Wasserretention	6	3	0	3
Brustspannen	9	6	15	0

wurden während der letzten 3 Tage des 6., 12. und 18. Behandlungszyklus durchgeführt.

Biologische Untersuchungen

Hormone, Lipide und Leberfunktionstests wurden mit spezifischen, vorher beschriebenen Assays [3, 5, 2] bestimmt.

Ergebnisse

Generelle klinische Beurteilung

Das Testpräparat wurde gut toleriert. Es wurden bemerkenswert wenig subjektive oder objektive Beschwerden berichtet (Tab. 1). Es gab besonders wenige Klagen über Brustspannen und Wasserretention. Während der Studie wurde keine Schwangerschaft festgestellt. Die Zykluskontrolle war hervorragend. Sie war durch eine progressive Verkürzung des Zyklus charakterisiert, der sich von einer durchschnittlichen Länge von 37,4 Tagen vor der Behandlung auf eine Zykluslänge von 27,5 Tagen normalisierte. Die durchschnittliche Verschiebung zwischen Einnahmestop und dem 1. Tag der folgenden Menstruation lag bei 4,8 Tagen. Chi-Quadrat-Analysen enthüllten eine signifikante Senkung ($p < 0{,}01$) von Dysmenorrhoen und prämenstruellem Syndrom (Abb. 1.). Gehäuftes Auftreten von Schmier- und Durchbruchblutungen entweder vor oder während der Behandlung wurden in weniger als 5% der untersuchten Zyklen beobachtet. Keine Patientin brach die Studie aus Gründen ab, die in Beziehung zu dem Medikament standen. Gewichtsänderungen waren nur leicht. Nach 18monatiger Behandlung wurde ein durchschnittlicher nicht signifikanter Gewichtsanstieg von 500 g gesehen.

Androgenisierungssymptome

Nach nur 3 bis 6 Behandlungsmonaten hatte sich die Seborrhö bei 9 von 10 Patientinnen vollständig zurückgebildet (Abb. 1). Akne verschwand vollständig bei 81 % der Frauen und besserte sich teilweise bei den übrigen 19 %. Die Besserung wurde bereits nach 3–6 Monaten wahrnehmbar und nahm danach bis zum Ende der Behandlung leicht zu.

Der Hirsutismus zeigte bei 14 von 20 Patientinnen (70 %) eine merkliche Besserung. Sie schritt langsamer als bei der Akne fort, blieb aber bis zum 18. Therapiemonat kontinuierlich. Bei 6 Frauen (30 %) besserte er sich nur leicht oder gar nicht. Für alle diese Symptome und für jede Lokalisation (Gesicht, Brust, Schulter, Abdomen, Extremitäten ...) erbrachte die Chi-quadrat-Analyse einen signifikanten Abfall ($p < 0{,}01$) während der Behandlung.

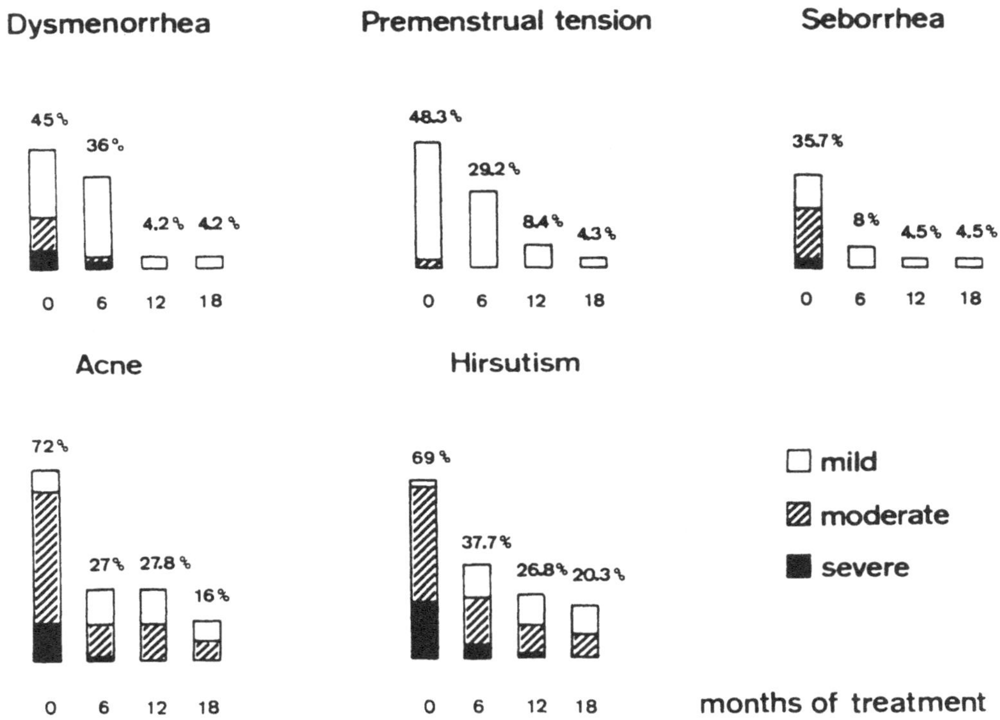

Abb. 1 Therapeutische Wirksamkeit eines Präparates bei 29 androgenisierten Frauen, das 5 mg Cyproteronacetat und 35 mcg Ethinylestradiol enthält.

Laborergebnisse

Lipide: Die Serumkonzentration der Gesamttriglyceride stieg während der ersten 12 Behandlungsmonate nicht bedeutend an. Im 18. Monat war ein 50%iger Anstieg oberhalb der Basalspiegel statistisch signifikant (Tab. 2). Obwohl die Gesamtcholesterolkonzentrationen mäßig anstiegen (17%), war diese Erhöhung nicht signifikant. Die HDL-Cholesterolspiegel blieben während der ganzen Studie unverändert.

Leberteste: Es wurden zu keiner Zeit der Studie Änderungen in den Ergebnissen der Leberfunktionstests verzeichnet.

Hormonspiegel: Die Spiegel von Östradiol und Östron lagen vor der Behandlung im Normbereich. Die Progesteronwerte waren niedrig. Einige Androgenspiegel befanden sich an der oberen Grenze des Normbereichs, besonders die der Gesamt- und freien Testosteronkonzentrationen. Nach 18monatiger Einnahme des getesteten Präparates betrugen die durchschnittlichen Spiegel von Östradiol (E_2) 19%, Östron (E_1) 28%, Progesteron (P) 6%, Gesamttestosteron

Tabelle 2 Serumspiegel der biologischen Parameter bei 29 Patientinnen vor und während der Behandlung mit Cyproteronacetat und Ethinylestradiol

		Vor der Behandlung(1)	6 Monate (2)	12 Monate (3)	18 Monate (4)	P
Lipide						
Triglyceride	mg/dl	82,7 ± 4,0	102,2 ± 7,5	103,2 ± 3,4	128,1 ± 4,0	1,2 vs 4 0,024
Gesamtcholesterol	mg/dl	163,8 ± 16,9	147,4 ± 15,0	196,1 ± 9,3	191,1 ± 30,0	NS
HDL-Cholesterol	mg/dl	61,4 ± 9,3	56,0 ± 3,9	66,2 ± 1,6	58,1 ± 6,6	NS
Leberteste						
Gesamtbilirubin	mg/l	6,9 ± 1,4	4,9 ± 0,9	4,2 ± 0,9	4,3 ± 0,7	NS
konjugiertes Bilirubin	mg/l	1,5 ± 0,1	1,4 ± 0,2	1,4 ± 0,1	1,3 ± 0,1	NS
Alkalische Phosphatase	IU/l	59,1 ± 3,6	68,1 ± 7,1	63,5 ± 7,0	52,0 ± 3,5	NS
SGOT	IU/l	20,2 ± 1,7	23,5 ± 3,3	16,3 ± 1,1	17,3 ± 1,0	NS
SGPT	IU/l	19,5 ± 2,3	20,6 ± 2,5	17,4 ± 2,6	17,2 ± 2,4	NS
Hormone						
Östradiol	pg/ml	124 ± 21	40 ± 19	32 ± 6	23 ± 6	1 vs 2,3,4 0,002
Östron	pg/ml	63 ± 8	53 ± 15	42 ± 8	18 ± 2	1 vs 4 0,005
Progesteron	ng/ml	3,74 ± 1,29	0,21 ± 0,05	0,384 ± 0,07	0,258 ± 0,03	1 vs 2,3,4 0,005
Gesamttestosteron	pg/ml	523 ± 40	396 ± 50	347 ± 22	298 ± 49	1,2 vs 4 0,01
Freies Testosteron	pg/ml	6,41 ± 0,96	3,40 ± 0,96	2,35 ± 0,53	1,46 ± 0,31	1 vs 3,4 0,003
SHBG	nMol/l	78 ± 10	224 ± 31	263 ± 41	242 ± 55	1 vs 2,3,4 0,008
Dihydrotestosteron	pg/ml	240 ± 27	223 ± 55	243 ± 47	240 ± 86	NS
Dehydroepiandrosteron-Sulfat	ng/ml	2501 ± 243	1890 ± 281	1868 ± 297	1753 ± 319	1 vs 4 0,05
Δ^4-Androstendion	pg/ml	2112 ± 171	1236 ± 130	1520 ± 245	1580 ± 305	1 vs 2,3,4 0,05
Cortisol	ng/ml	131 ± 23	262 ± 35	231 ± 37	271 ± 17	1 vs 2,3,4 0,01

NS = nicht signifikant

(T) 57 %, freies Testosteron 23 %, Dihydrotestosteron (DHT) 100 %, Dehydroepiandrosteron-Sulfat (DS) 70 %, Androstendion (A) 58 %, Sexualhormonbindendes Globulin (SHBG) 312 % und Kortisol 206 % der Basalspiegel vor der Behandlung. Die meisten Änderungen waren statistisch signifikant.

Diskussion

Eine generell subjektive und objektive klinische Beurteilung der Langzeittoleranz dieses Präparates mit einer mittleren bis niedrigen Dosis Cyproteronacetat (5 mg) und einer niedrigen Dosis Ethinylestradiol (35 mcg) zeigt eine niedrige Inzidenz von Beschwerden und Nebenwirkungen. Das weist auf ein interessantes klinisches Gleichgewicht dieses Medikamentes hin. Es ist anscheinend bar der östrogenen Nebenwirkungen von Diane®, das 50 mcg Ethinylestradiol enthält [8, 2]. Dies spiegelt sich in einer merklichen Erniedrigung der Häufigkeit von Dysmenorrhöen und prämenstruellem Syndrom wieder. Dadurch wird der Mangel einer klinischen Östrogendominanz dieses getesteten Präparates offensichtlich.

Mit beiden Medikamenten, sowohl mit 5 mg als auch mit 2 mg Cyproteronacetat, ist die Zykluskontrolle hervorragend und die kontrazeptive Wirksamkeit optimal. Wie erwartet bildeten sich Akne und Seborrhöen bei 80 % und 90 % der behandelten Frauen schnell und vollständig zurück. Bei den bleibenden 20 % und 10 % trat eine teilweise Besserung ein. Dieses Ergebnis ist vergleichbar mit wiederholten Beobachtungen, in denen entweder hochdosierte oder niedrigdosierte Kombinationen von Cyproteronacetat und Ethinylestradiol eingesetzt wurden [7, 8, 2, 6, 4]. Die Feststellung eines ziemlich hohen Besserungsgrades des Hirsutismus unter der getesteten Medikation (5 mg Cyproteronacetat) ist besonders interessant. Obwohl vor der Therapie 1 Patientin einen milden Hirsutismus, 13 mäßigen und 6 schweren Hirsutismus aufwiesen, hatte sich am Ende der Behandlungszeit in 14 Fällen (70 %) der exzessive Haarwuchs vollständig zurückgebildet. Bei 3 Frauen war nur noch ein milder und bei 3 ein mäßiger Hirsutismus vorhanden. Obwohl diese Reihe begrenzt ist, scheint das Medikament eine günstigere Besserungsrate bei mildem und mäßigem Hirsutismus aufzuweisen, als sie früher von der Behandlung mit Diane® berichtet wurde [8, 2].

Obgleich das untersuchte Präparat (5 mg Cyproteronacetat und 35 mcg Ethinylestradiol) leichtere östrogene Wirkungen als Diane® (2 mg Cyproteronacetat und 50 mcg Ethinylestradiol) aufweist, ist der Unterschied bei den metabolischen Endpunkten weniger offensichtlich. Beide Medikamente verhalten sich leicht östrogenartig. Demzufolge ist ihr Langzeitgebrauch mit einem mäßigen Anstieg der Triglyzeride und des Gesamtcholesterols, bei unverändertem HDL-Cholesterol verbunden. Diese Ergebnisse stehen in Übereinstimmung mit anderen Studien [2, 10] und unterstreichen den Mangel an irgendwelchen androgen/antiöstrogenen Wirkungen von Präparaten, die Cyproteronacetat und Ethinylestradiol enthalten, im Gegensatz zu den Effekten anderer oraler kontrazeptiver Kombinationen.

Was die Hormonspiegel im Serum betrifft, so ist der Gebrauch von Cyproteronacetat 5 mg und Ethinylestradiol 35 µg mit einer effektiven Hemmung der gonadalen Funktion verbunden, die genau mit den endokrinen Wirkungen vergleichbar ist, die Diane® (Cyproteronacetat 2 mg und Ethinylestradiol 50 µg) [2, 4] oder hochdosierte umgekehrte Sequenzpräparate [9] haben. Dies wird durch niedrige Spiegel von E_2 und E_1 während der gesamten Behandlungszeit, sowie niedrige anovulatorische P-Spiegel, niedrige Werte von A und Gesamt-T, besonders aber durch erniedrigte Spiegel des freien T. wiedergespiegelt. Auf der anderen Seite sind SHBG und Transkortin, aufgrund der östrogenen Wirkung des untersuchten Präparates deutlich erhöht. Das erklärt die nur vorübergehend erniedrigten Spiegel von DHT (das sich mit sehr hoher Affinität an SHBG bindet) und die erhöhten Kortisolspiegel. Der leichte Abfall der DS-Spiegel dürfte teilweise mit einer direkten Hemmwirkung dieses Medikamentes auf die Nebennieren zusammenhängen.

Schlußfolgerung

Als Schlußfolgerung kann man sagen, daß der Langzeitgebrauch (18 Monate) eines Präparates, das 5 mg Cyproteronacetat und 35 mcg Ethinylestradiol enthält, subjektiv und objektiv klinisch gut toleriert wird. Es erscheinen keine Zeichen einer Östrogendominanz. Es bessert nicht nur Akne und Seborrhoe effektiv, sondern auch, trotz seines niedrigen Cyproteronacetatgehalts, Hirsutismus. Zusätzlich hemmt es die gonadalen Funktionen und senkt die zirkulierenden Androgenspiegel. Vom metabolischen Blickwinkel zeigt sich das Präparat immer noch leicht östrogendominant. Das wird durch einen mäßigen Anstieg der Triglyzeride und einen stärkeren Anstieg des SHBG angezeigt. Gesamt- und HDL-Cholesterol werden nicht signifikant beeinflußt. Die untersuchte Kombination ist durch ein gutes Gleichgewicht in ihren klinischen und metabolischen Wirkungen charakterisiert und ist daher besonders interessant für die Langzeitbehandlung von Frauen mit Androgenisierungssymptomen.

Danksagung
Frau A. M. Verly-Smolnik soll für hervorragende Unterstützung bei den Schreibarbeiten gedankt werden.

Literatur

[1] Abraham, G. E., G. B. Maroulis, J. E. Buster et al.: Effect of dexamethazone on serum cortisol and androgen levels in hirsute patients. Obstet. Gynecol. **47** (1976) 395—402.

[2] Gaspard, U. J., M. A. Romus, M. Soyeur-Broux et al.: Clinical, endocrinological, and metabolic evaluation of women treated for acne by a combination of cyproterone acetate and ethinylestradiol (Diane®). In: Vokaer, R., D. Fanta (eds.): Combined antiandrogen-estrogen therapy in dermatology, pp. 75—93. Excerpta Medica, Amsterdam 1981.

[3] Gaspard, U. J., M. A. Romus, D. Gillain et al.: Plasma hormone levels in women receiving new oral contraceptives containing ethinyl estradiol plus levonorgestrel or desogestrel. Contraception **27** (1983) 577—590.

[4] Gaspard, U. J.: Role of antiandrogens in the treatment of acne. In: Mahesh, V. B., R. B. Greenblatt (eds.): Hirsutism and Virilism, pp. 369—394. Wright-PSG, Boston 1983.

[5] Gaspard, U. J., J. Buret, D. Gillain et al.: Serum lipid and lipoprotein changes induced by new oral contraceptives containing ethinyl estradiol plus levonorgestrel or desogestrel. Contraception **31** (1985) 395—408.

[6] Greenwood, R., L. Brummitt, B. Burke et al.: Acne: double blind clinical and laboratory trial of tetracycline, oestrogen-cyproterone acetate, and combined treatment. Br. Med. J. **291** (1985) 1231—1235.

[7] Hammerstein, J., J. Meckies, I. Leo-Rossberg et al.: Use of cyproterone acetate in the treatment of acne, hirsutism and virilism. J. Ster. Biochem. **6** (1975) 827—836.

[8] Moltz, L., J. Meckies, J. Hammerstein: Die Kontrazeptive Betreuung androgenisierter Frauen mit einem niedrig dosierten cyproteron acetat-haltigen Einphasenpräparat. Dtsch. Med. Wschr. **104** (1979) 1376—1382.

[9] Rubens, R.: Androgen levels during cyproterone acetate and ethinylestradiol treatment of hirsutism. Clin. Endocr. (Oxf) **20** (1984) 313—325.

[10] Tikkanen, M. J., T. Kuusi, E. A. Nikkilä et al.: Absence of lipoprotein changes during treatment with cyproterone acetate. Arch. Gynec. **237** (1985) 130 A.

Cyproteronacetat im Vergleich zu Levonorgestrel in Kombination mit Ethinylestradiol in der Behandlung der Akne: Ergebnisse einer multizentrischen Studie

L. Carlborg

Einleitung

Obwohl Akne keine endokrinologische Erkrankung ist, ist sie deutlich von Sexualsteroiden abhängig. Die Erkrankung betrifft hauptsächlich das Infrainfundibulum der Talgdrüsen, die sich überall dort befinden, wo Drüsen mit rudimentären Haarfollikeln vorkommen, wie z. B. im Gesicht, auf der Brust und auf dem Rücken. Androgene steigern die Zellproliferation im Infrainfundibulum. Diese Zellen schilfern leicht ab, können einen Pfropfen bilden und damit eine Talgretention verursachen. Bakterien, die sich immer in Talgdrüsen befinden, spalten dann den Talg in Fettsäuren. Durch kleine Risse der Drüsenwand können Fettsäuren dann in das umliegende Gewebe eintreten. Leukozyten werden angezogen und die wohlbekannte Akneläsion entsteht. Im Gegensatz dazu reduzieren Östrogene die Zellproliferation im Infrainfundibulum.

Einige klinische Fakten sollen die Bedeutung der Androgene beleuchten. Hypogonadale Männer haben keine Akne. Wenn sie aber eine substituierende Androgentherapie erhalten, kann sie sich entwickeln. Bei Eunuchen findet man ebenfalls keine Akne. Auch wird bei heranwachsenden Mädchen so lange keine Akne gefunden, bis sie ihre Menarche oder Adrenarche bekommen, d. h. bis Androgene gebildet werden. Bei Frauen entwickelt sich vor allem bei androgenen Störungen wie polyzystischen Ovarien oder adrenaler Hyperaktivität Akne. Erhöhte Androgenspiegel im Plasma oder indirekte Zeichen eines hohen Androgenmetabolismus bei Frauen mit Akne wurden im Vergleich mit gesunden Frauen nachgewiesen [8]. Das biologisch aktivste Androgen ist Dihydrotestosteron, das direkt am Zellkern wirkt. Bei manchen Patientinnen tritt eine erhöhte Umwandlung von schwach wirksamen Androgenen zu hoch potenten Androgenen wie Testosteron oder Dihydrotestosteron auf, weil die 5-α-Reduktasemenge in der Haut erhöht ist [9]. In Fällen einer Überproduktion von Androgenen im Ovar wurden häufig orale Kontrazeptiva zur Inaktivierung der Ovarien eingesetzt. Meistens gehören die in diesen Kombinationen eingesetzten Gestagene zur Gruppe der 19-Nortestosteronderivate und haben somit eine intrinsische schwache Androgenpartialwirkung. Sie dürften auch Testosteron am sexualhormonbindenden Globulin ersetzen, so daß dann mehr freies Testosteron biologisch verfügbar ist. Bei vielen Patientinnen verschlechtert sich die Akne, wenn sie orale Kontrazeptiva benutzen [6]. Bei einer adrenalen Androgenüberproduktion wird manchmal eine Suppression mit Dexamethason eingesetzt.

Unabhängig von der Herkunft der die Akne verursachenden Androgene ist es logisch, ein Antiandrogen einzusetzen, das direkt auf die Zellen des Zielorgans durch Blockierung der Rezeptoren wirkt. Viele Antiandrogene gehören zur Gruppe der 17-Hydroxyprogesterone. Die aktivste bekannte Verbindung ist Cyproteronacetat (CPA). Sie ist gleichzeitig ein starkes Gestagen. Eine Vielzahl von Studien hat gezeigt, daß diese Substanz in Kombination mit Ethinylestradiol (2 mg Cyproteronacetat und 50 µg Ethinylestradiol: Diane®) besonders nützlich in der Behandlung von Akne bei Frauen ist [3, 4, 5].

Obwohl die Wirkung von Diane® auf Akne gut dokumentiert ist, werden noch objektive Studien basierend auf quantitativen Methoden benötigt. Ein Vergleich mit einem geeigneten oralen Kontrazeptivum [5, 1] sowie eine Einschätzung der Akne durch einen Dermatologen sollten vorgenommen werden.

Material und Methode

Die vorliegende Studie war als Zusammenarbeit zwischen Gynäkologen und Dermatologen an 8 schwedischen Kliniken angelegt. Es wurden Frauen in die Untersuchung aufgenommen, die an Akne litten, über 15 Jahre alt waren und keine Kontraindikationen gegen die Einnahme eines oralen Kontrazeptivums aufwiesen.

Der Beobachtungszeitraum betrug 6 Monate. Die Studie wurde als Doppelblindversuch durchgeführt. Die Patientinnen waren 160 freiwillige Versuchspersonen (die meisten im Alter von 20–29 Jahren), die von Herbst bis Frühjahr behandelt wurden, um eine mögliche günstige Wirkung der Sonne auf die Akne auszuschließen. Alle Patientinnen gaben ihre Zustimmung zu der Studie, die vom Swedish National Board of Health and Welfare sowie der Ethikkommission genehmigt worden war.

Drei Medikamente wurden in die Untersuchung aufgenommen: Diane® (s. oben), Diane®-35 mit einer Dosis von nur 35 µg Ethinylestradiol und Neovletta® (150 µg Levonorgestrel und 30 µg Ethinylestradiol, in Deutschland als Microgynon® der Firma Schering bekannt) als Referenzpräparat.

Der Gynäkologe erstellte vor der Einnahme der Kontrazeptiva eine allgemeine gynäkologische Anamnese und eine ausführliche Zyklusanamnese. Nach einem Randomisierungsschema erhielt jede Patientin eines der drei Testpräparate (sechs 21-Tage-Packungen). Kontrolluntersuchungen wurden nach dem 2. und 6. Zyklus durchgeführt. Der Dermatologe zählte die Akneläsionen (Summe der Pusteln, Papeln, Bläschen und Knötchen) im Gesicht und auf den Wangen. Andere Lokalisationen der Akne wurden nicht berücksichtigt. Ein Minimum von 8 Läsionen war für die Aufnahme in die Studie erforderlich [1, 6]. 4 Wochen vor der Behandlung und während der Studie war keine spezielle Therapie der Akne erlaubt. Kontrollen wurden nach 4 und 6 Zyklen durchgeführt.

Der behandelnde Gynäkologe und Dermatologe sowie jede Patientin nahmen bei der letzten Untersuchung eine subjektive Bewertung der Behandlung im Sinne von gut, mäßig oder schlecht vor.

Zu Beginn des Versuches wich die absolute Zahl der Akneläsionen von einer Patientin zur anderen beträchtlich ab. Sie variierte zwischen 8 und 100, wobei die Mehrzahl zwischen 12 und 23 lag. Daher mußten die Behandlungsergebnisse als Prozent der Veränderung gegenüber den Ausgangswerten angegeben werden. Zur Aufnahme in die Studie waren mindestens 8 Läsionen erforderlich. Da die Angaben innerhalb einer Behandlungsgruppe keine statistische Normalverteilung aufwiesen, wurden paramterfreie statistische Methoden eingesetzt (Kruskal-Wallis und Wilcoxon). Wenn möglich, wurde der Chi-Quadrat-Test und/oder der Tukey-Test benutzt. Die gesamte Datenauswertung erfolgte per Computer.

Tabelle 1 Durchschnittliche Verringerung der Gesichtsakne nach 4 Behandlungsmonaten in Prozent (± Standardabweichung).
Diane® und Diane®-35 waren mit $p < 0{,}05$ signifikant wirksamer als Neovletta® (Wilcoxon-Rangsummentest)

Testpräparat	Anzahl	Reduktion % ± Standardabweichung
Diane®	46	51 ± 52
Diane®-35	45	61 ± 31
Neovletta®	37	27 ± 52

Tabelle 2 Durchschnittliche Verringerung der Gesichtsakne nach 6 Behandlungsmonaten in Prozent (± Standardabweichung). Diane® und Diane®-35 waren mit $p < 0{,}0001$ signifikant wirksamer als Neovletta® (Wilcoxon-Randsummentest)

Testpräparat	Anzahl	Reduktion % ± Standardabweichung
Diane®	45	70 ± 36
Diane®-35	44	72 ± 27
Neovletta®	36	35 ± 60

Ergebnisse

Von den 160 freiwilligen Versuchspersonen, die in die Studie eintraten, waren 136 für die Aufnahme in das Computerprogramm geeignet. Die Einschlußkriterien waren nicht erfüllt, wenn die Patientinnen die Behandlung wegen Verschlechterung oder Nebenwirkungen abbrachen, mit der Teilnahme aufhörten oder wenn unvollständige Protokolle vorlagen. Die Therapieabbrüche waren gleichmäßig auf die drei Behandlungsgruppen verteilt, so daß in allen drei Gruppen etwa gleiche Zahlen von Patientinnen erfaßt wurden. Alle Gruppen waren in bezug auf ihre gynäkologisch/geburtshilfliche Anamnese sowie auf die Dauer der Akne vor der Therapie (im Durchschnitt länger als 9 Jahre) homogen. Viele Patientinnen waren früher mit anderen Methoden, wenn auch nur mit geringem Erfolg, behandelt worden.

Dermatologische Beurteilung

Diane® und Diane®-35 führten nach 4 Monaten zu einer ähnlichen Abnahme der Akne von ungefähr 55 % der Ausgangswerte. Neovletta® (in Deutschland Microgynon®) resultierte in einer durchschnittlichen Abnahme von nur 27 %. Diese Ergebnisse waren mit $p < 0{,}05$ statistisch signifikant (Tab. 1).

Nach 6 Zyklen brachten Diane® und Diane®-35 einen Rückgang von etwa 70 %, Neovletta® mit 35 % nur die Hälfte. Dieser Unterschied ist statistisch hoch signifikant ($p < 0{,}0001$) (Tab. 2). Im 6. Zyklus wiesen mehr als 60 % der Patientinnen unter Diane® und Diane®-35 eine wenigstens 75 %ige Reduktion der Akne im Vergleich zu nur 26 % der Neovletta®-Gruppe auf (Tab. 3). Nur 4 % in den Gruppen unter Diane® und Diane®-35, aber 18 % unter Neovletta® verschlechterten sich.

Die von den Gynäkologen, Dermatologen und Patientinnen gemachte subjektive Beurteilung war im Durchschnitt ähnlich und zeigte mit statistischer Signifikanz, daß Diane® und Diane®-35 in der Behandlung der Akne überzeugender als Neovletta® waren (Tab. 4).

Tabelle 3 Der Prozentsatz der Patientinnen einer Behandlungsgruppe, bei denen mindestens eine 75%ige Reduktion der Gesichtsakne eintrat, gegenüber den Patientinnen, bei denen nach 6monatiger Behandlung keine Veränderung oder eine Verschlechterung auftrat.

Testpräparat	Anzahl	≧ 75% Reduktion	keine Veränderung oder Verschlechterung
Diane®	45	66	4,3
Diane®-35	44	61	4,5
Neovletta®	36	26	17,8

Tabelle 4 Durchschnittliche subjektive Beurteilungen der Ergebnisse der Medikamente im 6. Zyklus. Einteilung: 1 = gut, 2 = mäßig, 3 = schlecht. Diane® und Diane®-35 wurden übereinstimmend besser beurteilt als Neovletta® ($p < 0{,}001$, Wilcoxon/Kruskall-Wallis-Test)

Testpräparat	Anzahl	Durchschnittliche Beurteilung der Gynäkologen	Dermatologen	Patienten
Diane®	45	1,36	1,42	1,38
Diane®-35	44	1,23	1,49	1,41
Neovletta®	36	1,75	2,00	2,03

Gynäkologische Beurteilung

In keiner Gruppe trat eine Schwangerschaft ein, was darauf hinweist, daß alle getesteten Kombinationen gute Kontrazeptiva sind. Zykluslänge und Blutungsstärke blieben auch normalerweise durch die Testpräparate unbeeinflußt. Patientinnen mit sehr starken Blutungen hatten unter allen 3 Präparationen eine Verminderung der Blutungsstärke. Die Entzugsblutung blieb unter Diane® und Diane®-35 niemals aus. Die geschah allerdings regelmäßig in ein oder zwei Zyklen bei den Benutzerinnen von Neovletta®. Schmier- und Durchbruchblutungen traten erwartungsgemäß in den ersten Zyklen auf, nahmen mit der Zeit aber ab. Es wurde kein entscheidender Unterschied zwischen den Präparaten gesehen. Körpergewicht und Blutdruck blieben nahezu unbeeinflußt.

Nebenwirkungen

Zwar wurde die Betonung auf Nebenwirkungen gelegt, die von den Patientinnen spontan berichtet wurden, aber es wurden auch zusätzliche gezielte Befragungen durch den Gynäkologen durchgeführt. In den ersten Zyklen war Übelkeit in der Gruppe unter Diane® häufiger, ließ aber bis zum 6. Zyklus nach. Brustspannen trat in der Diane®-Gruppe häufiger auf als in der Neovletta®-Gruppe. 6 Frauen unter Neovletta®, 6 unter Diane® und 5 unter Diane®-35 brachen die Behandlung wegen der Nebenwirkungen ab. Klagen über Varikosis, Kopfschmerzen, Nervosität, Hautflecken, Ödeme. Depressionen und verminderte Libido waren selten und in allen Gruppen etwa gleich häufig.

Zusammenfassend darf die Schlußfolgerung gezogen werden, daß alle aufgetretenen Nebenwirkungen nicht gravierend und mit denen bei der Einnahme von anderen oralen Kontrazeptiva vergleichbar waren [2].

Diskussion

Die Untersuchung zeigt, daß Diane® und Diane®-35 gleichermaßen eine hohe Wirksamkeit in der Akne-Behandlung aufweisen und gegenüber normalen oralen Kontrazeptiva wesentlich überlegen sind (Neovletta®, in Deutschland Microgynon®). Die Studie bestätigt auch frühere Beobachtungen, daß bei manchen Patientinnen auch normale orale Kontrazeptionspräparate Akne heilen können. Bedauerlicherweise verschlechtert sie sich jedoch bei einigen, und wir kennen keine Kriterien, um diese Frauen zu Beginn einer Therapie herausselektieren zu können. Der reduzierte Östrogengehalt von Diane®-35 führte nicht nur zu einer hervorragenden Zykluskontrolle, sondern schien auch das Auftreten und den Schweregrad einiger dem Östrogengehalt zugeschriebenen Nebenwirkungen zu reduzieren.

Es ist darauf hingewiesen worden, daß die Beurteilung der Akne-Behandlung durch die Patientinnen selbst ein starkes Gewicht in der Gesamtbeurteilung haben sollte, da die Kosmetik für die Patientin selber von großer Bedeutung ist. Diese Studie zeigt deutlich, daß hier eine zufriedenstellende Übereinstimmung zwischen der subjektiven Bewertung der Patientin und den objektiven Untersuchungsergebnissen besteht. Daher sind wohl andere Studien über die Behandlung mit Diane®, die subjektive Methoden benutzen, als zuverlässig anzusehen.

Die Reduktion der Ethinylestradioldosis von 50 µg in Diane® auf 35 µg in Diane®-35 scheint erfolgreich zu sein. Die hervorragende Wirkung auf die Akne ist erhalten geblieben. Zusätzlich scheint eine ausgezeichnete Zykluskontrolle sowie eine Reduktion der »östrogenbedingten« Nebenwirkungen erreicht. Das Präparat wird als Methode der Wahl für Frauen mit Akne vorgeschlagen, die eine orale Kontrazeption akzeptieren.

Literatur

[1] Allen, B. S., G. Smith: Various parameters for grading acne vulgaris. Arch. Dermatol. **118** (1982) 23.

[2] Bye, P.: Analysis of a multicenter trial of a new low-dose oral contraceptive in Great Britain. Acta. Obstet. Gynecol. Scand. Suppl. **54** (1976) 61—66.

[3] Carlborg, L., S. Rosengren: Antiandrogen treatment of women with acne tarda. Curr. Ther. Res. **31** (1982) 740—745.

[4] Fanta, D.: Acne. Springer. Wien—New York 1978.

[5] Lachnit-Fixson, U., J. Kaufmann: Zur Beeinflussung von Androgenisierungserscheinungen. Med. Klin. **72** (1977) 1922—1926.

[6] Lachnit-Fixson, U.: The development and evaluation of an ovulation inhibitor (Diane) containing an antiandrogen. Acta. Obstet. Gynecol. Scand. Suppl. **88** (1979) 33—42.

[7] Lidén, S. et al.: Clinical Evaluation in Acne. Acta. Dermatovenerol. (Stockholm) Suppl. **89** (1980).

[8] Odlind, V., K. Carlström, G. Michaelsson et al.: Plasma androgenic activity in women with acne vulgaris and in healthy girls before, during and after puberty. Clin. Endocrinol. **16** (1982) 243—249.

[9] Sansone, G., R. M. Reisner: Differential rates of conversion of testosterone to dihydrotestosterone in acne and in normal human skin—A possible pathogenic factor in acne. J. Invest. Dermatol. **56** (1971) 366.

Danksagung

Folgende Gynäkologen und Dermatologen nahmen an der übergreifenden Studie teil:

Falun: Börje Lindström, Staffan Nilsson, Eva-Brita Strålin

Göteborg: Kjell Hersle, Per Olof Janson, Håkan Mobacken, Lars Nilsson

Halmstad: Lars Carlborg, Kerstin Olsson

Malmö: Bertil Casslen, Eva Jepson, Lars Svanberg

Stockholm: Erik Borglund, Bengt-Åke Lindhe, Anna-Kristina von Uexküll, Göran Wennersten

Umeå: Ove Bäck, Mats Göran Damberg, Bo von Schoultz

Uppsala: Annika Bergkvist-Karlsson, Viveca Odlind

Der Autor möchte seinen Dank auch aussprechen an:

Prof. Gösta Hagerman und Prof. Sture Liden für die wertvollen Ratschläge in dermatologischen Fragen. Die Computerprogramme und statistischen Auswertungen wurden freundlicherweise von Ass.-Prof. Mats Ehrnebo, Galenus AB, Uppsala, durchgeführt. Diese Studie wurde von der Schering AG, BRD, und Schering Nordiska AB, Schweden, unterstützt.

Vergleich von Diane®-35 mit Neo-Eunomin® aus dermatologischer Sicht

F. Nürnberger

Einleitung

Acne vulgaris ist eine chronische, entzündliche Erkrankung der Talgdrüsen, meist des Gesichts, Rückens, der Brust und Schultern [2]. Die kausale Pathogenese der Akne ist multifaktoriell (»Kausalitätsmosaik«). Sie schließt Follikel, Talg, Bakterien, Hormone, Vererbung und das Immunsystem ein. Wenn ein Faktor des Mosaiks fehlt, z. B. die Hormone (Androgene), tritt keine Akne auf. Es gibt auch keine Akne bei kastrierten Männern.

Follikel: Es gibt drei Arten von Gesichtsfollikeln: Vellushaarfollikel, Talgdrüsenfollikel und Terminalhaarfollikel. Besonders Talgdrüsenfollikel mit großen Talgdrüsen sind das Zielorgan der Akne. Bei Aknepatienten haben diese Talgdrüsenfollikel wahrscheinlich eine genetisch determinierte (?) erhöhte Neigung zur Hyperkeratose, Komedonenbildung im Infrainfundibulum und zur follikulären und perifollikulären Entzündung.

Talg (Sebum): Talg ist eine Mischung aus Glyzeriden und Fettsäuren (65 %), Squalen (10 %) und Wachsestern (25 %). Aknepatienten haben gewöhnlich eine Seborrhö, d. h., die Talgproduktion und Lipide der Hautoberfläche sind erhöht [1].

Seborrhö kann allerdings auch ohne Akne bei Rosacea, gramnegativer Follikulitis, seborrhoischer Dermatitis und Parkinson-Syndrom gefunden werden.

Bakterien: Tieferliegende Teile der Talgdrüsenfollikel sind vom Propionibacterium acnes und Propionibacterium granulosum (= früher Corynebacterium acnes, Typ 1 und 2) besiedelt. Bakterielle Ektolipasen spalten die Talgtriglyzeride in Glyzerin und freie Fettsäuren. Letztere verursachen infundibuläre Hyperkeratosen, Komedonen sowie follikuläre und perifollikuläre Entzündungen. Bakterielle Produkte des P. acnes (Mukopolysaccharide, Enzyme, prostaglandinähnliche Substanzen in der Lipidfraktion des P. Acnes) fungieren als Mediatoren für die Akneinfektion.

Hormone: Hormonelle Faktoren regulieren die Funktion der Talgdrüsen und die Talgproduktion:

a) Testosteronmetaboliten (Dihydrotestosteron, Dihydroepiandrosteron, Androstendion und Androstendiol) steigern die Mitoserate und die epitheliale Proliferation der Talgdrüsenazini mit nachfolgender erhöhter Lipidsynthese (Überproduktion von Talg).

b) Östrogene unterdrücken die Talgproduktion durch die hypophysäre Senkung der zirkulierenden Testosterone (negativer Feedback-Mechanismus). Es wird auch eine direkte suppressive Wirkung auf die Talgdrüsen angenommen.

Formen der Akne, die besonders durch hormonale Faktoren beeinflußt werden: Acne neonatorum, Acne infantum, prämenstruelle Akne, Acne postpubertalis gestagenes, weibliche Acne androgenetica und postpubertäre Akne des Rückens. Hormonelle Untersuchungsmethoden versagen jedoch oft, eine signifikante Änderung der zirkulierenden Androgene zu finden.

Vererbung: Genetische Faktoren spielen bei der Entwicklung der Akne eine große Rolle. Sie beeinflussen das klinische Bild, die Verteilung der Läsionen und die Dauer der Erkrankung. Bei schweren Akneformen ist vermehrt familiäres Auftreten zu beobachten (z. B. bei Acne conglobata). Beim XYY-Syndrom gibt es seltene Formen sehr schwerer Akne. Man nimmt an, daß die Vererbung multifaktoriell erfolgt.

Immunologische Faktoren, die in die Entzündung der Akne verwickelt sind:

a) T-Lymphozyten sind gegen Antigene auf der Zellmembran des Propionibacterium acnes sensibilisiert (bei Akne mit schwerer Entzündung).

b) Durch Läsionen der Follikelwand ausgewanderte Bakterien locken bei Kontakt mit T-Lymphozyten durch Lymphokine aktivierte Makrophagen an, die ihrerseits die Follikel und das perifollikuläre Gewebe zerstören.

c) Eine genetische Determination der zellvermittelten Immunantwort wird vermutet.

Die moderne Therapie der Akne

1. Vitamin-A-Säure: Lokaltherapeutikum mit Schälwirkung
2. Benzoylperoxid: Lokales Therapeutikum mit bakteriostatischer und schälender Wirkung.
3. Antibiotika: (Tetrazykline, Erythromycin, Clindamycin etc): Lokale und systemische Medikamente mit bakteriostatischer Wirkung und direkter Hemmung der extrazellulären Lipasen, welche die freien Fettsäuren und Cholesterol senken sowie die Triglyzeride erhöhen.
4. 13-cis-Retinsäure (Isotretinoin): Orales Medikament mit talgsuppressiver und schälender Wirkung.

5. Antiandrogene: Orale Medikamente
   Cyproteronacetat hat eine zentral hemmende Wirkung auf die Androgenproduktion der Ovarien und Nebennierenrinde. Es blockiert auch die androgenabhängige Überproduktion von Talg in den Talgdrüsen.

Dermatologische Indikationen für Antiandrogene sind: Acne vulgaris, Seborrhoea oleosa, Sebozystomatose, apokrine Miliaria, androgene Alopezie, Hirsutismus und Virilismus.

Die eindeutigste Indikation für eine Antiandrogentherapie ist die Verbindung von Akne mit Hirsutismus bei Frauen, die einen abnormen Anstieg der ovariellen oder adrenalen Androgenproduktion aufweisen (polyzystische Ovarien, adrenogenitales Syndrom etc.), oder einen Anstieg der Androgene, der auf andere Art nicht zu behandeln ist.

Material und Methode

Diane®-35 ist ein Kombinationspräparat. Ein Dragee enthält 2 mg Cyproteronacetat und 35 µg Ethinylestradiol. Neo-Eunomin® ist ein Zweiphasenpräparat. 11 Tabletten enthalten 1 mg Chlormadinonacetat kombiniert mit 50 µg Ethinylestradiol, und 11 Tabletten enthalten 2 mg Chlormadinonacetat in Kombination mit 50 µg Ethinylestradiol.

An einer Universitäts-Hautpoliklinik und in 6 dermatologischen Privatpraxen in Berlin (West) wurde eine randomisierte Doppelblind-Studie mit diesen zwei Präparaten an Frauen durchgeführt, die milde bis schwere Acne vulgaris hatten. Dabei wurde die Wirksamkeit bei dieser Krankheit von Diane®-35 mit Neo-Eunomin® verglichen. Die Patientinnen dieser Studie waren zwischen 18 und 35 Jahren alt. Kontraindikationen für eine Hormonbehandlung wurden ausgeschlossen. Alle Patientinnen gaben ihr Einverständnis, nachdem sie informiert worden waren. Die Studie hält noch weiter an. Hier werden die Ergebnisse bei 50 Patientinnen präsentiert, die über 6 Menstruationszyklen an dieser randomisierten Untersuchung teilnahmen. 21 Frauen wurden mit Diane®-35,

- Klinische Merkmale der Akne
  Komedonen
  Papeln
  Pusteln
  Knoten
  Zysten
- Anzahl der Haarwäschen
- Körpergewicht
- Blutdruck
- Nebenwirkungen

Abb. 1 Parameter

29 mit Neo-Eunomin® behandelt. Die klinischen Merkmale der Akne (Komedonen, Papeln, Pusteln, Knoten und Zysten) wurden vor Beginn der Studie und nach 3 und 6 Zyklen gezählt und fotographiert. Auch wurden Körpergewicht, Blutdruck, Anzahl der Haarwäschen und Nebenwirkungen aufgezeichnet (Abb. 1). Während der ersten 3 Zyklen wurde die lokale Behandlung mit Benzoylperoxid erlaubt, wenn sie für nötig befunden wurde. Eine statistische Auswertung war der geringen Patientenzahl wegen nicht möglich.

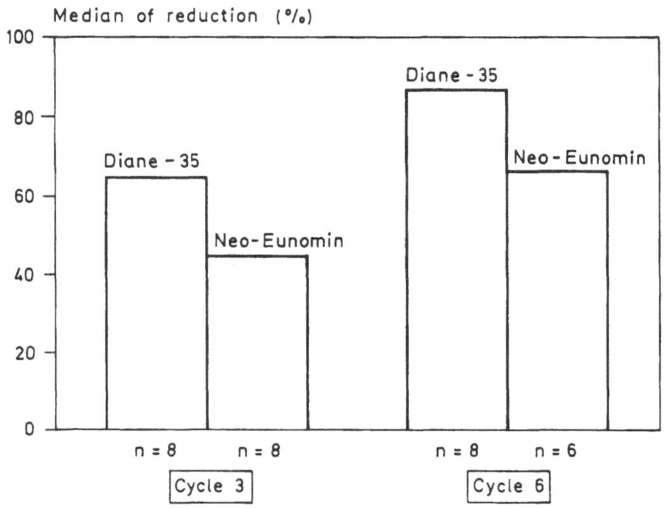

Abb. 2 Gesamtzahl der Aknelasionen im Gesicht ohne BPO-Therapie

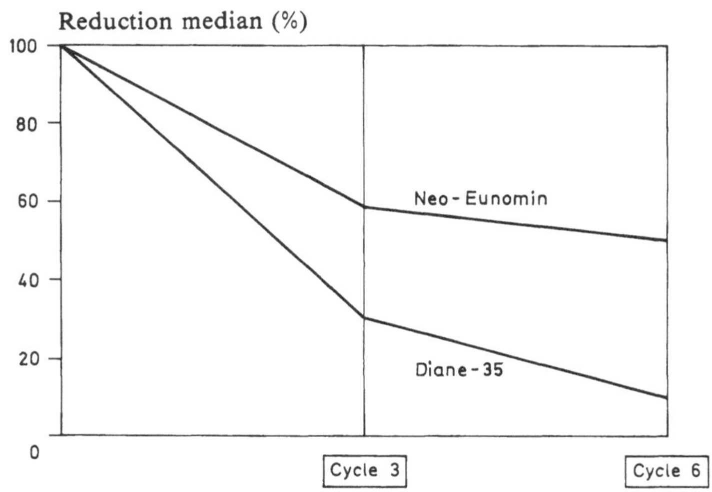

Abb. 3 Gesamtzahl der Aknelasionen im Gesicht ohne BPO-Therapie

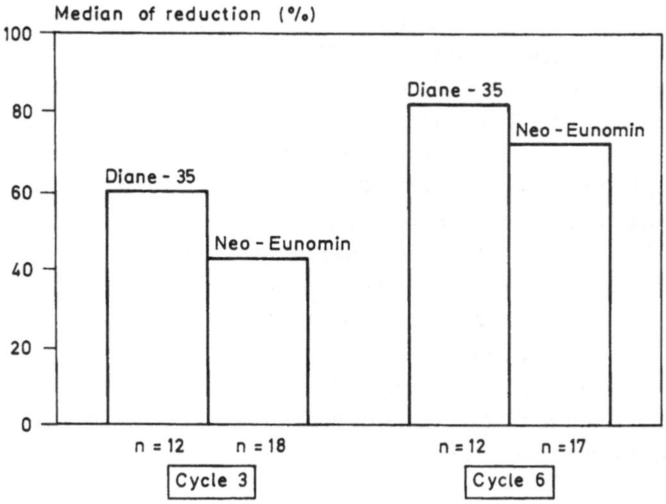

Abb. 4 Gesamtzahl der Aknelasionen im Gesicht mit BPO-Therapie

Ergebnisse

Die Abbildungen 2 und 3 zeigen die Gesamtzahl der Akneläsionen im Gesicht nach 3 und 6 Zyklen nach Behandlungsbeginn mit Diane®-35 und Neo-Eunomin® bei den Patientinnen, die während der ersten 3 Zyklen keine zusätzliche Benzoylperoxidtherapie eingesetzt hatten. Trotz der geringen Patientenzahl ist die Reduktion aller Gesichtsläsionen nach 3 Behandlungszyklen bei beiden Präparaten bemerkbar. Der Rückgang unter Diane®-35 war deutlicher (68 %) als unter Neo-Eunomin® (46 %).

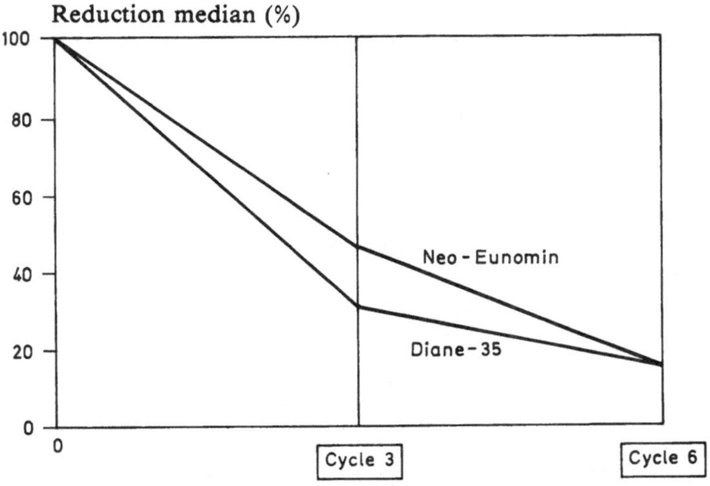

Abb. 5 Gesamtzahl der Akneläsionen im Gesicht mit BPO-Therapie

Die Läsionen im Gesicht ließen während der ganzen 6monatigen Behandlungsperiode kontinuierlich nach (Diane®-35: 94%, Neo-Eunomin®: 72%).

Eine zusätzliche Therapie mit Benzoylperoxid schien keinen bemerkenswerten Vorteil gegenüber der alleinigen Anwendung von Diane®-35 oder Neo-Eunomin® zu haben (Abb. 4 und 5). Aber man sollte an die niedrige Zahl der Fälle denken. Die Abbildungen 4 und 5 zeigen, daß während der ersten 3 Zyklen eine merkliche Abnahme der Akneläsionen stattfand, die unter Diane®-35 ausgeprägter war. Die Reduktion der Akneläsionen setzte sich während der nächsten 3 Zyklen fort, allerdings nicht so schnell wie während der ersten Zeit.

Die Gesamtbeurteilung durch die Untersucher bei der alleinigen Therapie mit Diane®-35 oder Neo-Eunomin® zeigte, daß Diane®-35 sehr wirksam und besser als Neo-Eunomin® für die Behandlung der Acne vulgaris war.

Körpergewicht: Das Körpergewicht blieb unter beiden Präparaten während der Behandlung unverändert (Abb. 6).

Abbildung 6 Körpergewicht

	Vor der Behandlung	3. Zyklus	6. Zyklus
Diane®-35	65,5 kg	65,3 kg	65,0 kg
Neo-Eunomin®	61,6 kg	62,5 kg	60,7 kg

Blutdruck: Der Blutdruck war nicht beeinflußt (Abb. 7–10).

Haarwäschen: Die Zahl der Haarwäschen, die mehr durch Gewohnheit als durch Notwendigkeit beeinflußt zu sein schien, blieb unverändert.

Die Abbildung 11 a–c zeigt eine 26jährige Patientin vor, nach 3 und 6 Zyklen des Behandlungszeitraumes mit Diane®-35.

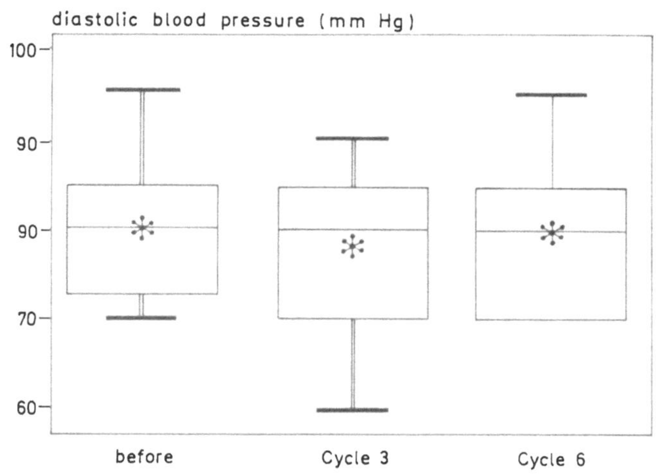

Abb. 7 Diane®-35: diastolischer Blutdruck

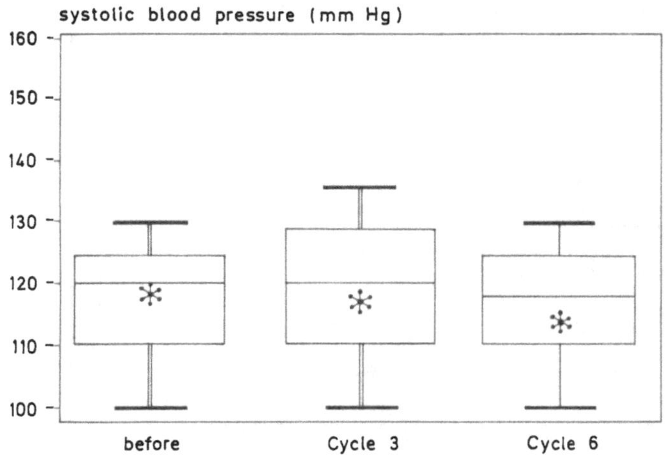

Abb. 8 Diane®-35: systolischer Blutdruck

Nebenwirkungen

Brustspannen und Schwindelerscheinungen wurden unter Neo-Eunomin® häufiger als unter Diane®-35 beobachtet (Abb. 12). Das ist wahrscheinlich, wenigstens teilweise, auf den höheren Östrogengehalt von Neo-Eunomin® zurückzuführen. Andere berichtenswerte Nebenwirkungen wurden nicht beobachtet.

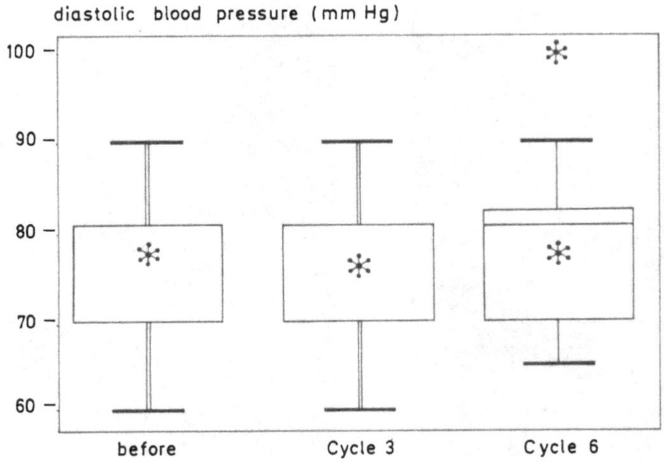

Abb. 9 Neo-Eunomin®: diastolischer Blutdruck

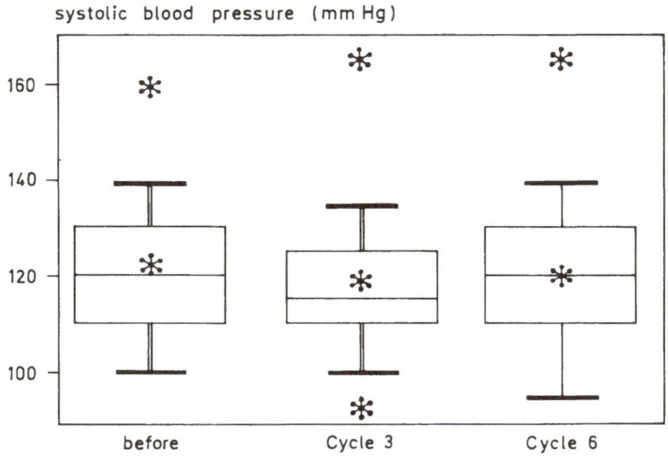

Abb. 10 Neo-Eunomin®: systolischer Blutdruck

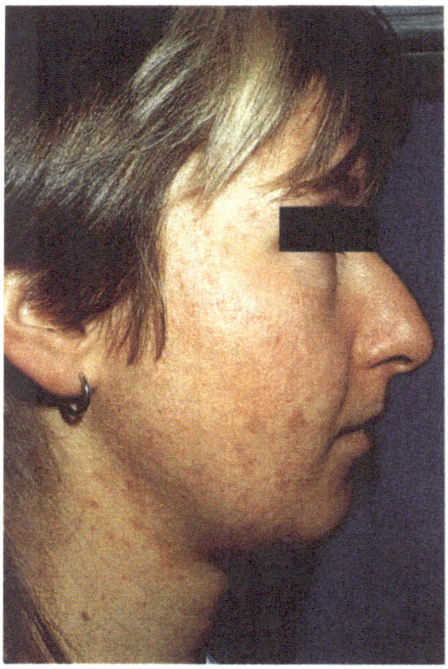

Abb. 11a

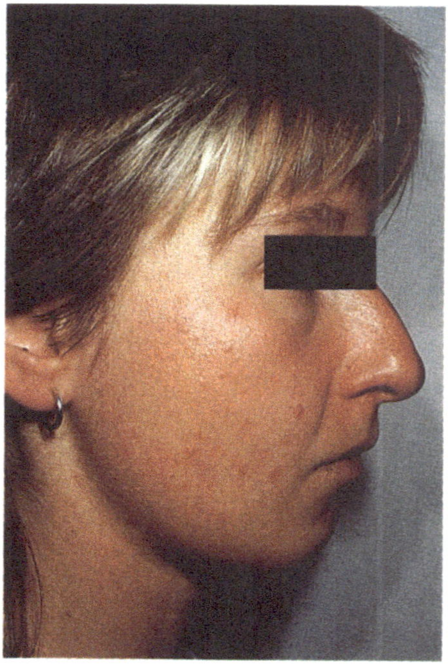

Abb. 11b

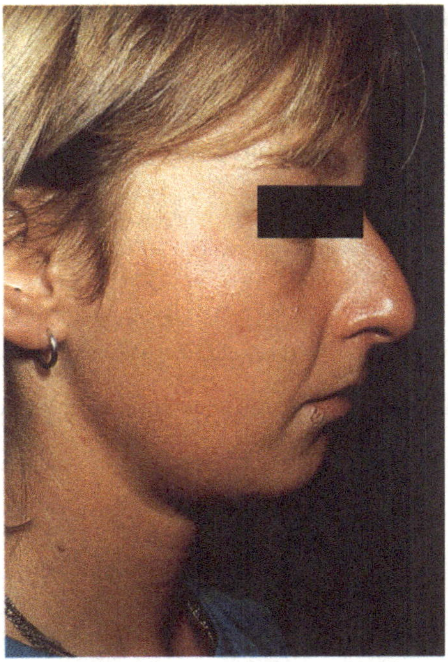

Abb. 11c

Abb. 11 Eine 26jährige Patientin vor (11a), nach 3 Zyklen (11b) und nach 6 Zyklen (11c) unter der Behandlung mit Diane®-35

Abbildung 12 Nebenwirkungen

	Diane®-35®			Neo-Eunomin®		
	Vor der Behandlung	3. Zyklus	6. Zyklus	Vor der Behandlung	3. Zyklus	6. Zyklus
Brustspannen	4,8%	9,5%	0	6,9%	10,3%	17,4%
Schwindel	0	0	0	3,5%	6,9%	4,7%
Nervosität	19,1%	4,8%	5,0%	6,9%	13,8%	4,4%
Depression	0	0	0	6,9%	6,9%	0

Schlußfolgerung

1. Hormonpräparate mit einer antiandrogenen Komponente können in der Behandlung der Acne vulgaris wirksam sein.
2. Der Langzeitversuch mit Diane®-35 und Neo-Eunomin®, zwei neuen Präparaten mit antiandrogener Wirkung, zeigt, daß beide Medikamente bei Acne vulgaris effektiv waren.

3. Die Gesamtbeurteilung der vorläufigen Studie weist darauf hin, daß Diane®-35 besser als Neo-Eunomin® wirkt.
4. Eine zusätzliche Lokalbehandlung mit Benzoylperoxid scheint in den ersten 3 Zyklen keinen zusätzlichen therapeutischen Effekt zu bringen.
5. Die während der 6 Behandlungszyklen beobachteten Nebenwirkungen waren tolerabel.

Literatur

[1] Plewig, G., A. M. Kligman: Acne: Morphogenesis and Treatment. Springer, Berlin 1975.

[2] Rook, A. et al.: Textbook of Dermatology. 4th ed. Blackwell, Oxford 1986.

Eine vergleichende Doppelblindstudie über Tetrazykline und Diane®, allein und in Kombination, bei der Behandlung der Akne

R. Greenwood, L. Brummit, B. Burge, W. J. Cunliffe

Einleitung

Akne ist eine chronisch entzündliche Störung der Haar-Talg-Einheit. Es gibt 4 wichtige Vorgänge bei Akne. Dies sind:

1. Ein Anstieg der Talgproduktion und eine Änderung in seiner Zusammensetzung
2. Gangokklusion
3. Mikrobielle Besiedlung (die größte Rolle spielen dabei Propionibacteria acnes)
4. Entzündliche Antwort des Wirts.

Diane® (50 µg Ethinylestradiol und 2 mg Cyproteronacetat) greift die Akne über einen anderen Mechanismus als Tetrazykline an. Diane® reduziert die Talgexkretionsrate [1], während Tetrazykline die Funktion des Propionibacterium acnes [2] und wahrscheinlich auch den Entzündungsmechanismus des Wirts beeinflussen.

Da Cyproteronacetat sowohl ein Antiandrogen als auch ein Gestagen ist, kann es mit Ethinylestradiol kombiniert werden, um einen kontrazeptiven Schutz zu gewähren, der den üblichen Kombinationskontrazeptiva vergleichbar ist.

Das Ziel dieser Studie war es, zu untersuchen, wie Diane® im Vergleich zu Tetrazyklinen in der Behandlung der Akne wirkt. Da eine kombinierte Behandlung dieser beiden Präparate einer alleinigen Therapie als überlegen angesehen werden könnte, wurde auch das untersucht. Daher wurden Frauen, die bereits Antibiotika gegen ihre Akne genommen hatten, für die randomisierte Doppelblindstudie ausgewählt. Die klinische Auswertung erfolgte durch Einteilung der Akne und Zählung der Läsionen. Da Ethinylestradiol-Cyproteronacetat und antibiotische Therapie die Akne durch verschiedene ätiologische Faktoren beeinflussen, wurde zusätzlich die Wirkung auf Talgexkretion und Oberflächenbakterien beurteilt.

Material

92 Frauen mit Akne im Alter zwischen 16 und 30 Jahren, die von ihren Hausärzten überwiesen worden waren, wurden geworben. Die meisten hatten vorher eine niedrigdosierte Antibiotikatherapie erhalten. Die Patientinnen wurden zufällig auf eine von drei Behandlungsgruppen verteilt. Die Therapiedauer betrug 6 Monate. Gruppe 1 erhielt für 21 von 28 Tagen Diane® (50 μg Ethinylestradiol und 2 mg Cyproteronacetat) plus fortlaufend zweimal täglich 50 mg Tetrazyklin (Kombinationsbehandlung). Gruppe 2 erhielt für 21 von 28 Tagen Diane® (50 μg Ethinylestradiol und 2 mg Cyproteronacetat) plus durchgehend zweimal täglich Plazebo-Tetrazyklin. Gruppe 3 erhielt für 21 von 28 Tagen Plazebo-Diane® plus fortlaufend zweimal täglich 500 mg Tetrazyklin.

Ungeachtet dessen, ob die Patientinnen Plazebo oder aktive Tetrazykline erhielten, wurde ihnen gesagt, daß die Antibiotika eine halbe Stunde vor den

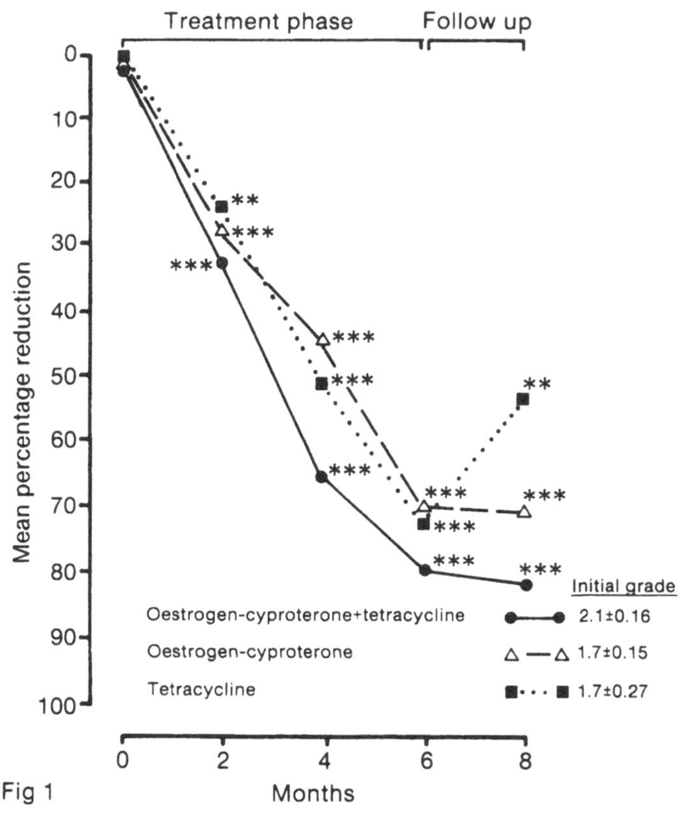

Fig 1

Abb. 1 Wirkung der drei Therapien auf den Aknegrad im Gesicht. Die Werte zeigen den ursprünglichen Aknescore in willkürlichen Einheiten. Vergleich mit den Ausgangswerten: ** $p < 0{,}01$; *** $p < 0{,}001$

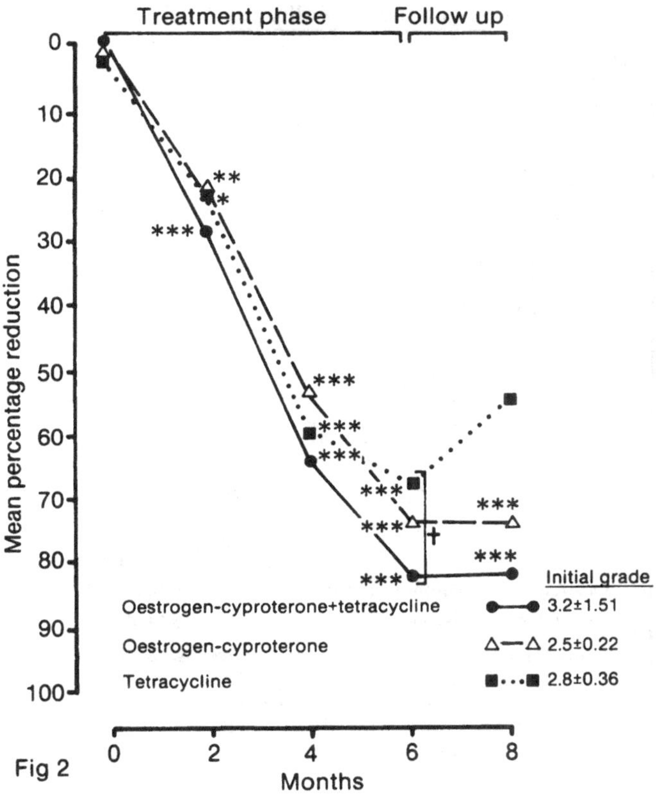

Abb. 2 Wirkung der drei Therapien auf den Gesamt-Aknegrad. Die Werte geben den ursprünglichen Aknescore in willkürlichen Einheiten an. Vergleich mit den Ausgangswerten: ** $p < 0{,}01$; *** $p < 0{,}001$; + p 0,025

Mahlzeiten mit einem Schluck Wasser einzunehmen sind, um die Absorption zu maximieren [3]. Es wurde keine Lokaltherapie appliziert.

Die Patientinnen wurden bei Eintritt in die Studie sowie nach 2, 4 und 6 Monaten mit einer abschließenden posttherapeutischen Beurteilung zwei Monate später untersucht. Jede Patientin wurde während der ganzen Studie von demselben Untersucher beobachtet. Die klinische Auswertung umfaßte die Einteilung und Zählung der Läsionen [4]. Die Talgexkretionsrate wurde bei jedem Besuch mittels gravimetrischer Technik gemessen [5, 6]. Mikroorganismen auf der Oberfläche der rechten Wange wurden bei 57 Patientinnen (22 in Gruppe 1, 18 in Gruppe 2 und 17 in Gruppe 3) durch Probeentnahme mittels der Scrubtechnik nach Williamson und Kligman [7] bestimmt.

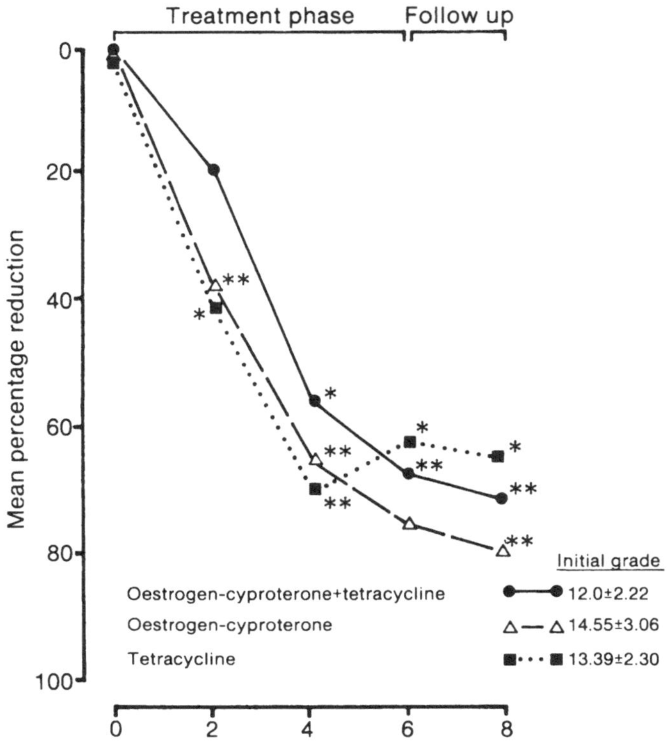

Fig 3

Abb. 3 Wirkung der 3 Behandlungen auf nicht entzündete Läsionen. Vergleich mit den Ausgangswerten: * $p < 0,05$; ** $p < 0,01$

Ergebnisse

Ein Irrtum in der Randomisierung verursachte eine ungleiche Patientenzahl pro Gruppe. Dieser Unterschied war jedoch nicht statistisch signifikant und hatte keinen Einfluß auf die Ergebnisse.

Wie in den Abbildungen 1 und 2 zu sehen ist, zeigten alle drei Behandlungsgruppen eine graduelle Besserung der Gesichts- und Gesamtakne. Sie war in allen Punkten im Vergleich zu den Ausgangswerten signifikant. Diese generell vorhandene Besserung schlug sich in einer signifikanten Reduktion der nicht entzündeten und entzündeten Läsionen nieder (Abb. 3 und 4). Am Ende des 6. Monats variierte die Verminderung der Läsionen zwischen 51 % und 80 % (Abb. 3 und 4).

Die Kombinationsbehandlung (Diane® plus Tetrazykline) zeigte eine 82 %ige Besserung des Gesamtgrades der Akne, die somit signifikant größer war als in der Tetrazyklingruppe ($p < 0,025$) (Abb. 2). Weiterhin wurde nach 6

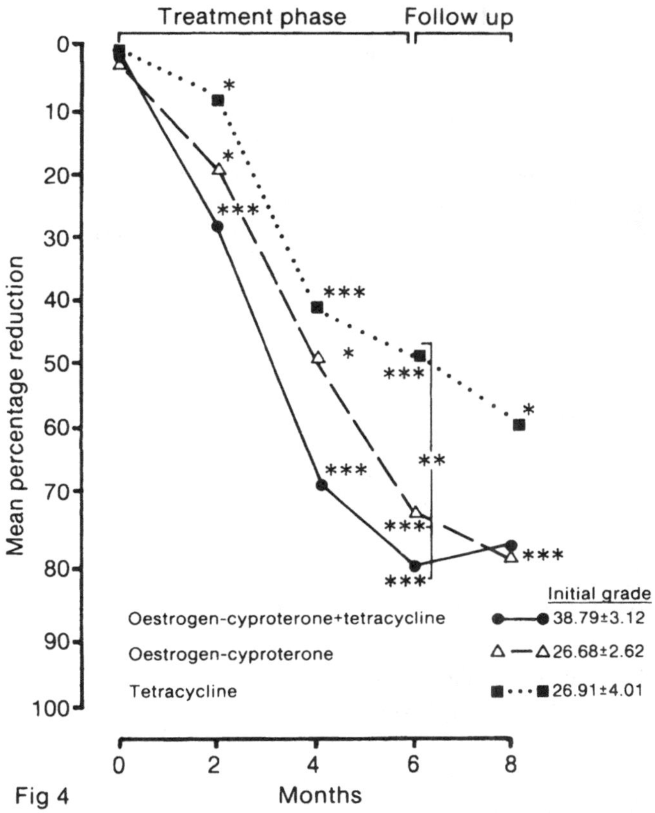

Abb. 4 Wirkung der drei Behandlungen auf entzündete Läsionen. Vergleich mit den Ausgangswerten: * $p < 0{,}05$; ** $p < 0{,}01$; *** $p < 0{,}001$

Monaten eine signifikante Abnahme entzündeter Läsionen zwischen denselben Gruppen demonstriert (Abb. 4; $p < 0{,}001$).

Diane® alleine unterschied sich nicht bedeutend von einer der beiden anderen Behandlungen.

Abbildung 5 zeigt die Wirkung der drei Therapien auf die Talgexkretionsrate. Eine signifikante Reduktion dieser Rate wurde während der ganzen Studie sowohl in der Diane®- als auch in der Kombinationsgruppe beobachtet. Die Suppression der Talgexkretionsrate war im 2. Monat in der Diane®-Gruppe signifikant höher als in der Kombinationsgruppe ($p < 0{,}05$). Unter Diane® wurde eine maximale Suppression von 26,9 % im 4. Monat gesehen. Unter Kombinationstherapie lag die maximale Suppression mit 23,7 % im 6. Monat.

Die Tetrazyklingruppe zeigte einen Anstieg der Talgexkretionsrate von ungefähr 7–13 %. Allerdings war das nur bei der Beurteilung im 2. Monat signifikant ($p < 0{,}05$).

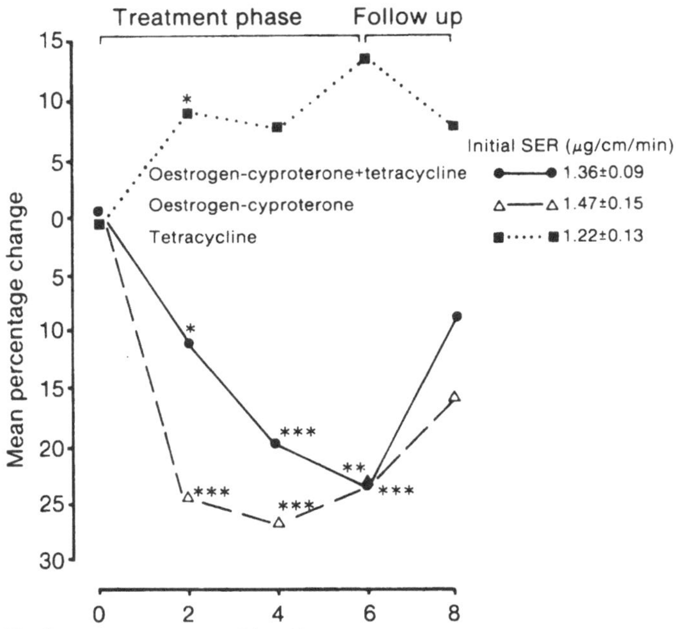

Fig 5

Abb. 5 Wirkung der drei Behandlungen auf die Talgexkretionsrate (TER). Vergleich mit den Ausgangswerten: * p < 0,05; ** p < 0,01; *** p < 0,001

In keiner der Behandlungsgruppen wurde eine bedeutende Reduktion der Mikrokokkendichte auf der Wangenhaut erreicht. Allerdings verursachten beide Tetrazyklintherapien eine signifikante Senkung der Anzahl an Propionibakterien in der Größenordnung von 1 log pro Zyklus. Allerdings war der Unterschied der Reduktion zwischen den beiden Behandlungen nicht signifikant.

Wenn möglich, wurden die Patientinnen noch einmal zwei Monate nach der Therapie beurteilt. Insgesamt nehmen 50 Frauen teil. Die Rückfälle sahen folgendermaßen aus:

Gruppe 1 (Diane® plus Tetrazyklin) – 20 von 25 Patientinnen (80 %).

Gruppe 2 (Diane® plus Placebotetrazyklin) – 14 von 21 Frauen (67 %).

Gruppe 3 (Diane®-Placebo plus Tetrazyklin) – 9 von 16 Frauen (56 %).

Es wurde keine Änderung in den Zahlen der entzündeten und nicht entzündeten Läsionen demonstriert. In den Gruppen mit hormonaler Therapie blieb die Gesamtverbesserung des Aknegrades erhalten. In der Tetrazyklingruppe jedoch trat ein Rückfall der Akne auf (Abb. 1). Analysen zwischen den Gruppen zeigten, daß die mit Antibiotika behandelte Gruppe wesentlich schlechter fuhr als die Patientinnen, die die kombinierte Therapie erhalten hatten (p < 0,005). Die Besserung des Aknegrades im Gesicht war in der Kombinationsbehand-

Tabelle 1 Gründe für den Abbruch der Behandlung

	Diane + Tetrazykline	Diane alleine	Tetrazykline alleine
Fehlende Bereitschaft zur Mitarbeit	4	2	5
Mangelnde Wirksamkeit	2	–	1
Kinderwunsch	1	–	2
Messung der Talgsekretionsrate zu zeitaufwendig	1	5	1
Nebenwirkungen:			
Thoraxschmerzen	1	–	–
Kopfschmerzen	1	–	–
Menstruationsstörungen	1	–	–
Brustspannen	1	–	–
Erhöhter Blutdruck	–	1	–
Dysmenorrhoe	–	1	–
Gesamt	12	9	9

lung ($p < 0{,}001$) und der Diane®-Behandlung ausgeprägter ($p < 0{,}025$). Die Talgexkretionsrate kehrte nach Absetzen der Therapie in allen Gruppen auf die Werte vor der Behandlung zurück (Abb. 5).

Therapieabbrüche

Im ganzen zogen sich 30 Patientinnen von der Studie zurück. Die Therapieabbrüche waren gleichmäßig auf die Behandlungsgruppen verteilt (Tab. 1). Eine Vielzahl von Gründen wurde für den Abbruch der Studie angegeben. Dabei war der häufigste die fehlende Bereitschaft zur Mitarbeit (11 Patientinnen). Sieben Frauen hörten wegen der zeitaufwendigen Messungen der Talgsekretionsrate auf. Nebenwirkungen waren üblich, aber im allgemeinen gering. Eine Patientin, die Diane® nahm, entwickelte einen leichten, aber deutlichen Hochdruck, der eine Beendigung der Behandlung erforderte. Der Blutdruck normalisierte sich jedoch 2 Monate nach Absetzen des Medikamentes. Es wurde eine leichte, aber signifikante Gewichtszunahme in beiden Gruppen unter Diane® verzeichnet.

Diskussion

Die Ergebnisse dieser Studie bestätigen frühere Untersuchungen [8, 9]. Sie zeigt nämlich, daß sowohl Diane® als auch Tetrazykline, über 6 Monate eingenommen, jeweils eine effektive Aknetherapie darstellen. Eine signifikante Besserung, die durch Aknegrade insgesamt und des Gesichtes beurteilt wurde, wurde sowohl unter Diane® als auch unter Tetrazyklinen nach 2, 4 und 6 Monaten gesehen und beibehalten. Zählungen der Läsionen wiesen darauf hin, daß eine ständige Besserung zwischen dem 4. und 6. Monat unter allen Therapien erfolgte. Es bestand allerdings eine Diskrepanz zwischen dem Aknegrad und der Anzahl der Läsionen. Dies könnte durch die Tatsache erklärt werden, daß infizierte Läsionen unterschiedliche Intensität der Entzündung zeigen [3]. Diese Studie jedoch unterschied nicht zwischen den stärker und weniger stark entzündeten Läsionen.

Es gibt bisher keine Studien, die untersucht haben, ob eine Kombination von Diane® mit Tetrazyklinen einen größeren Nutzen hat als jede Therapie für sich alleine. Beide Medikamente beeinflussen die Akne durch unterschiedliche Mechanismen. Diane® senkt die Talgexkretionsrate [1], während Tetrazykline die Funktion der Propionibakterien [2] und wahrscheinlich den Entzündungsmechanismus des Wirts beeinflussen. Es erscheint deswegen möglich, daß Diane® und Tetrazykline synergistisch wirken. Allerdings unterstützen die Ergebnisse der vorliegenden Studie diese Hypothese nicht. Es scheint, als wäre der klinische Nutzen dieser Behandlungskombination begrenzt.

Unerwartet wies die mit Tetrazyklinen behandelte Gruppe einen Anstieg der Talgexkretionsrate bis zu einem Maximum von 13 % auf, der im 2. Monat signifikant war ($p < 0,05$). Andere Studien konnten keine Wirkung der Antibiotika auf die Talgexkretionsrate zeigen [10]. Es ist jedoch sehr unwahrscheinlich, die Befunde dieser Untersuchung einem technischen Fehler zuzuschreiben, da die Patientinnen die Behandlungen zu verschiedenen Zeitpunkten begannen. Außerdem haben gleichzeitige Studien der Abteilung keine ungewöhnlichen Ergebnisse hervorgebracht. Es wurde vorgeschlagen, daß Benzoylperoxid, ein anderer mikrobieller Vertreter, den Talgabfluß beeinflussen könnte [12], indem es die duktale Verhornung herabsetzt [11]. Da Tetrazykline ebenfalls nicht entzündete Läsionen reduzieren, könnte der Anstieg der Talgexkretion durch eine Wirkung auf den Talgabfluß erklärt werden. Tetrazykline dürften die talgsuppressive Wirkung von Diane® abschwächen, indem sie den Talgabfluß und damit die Talgexkretion steigern. Als weitere Möglichkeit könnten Tetrazykline durch Beeinträchtigung der bakteriellen Darmflora die enterohepatische Rezirkulation der oral verabreichten Steroide herabsetzen [13]. Das wiederum dürfte die Menge Cyproteronacetat und/oder Ethinylestradiol verringern, die an den Talgdrüsen wirken kann. Diese zwei Mechanismen könnten erklären, warum die Wirkung der kombinierten Behandlung auf die Talgexkretionsrate im 2. Monat nicht so stark wie der Effekt von Diane® alleine war ($p < 0,05$).

Der Mechanismus, mit dem Diane® den Talg unterdrückt, ist unklar. Es gibt keinen Anhaltspunkt dafür, ob es Ethinylestradiol oder Cyproteronacetat ist, das die Talgexkretionsrate senkt. Ethinylestradiol alleine, in einer Dosis von 60 μg, kann die Talgexkretionsrate um 20 % senken [14]. Orale Kontrazeptiva, die 50 μg Ethinylestradiol enthalten, verringern die Rate um 34 % [15]. Es dürfte deshalb erwartet werden, daß sie die Akne in einem ähnlichen Ausmaß wie Diane® verbessern. Wird Cyproteronacetat Männern in einer täglichen Dosis von 25 mg gegeben, so reduziert es die Talgexkretionsrate um 17 % [16]. Frauen mit erhaltenem Uterus ist Cyproteronacetat ohne Östrogene nicht gegeben worden, da es eine starke progestative Potenz hat, die wahrscheinlich zu menstruellen Unregelmäßigkeiten führen würde. Es scheint unwahrscheinlich, daß 2 mg Cyproteronacetat dazu in der Lage sind, die Talgexkretionsrate in dem Maße zu reduzieren, wie es in dieser Studie gesehen wurde. Allerdings scheint es, daß die Kombination Ethinylestradiol mit Cyproteronacetat einigen Nutzen hat, indem sie die Talgproduktion unterdrückt. Nichtsdestoweniger ist es unwahrscheinlich, daß die Suppression der Talgexkretionsrate um 25% für alle klinischen Wirkungen der Hormonbehandlung eine ausreichende Erklärung bietet. Es gibt einen indirekten Anhaltspunkt, daß die duktale Verhornung durch Hormone kontrolliert wird [12]. Da Diane® die nicht entzündeten Läsionen signifikant verringert, ist es wahrscheinlich, daß es die duktale Verhornung reduziert. Ob dies eine direkte oder indirekte Wirkung ist, ist nicht sicher. Diese Studie zeigt, daß, obwohl beide Tetrazyklinbehandlungen die Zahl der Propionibakterien signifikant reduzierten, Diane® allein keine Wirkung hervorbrachte. Daher erscheint ein indirekter Effekt von Diane® auf die Bakterien bei der Reduzierung der Komedonenentstehung unwahrscheinlich.

Außer der Studie von Greenwood et al. [9] haben nur wenige klinische und Laborstudien von weiterführenden Beobachtungen nach Absetzen der Therapie berichtet. Es ist bekannt, daß eine Besserung der Akne nach Behandlungsende nur unzulänglich bestehen bleibt. Die Ausnahme davon ist Isotretinoin [17, 18]. Trotz des kurzen posttherapeutischen Zeitraumes von 2 Monaten in dieser Studie, zeigte die Beurteilung der Aknegrade insgesamt und im Gesicht, daß bei beiden hormonell behandelten Gruppen die Besserung der Akne stärker anhielt als in der allein mit Tetrazyklinen behandelten.

Nebenwirkungen wurden in allen Gruppen berichtet. Obwohl sie für einige Therapieabbrüche verantwortlich waren, waren sie kein ernsthaftes Problem. Die Nebenwirkungen unterschieden sich nicht sehr zwischen den drei Behandlungsgruppen. Die vorgebrachten Beschwerden waren derart, wie sie gewöhnlich mit Hormon- und Antibiotikabehandlungen verbunden sind. Die Aussteigerquote war in allen 3 Gruppen ähnlich.

In der Behandlung der Akne über einen Zeitraum von 6 Monaten wird Diane® als wenigstens so wirksam betrachtet wie hochdosierte (1 g täglich) Tetrazykline. Allerdings war die Rückfallquote 2 Monate nach Absetzen der Therapie bei den mit Tetrazyklin behandelten Patientinnen höher als bei den Frauen, die Diane® genommen hatten. Eine Kombination beider Medikamente zeigte keinen signifikanten Vorteil gegenüber Diane® alleine. Allerdings trat eine stärkere Besserung als bei alleiniger Tetrazyklingabe ein. Es ist unwahrscheinlich, daß diese komplizierte Doppelbehandlung von klinischem Wert sein wird. Anhand dieser Studie konnte gezeigt werden, daß Diane® fraglos einen ähnlichen Nutzen wie orale Antibiotika hat. Es wird deshalb vorgeschlagen, es in den folgenden Gruppen von Patientinnen zu versuchen:

a) bei denen, deren orale Kontrazeption durch Antibiotika-induzierte Diarrhöen gefährdet ist, und

b) bei denen, deren Akne sich durch übliche Behandlung gebessert hat, aber nach 3 bis 6 Monaten keine Zeichen einer weiteren Verbesserung zeigt.

Literatur

[1] Burton, J. L., U. Laschet, S. Shuster: Reduction of sebum excretion in man by the antiandrogen cyproterone acetate. Br. J. Dermatol. **89** (1973) 487—489.

[2] Webster, G. F., K. J. McGinley, J. J. Leyden: Inhibition of lipase production in Propionibacterium acnes by sub-minimal-inhibitory concentrations of tetracycline and erythromycin. Br. J. Dermatol. **104** (1981) 453—457.

[3] Kirby, W. M., C. E. Roberts, R. E. Burdilk: Comparison of two new tetracyclines with tetracycline and dimethylchoride tetracycline. In: Finland, M., E. M. Savage (eds.): Proceedings of first international conference on antimicrobial agents and chemotherapy, pp. 286—292. American Society for Microbiology, New York 1961.

[4] Burke, B. M., W. J. Cunliffe: The assessment of acne vulgaris. The Leeds technique. Br. J. Dermatol. **111** (1984) 83—92.

[5] Strauss, J. S., P. E. Pochi: The quantitative gravimetric determination of sebum production. J. Invest. Dermatol. **36** (1961) 293—298.

[6] Cunliffe, W. J., S. Shuster: The rate of sebum excretion in man. Br. J. Dermatol. **81** (1969) 697—704.

[7] Williamson, P., A. M. Kligman: A new method for the quantitive investigation of cutaneous bacteria. J. Invest. Dermatol. **45** (1965) 498—503.

[8] Mugglestone, C. J., E. L. Rhodes: The treatment of acne with an antiandrogen/oestrogen combination. Clin. Exp. Dermatol. **7** (1982) 593—598.

[9] Greenwood, R., B. Burke, W. J. Cunliffe: Evaluation of a therapeutic strategy for the treatment of acne vulgaris with conventional therapy. Br. J. Dermatol. **114** (1986) 353—358.

[10] Jones, D. H., W. J. Cunliffe, A. Loffler: A comparative study of 13-cis-retinoic acid and erythromycin in severe acne. In: Cunliffe, W. J., A. J. Miller (eds.): Retinoid therapy, pp. 293—301. Proceedings of international conference, London, May 1983. MTP Press, London 1984.

[11] Cunliffe, W. J., B. Dodman, R. Ead: Benzoyl peroxide in acne. Practitioner **220** (1978) 479—482.

[12] Holmes, R. L., M. Williams, W. J. Cunliffe: Pilo-sebaceous duct obstruction and acne. Br. J. Dermatol. **87** (1972) 327—332.

[13] Orme, M. C. E.: The clinical pharmacology of oral contraceptive steroids. Br. J. Clin. Pharmacol. **14** (1982) 31—42.

[14] Pochi, P. E., J. S. Strauss: Sebaceous gland suppression with ethinyl estradiol and diethylstilbestrol. Arch. Dermatol. **108** (1973) 210—214.

[15] Pye, R. J., G. Meyrick, M. J. Pye et al.: Effect on oral contraceptives on sebum excretion rate. Br. Med. J. **ii** (1977)1581—1582.

[16] Cormane, R. H., H. L. M. van der Meeren: Cyproterone acetate in the management of severe acne in males. Arch. Dermatol. Res. **271** (1981) 183—187.

[17] Jones, D. H., K. King, A. J. Miller et al.: A dose-response study by 13-cis-retinoic acid in acne vulgaris. Br. J. Dermatol. **108** (1983) 333—343.

[18] Peck, G. L., T. G. Olsen, F. W. Yoder et al.: Prolonged remissions of cystic and conglobate acne with 13-cis-retinoic acid. N. Engl. J. Med. **300** (1979) 329—333.

Vergleich von Wirksamkeit und Sicherheit zwischen Diane®-35 und Diane®-50 in der Behandlung von schwerer Akne und Seborrhö: Vorläufige Ergebnisse

P. Fugère, R. K. L. Percival-Smith, S. Lussier-Cacan, C. Tétrault, D. J. Farquhar

Einleitung

Ausgedehnte multizentrische Studien mit Diane® haben klar die Wirksamkeit dieses Präparates in der Behandlung der androgenabhängigen Akne, Seborrhö und des Hirsutismus demonstriert [1, 3, 4, 5]. Viele Patientinnen, die auf übliche Therapien, einschließlich Tetrazykline und Vitamin-A-Säure nicht ansprachen, haben eine positive und sofortige Reaktion auf Diane® gezeigt [6].

Das Konzept, ein Antiandrogen in der Behandlung von hormonabhängiger Akne einzusetzen, beruht auf einem einfachen therapeutischen Prinzip. Die Sicherheit von Diane® wurde ebenfalls an Tausenden von Frauen gezeigt [1]. Allerdings wurden immer niedrigere Ethinylestradioldosen eingesetzt, um den Anstieg der Serumlipide und jegliches Auftreten eines Risikos kardiovaskulärer Erkrankungen möglichst niedrig zu halten. Damit kann die Sicherheit kontrazeptiver Präparate noch weiter verbessert werden. In Übereinstimmung mit diesem Trend wurde eine neue, niedriger dosierte Diane®-Kombination vorbereitet, die nur 0,035 mg Ethinylestradiol anstelle von 0,05 mg in dem ursprünglichen Präparat hat.

In Kanada gab es die Möglichkeit, die Sicherheit und Wirksamkeit der niedriger dosierten Diane®-35 mit der von Diane®-50 bei Frauen mit androgenabhängigen Hautstörungen zu vergleichen. Wenn die Studie beendet sein wird, werden Daten genauer klinischer und Laboruntersuchungen über 12 Monate vorhanden sein. Dieser Bericht soll die vorläufigen Ergebnisse dieses übergreifenden Versuches liefern, der in den letzten Monaten des Jahres 1985 begann und z. Z. noch andauert. Die Resultate stammen von zwei Krankenhäusern, dem Hôpital St.-Luc in Montreal und der University of British Columbia in Vancouver. Zur Zeit der Berichtniederlegung hatten die Frauen 11 Behandlungsmonate durchlaufen. Die Zahlen genügten jedoch nur dazu, die ersten 6 Therapiemonate zu analysieren.

Material und Methode

Aufbau der Studie und Medikamenteneinnahme

Die Studie wurde in Form eines Doppelblindversuches für parallele Gruppen durchgeführt. In jeder Klinik wurden die Patientinnen randomisiert der Behandlung entweder mit Diane®-35 (Cyproteronacetat 2 mg und Ethinylestradiol 0,035 mg) oder Diane®-50 (Cyproteronacetat 2 mg und Ethinylestradiol 0,05 mg) zugeteilt. Weder die Untersucher noch die Patientinnen wußten, welches Präparat genommen wurde. Der Zuteilungscode blieb in Besitz des Förderers.

Diane®-35 und Diane®-50 wurden in speziellen Schatullen, die jeweils 12 Monatspackungen enthielten, verteilt. In jeder Packung waren 21 gleich aussehende, cremefarbene Tabletten. Die Behandlung begann mit beiden Stärken Diane® mit einer Tablette am 5. Tag des normalen Zyklus und wurde so über 21 aufeinanderfolgende Tage fortgesetzt.

Jede vorherige systematische Aknetherapie mußte 6 Wochen vor Behandlungsbeginn mit Diane® abgesetzt werden. Während der Studie war mit Ausnahme von milden Reinigungslotionen keine begleitende Aknetherapie erlaubt. Genauso wurde von den Patienten während der Studie keine gleichzeitige Medikation benutzt.

Patientenauswahl

Nachdem der Sinn und die Bedingungen des Versuches sorgfältig erklärt worden waren, unterschrieb jede Patientin, die in die Studie aufgenommen wurde, eine Einverständniserklärung. Patientinnen, die zur Teilnahme in Betracht gezogen wurden, waren Frauen mit allgemein guter Gesundheit, die mäßige bis schwere Formen der Acne vulgaris aufwiesen. Entsprechend der benutzten Gradskala war mäßige bis schwere Akne dadurch definiert, daß wenigstens die Hälfte des Gesichts mit Komedonen, Papeln und Maculae bedeckt sein mußte. Viele Patientinnen litten gleichzeitig an Seborrhöe und/oder an mildem Hirsutismus. Die Mehrzahl hatte auf übliche lokale und systemische Therapie der Akne nicht reagiert.

Das Durchschnittsalter betrug in beiden Behandlungsgruppen 23 Jahre (17–35 Jahre). Keine der Frauen war schwanger oder wollte es werden. Vor dem Beginn der Studie unterzogen sich alle Patientinnen einer vollständigen körperlichen und Laboruntersuchung (Harnanalyse, Bluttests, SMA-12, Pap-Abstriche Klasse 1 und 2) zur Zulassung und dann alle 6 Monate. Die Ergebnisse lagen am Anfang der Studie im Normbereich.

Strenge klinische Kriterien wurden für die Aufnahme angelegt. Eine Patientin, die nur eine der folgenden Abweichungen zeigte, wurde automatisch ausgeschlossen: thromboembolische Störungen, zerebralvaskuläre Erkrankungen,

Lebererkrankungen oder -dysfunktionen, bekannte oder Malignität-verdächtige Erkrankungen der Brust und des Genitaltraktes, Cushing-Syndrom, congenitale Nebennierenhyperplasie, ovarielle oder adrenale Tumoren, bekannte oder vermutete östrogenabhängige Neoplasien, ungeklärte vaginale Blutungen, ophtalmologische Gefäßerkrankungen, Myokardinfarkt oder klassische Migräne. Außerdem wurden solche Patientinnen automatisch ausgeschlossen, die aus irgendeinem Grund eine Hormontherapie erhielten, sowie solche, die Medikamente einnahmen, die die Wirkung von Diane® stören könnten (wie Cimetidin, Dilaudid, Phenobarbital).

Auswertungen

Wie schon gesagt, unterzog sich jede Patientin vor Eintritt in die Studie einer gründlichen klinischen, gynäkologischen und Laboruntersuchung. Während der gesamten Behandlung mit Diane® überprüfte der Gynäkologe regelmäßig das Körpergewicht, Blutdruck, Zykluskontrolle und die Toleranz des Präparates.

Ein Dermatologe führte alle Einschätzungen des Schweregrades der Akne vor der Behandlung durch. Anschließend beurteilte er regelmäßig die Reaktionen der Patientinnen auf Diane®. Es wurden besondere Einteilungen für Akne, Seborrhö und Hirsutismus verwendet. Zusätzlich wurde eine neue 8-Punkte-Skala eingeführt, mit der die spezifische Reaktion der drei Formen von Akneläsionen (Komedonen, Papulae und Maculae) registriert werden konnte. Der Dermatologe lieferte auch bei jedem Besuch eine globale Einstufung des Gesamtschweregrades.

Metabolische Studien wurden bei den Frauen beider Behandlungsgruppen in Montreal durchgeführt. Während der dritten Zykluswoche wurden nach 2stündiger Nahrungskarenz Blutproben entnommen. Im Plasma wurden jeden dritten Zyklus Lipide und Lipoproteinprofile (Gesamt- und Lipoprotein-VLDL-, LDL-, HDL_2-, HDL_3-Cholesterol, Triglyzeride, Apolipoproteine A und B) bestimmt. Gesamtcholesterol, Lipoproteincholesterol und Triglyzeride wurden mittels enzymatischer Methoden im Autoanalyser [6] gemessen. Die Lipoproteine wurden entsprechend den Lipid Research Clinics Protocols [6] getrennt. Die Fettwerte der ersten drei Behandlungsmonate stehen zur Verfügung.

Statistik

Um sicherzugehen, daß die Gruppen gut zusammenpaßten, wurden vor der Behandlung die demographischen und gynäkologischen Charakteristika beider Therapiegruppen durch den Student's-t-Test analysiert. Die Ergebnisse der Akneeinteilung und die gynäkologischen Fakten, die die Zykluskontrolle anzeigten, wurden einer Varianzanalyse für ein Zweifaktoren-Experiment unterzogen. Die Ergebnisse der Plasmalipide wurden vor und nach jedem dritten Zyklus mit dem Student's-t-Test analysiert. Für die statistischen Analysen wurden 5% als minimaler Wert für Signifikanz festgelegt.

Ergebnisse

Patientinnen

Insgesamt nahmen 45 Frauen an der Studie teil, 23 in Montreal und 22 in Vancouver. Die beiden geographischen Gruppen wurden in Hinsicht auf alle in Betracht gezogenen demographischen und gynäkologischen Variablen (Alter, Größe, Gewicht, Rauch/Trinkgewohnheiten, Anzahl der Geburten und Aborte in der Anamnese) vergleichbar befunden. Alle Frauen, die in der Studie waren, sind in Tab. 1 entsprechend der Gruppe, in die sie randomisiert wurden, beschrieben. Nach der Randomisierung wurden die beiden Gruppen als gut vergleichbar erachtet.

Zum Zeitpunkt, als die vorläufigen Ergebnisse für diesen Bericht zusammengetragen werden mußten, hatten 9 Patientinnen (6 unter Diane®-35 und 3 in der Diane®-50-Gruppe) noch nicht lange genug (< 2 Zyklen) an der Studie teilgenommen, um in die Auswertung einbezogen zu werden. 3 andere Patientinnen, 2 aus der Diane®-35- und 1 aus der Diane®-50-Gruppe, wurden vor

Tabelle 1 Demographische Charakteristika der Patientinnen

Variable	Durchschnitt (Breite)	
	Diane®-35 (N = 25)	Diane®-50 (N = 20)
Alter (Jahre)	23,2 (18– 32)	23,7 (17 – 35)*
Größe (cm)	161,9 (128–177,5)	160,3 (130 –175)*
Gewicht (kg)	62,1 (46– 88,8)	56,6 (42,3– 68,6)*
Rasse (N)		
– Kaukasier	23	19
– Neger	1	0
– Asiaten	1	0
– Orientalen	0	1
Raucher (N)		
Ja	3	4
Nein	22	16
Alkoholiker (N)		
Ja	0	0
Nein	25	20
Menarchenalter (Jahre)	12,6 (9–15)	12,3 (10–17)*
Geburten	3	6
Aborte	2	3

* Unterschiede zwischen den Gruppen im Student's t-Test nicht signifikant

dem Einsatz der Diane®-Therapie aus der Studie herausgenommen, da eine Krankheit auftrat, die möglicherweise die Behandlung gestört hätte. Zwei Frauen unter Diane®-35 beendeten die Medikamenteneinnahme während des 2. Zyklus wegen Nebenwirkungen. Eine Patientin klagte über Schmerzen in den Beinen, die andere über Gereiztheit, Nervosität und steigenden Appetit.

Daher erhielten insgesamt 15 Frauen Diane®-35 und 16 Diane®-50 für wenigstens 4 Zyklen und wurden für eine Analyse passend erachtet. Diese Patientinnen wurden von den Ausgangswerten bis zum Ende des 6. Zyklus statistisch analysiert. Nach dem 6. Zyklus waren die Zahlen zu gering, als daß sie eine statistische Auswertung erlaubt hätten.

Akne, Seborrhö, Hirsutismus

Tabelle 2 zeigt die vergleichenden Grade für Akne, Seborrhö und Hirsutismus unter den beiden verschieden starken Diane®-Präparaten. Am Beginn der Behandlung zeigten die beiden Gruppen ähnliche Charakteristika. Mäßige bis schwere Akne im Gesicht war das dominante klinische Merkmal. Aber auch Akne im Nacken und auf dem Rücken sowie milde bis mäßige Seborrhö und Hirsutismus waren zu sehen.

Die Frauen unter den beiden Therapien zeigten mit der Zeit eine progressive

Tabelle 2 Auswertungen der Akne, Seborrhö und Hirsutismus unter Diane®-35 gegenüber Diane®-50

Variable	Durchschnittliche Scores, wie sie über 6 Zyklen berichtet wurden[a]							
	Diane-35				Diane-50			
	Zyklus 0 (vor Behandl.)	2	4	6	0 (vor Behandl.)	2	4	6
Akne								
Gesicht	2,4	2,1	1,6**	1,8**	2,5	2,1	2,3	2,0**
Nacken	1,8	1,5	1,4	1,4	1,6	1,4	1,5	1,3
Rücken	2,0	1,5	1,3	1,7	2,1	1,9	1,7	1,3
Seborrhö								
fettige Haut	1,9	1,5	1,3	1,6	2,0	1,6	1,6	1,4
fettiges Haar	1,9	1,5	1,0*	1,5*	2,0	1,8	1,6	1,3*
Schuppenbildung	1,4	1,1	1,1	1,2	1,1	1,2	1,1	1,1
Hirsutismus								
Gesicht	2,1	1,8	2,0	1,6	1,5	1,6	1,5	1,3
Brustkorb	1,4	1,2	1,4	1,2	1,3	1,1	1,3	1,0
Beine	2,0	1,8	2,0	1,7	1,9	1,8	1,7	1,5

* $p < 0,05$ gegenüber des Ausgangswertes ** $p < 0,01$ gegenüber des Ausgangswertes

(a) **Einteilung:** 1 nicht vorhanden
2 mild
3 schwer

Besserung, die bereits im zweiten Monat sichtbar wurde. Eine signifikante Besserung im Vergleich zu den Ausgangswerten der Gesichtsakne wurde im 4. Monat unter Diane®-35 verzeichnet, bei Diane®-50 nicht vor dem 6. Zyklus. Obwohl der Anti-Akne-Effekt von Diane®-35 schneller erschien, gab es keinen Zyklus, in dem ein signifikanter Unterschied zwischen den beiden Behandlungsformen bestand.

Ein ähnlicher Verlauf war bei Ergebnissen der Seborrhö zu sehen. Beide Medikamente erbrachten eine Besserung. Wieder trat sie unter Diane®-35 schneller ein (im 4. Zyklus) als unter Diane®-50, das erst im 6. Zyklus eine signifikante Reaktion erbrachte. Dieser Trend erreichte auch in der Kategorie der fettigen Haare eine Signifikanz, während das Ansprechen in bezug auf fettige Haut und Schuppenbildung nicht signifikant war.

Hirsutismus war zu Beginn der Studie im Durchschnitt ein mildes klinisches Symptom. Obwohl auch hier eine Besserung eintrat, ging sie zu graduell vonstatten, als daß sie signifikant hätte sein können.

Tabelle 3 Auswertung der Komedonen, Papulae, Maculae und allgemeiner Schweregrad der Akne unter Diane®-35 gegenüber Diane®-50

Variable	Durchschnittliche Scores, wie sie über 6 Monate berichtet wurden [a]							
	Diane-35				Diane-50			
	Zyklus 0 (vor Therapie)	2	4	6	0 (vor Therapie)	2	4	6
Komedonen	3,3	2,0*	1,3*+	1,3*	3,7	2,3*	2,5*	2,3*
Papulae	4,0	2,3*	0,7*	1,7*	4,3	2,2*	2,6*	2,2
Maculae	2,8	2,0	0,8*++	1,1*	3,6	1,4*	3,0	1,4*
Allgemeiner Schweregrad	4,8	2,7*	0,9*+	1,4*	4,7	2,8*	3,0*	2,4*

* $p < 0{,}01$ gegenüber Ausgangswert + Vorteil für Diane-35 ($p < 0{,}05$) ++ Vorteil gegenüber Diane-50 ($p < 0{,}01$)

(a) Einteilung für Komedonen, Papulae, Maculae

0 = einige isolierte Läsionen erlaubt
1 = einige leicht erkennbare Läsionen
2 = stärker als Grad 1; der größte Teil des Gesichts ist frei
3–4 = mehrere Läsionen, größerer Gesichtsteil betroffen
5 = ungefähr das halbe Gesicht betroffen
6–7 = mehr als die Hälfte des Gesichts betroffen
8 = größter Teil des Gesichts betroffen
9 = gesamtes Gesicht mit Läsionen bedeckt

(a) Einteilung des allgemeinen Schweregrades:

0 = braucht nicht absolut frei zu sein; vereinzelte Läsionen
2 = keine großen oder prominenten Läsionen; einige Pusteln
4 = rote Läsionen und deutliche Entzündung: behandlungswürdig
6 = Multiple Komedonen und Pusteln
8 = Conglobate, narbige und zystische Form der Akne, die sich vom Gesicht über Nakken und Kinn erstreckt

Komedonen, Papeln, Makeln und allgemeiner Schweregrad der Akne

Um die Sensitivität der Auswertung für Akne zu verbessern, wurde eine neue, erweiterte 9-Punkte-Skala eingeführt (Tab. 3). Diese Rangskala, die auf spezifischen klinischen Kriterien basiert, erlaubte, die monatlichen Änderungen mit beachtlicher Genauigkeit festzuhalten. Ebenso die globale Auswertung des allgemeinen Schweregrades auf einer ähnlichen erweiterten 8-Punkte-Skala.

Wie in Tab. 3 illustriert ist, erbrachten beide Präparate von Diane® mit der Zeit eine signifikante Besserung bei allen 3 Formen der Akneläsionen ($p < 0{,}01$). Diane®-35 war mit einer signifikanten Besserung ab dem 2. Zyklus in bezug auf Komedonen und Papeln gegenüber den Ausgangswerten verbunden. Eine bedeutende Änderung bei den Maculae begann nicht vor dem 4. Zyklus. Zusätzlich zeigte sich in der Einteilung der Papulae und Maculae unter Diane®-35 eine weitere signifikante Besserung zwischen dem 2. und 4. Zyklus. Unter Diane®-50 wurde im Vergleich zu den Werten vor der Behandlung eine signifikante Besserung für alle Läsionen über alle Zyklen beobachtet, mit Ausnahme der Maculae, bei denen im 4. Monat eine zeitweilige, aber signifikante Verschlechterung eintrat.

In der klinischen Beurteilung begannen die Patientinnen die Studie mit Scores, die von 2 bis zu einem Maximum von 6–7 in den drei Kategorien der Läsionen reichten. Entsprechend zeigten sie charakteristische, leicht erkennbare Läsionen, die ungefähr die Hälfte des Gesichts bedeckten. Nach 6monatiger Behandlung mit Diane® hatten nur noch 3 Patientinnen einen Score über 4, aber keine über 5.

Am Ende des 4. und 6. Zyklus waren bei 7 der Diane®-35- und bei 3 der Diane®-50-Patientinnen Komedonen, Papeln und Maculae förmlich ausradiert (Scores von 0–1). Das ist annähernd ein Drittel der Gesamtzahl aller behandelten Frauen. Somit blieb der Trend zugunsten von Diane®-35 für alle Formen der Beobachtungen bestehen und spiegelte sich auch in der Einteilung der allgemeinen Schweregrade wider.

Am Anfang der Studie lag die Einteilung des allgemeinen Schweregrades in beiden Gruppen von 4–8 (2 Patientinnen jeder Gruppe hatten einen maximalen Score von 8). Beide Diane®-Präparate erbrachten eine bedeutende Verbesserung im Vergleich zu den Werten vor der Behandlung. Allerdings fand unter Diane®-35 eine zusätzliche signifikante Änderung im 4. und 6. gegenüber dem 2. Zyklus statt. Die Reaktion mit Diane®-35 war im 4. Zyklus signifikant besser als mit Diane®-50 ($p < 0{,}05$).

Zykluskontrolle

Während der gesamten Studie überwachten die Untersucher die Patientinnen regelmäßig, um einen eventuellen Einfluß von Diane®-35 auf den Zyklus zu bestimmen.

Zykluslänge: Die durchschnittliche Zykluslänge lag in beiden Gruppen am Anfang bei 27 bis 28 Tagen. Die gute Zykluskontrolle mit nahezu keiner Abweichung blieb die gesamte Behandlungsdauer bestehen.

Menstruationsdauer: Die gute Zykluskontrolle spiegelte sich auch in der konstanten Blutungslänge wider. In beiden Behandlungsgruppen blieb vom 4. Zyklus an eine durchschnittliche Menstruationsdauer von 4,7 oder 4,8 Tagen erhalten.

Blutungsstärke: Die Mehrzahl der Patientinnen berichtete eine normale Blutung als Ausgangswert und während der Studie. 4 Frauen, die die Behandlung mit sehr starken Blutungen begonnen hatten (2 in der Diane®-35-, 2 in der Diane®-50-Gruppe), berichteten von einer Normalisierung der Blutungsmenge, die am Ende des 2. Zyklus begann und sich bis zum Ende der Studie fortsetzte. 3 Frauen unter Diane®-50 und 1 unter Diane®-35 hatten am Beginn der Untersuchung normale Blutungen, die sich aber mit der Zeit verstärkten.

Amenorrhö: Amenorhöen traten während der ganzen Behandlungszeit bei keiner Patientin unter Diane®-50 auf. 3 Frauen der Diane®-35-Gruppe berichteten jeweils einen einzigen amenorrhöischen Zyklus (1 im 4. Zyklus und 2 im 10. Zyklus).

Schmierblutungen (Spottings): Aus der Diane®-35-Gruppe berichtete 1 Patientin von Schmierblutungen während des 6. und 8. Zyklus. Zwei andere Frauen zeigten vereinzeltes Auftreten von Schmierblutungen während des 4. bzw. 8. Zyklus. Unter Diane®-50 traten bei 2 Patientinnen vereinzelt Spottings im 2. und 4. Monat auf.

Durchbruchblutungen: Unter Diane®-50 gab es keine Durchbruchblutungen. In der Diane®-35-Gruppe hatte eine Patientin vor der Einnahme und am Ende des 2. Zyklus eine Durchbruchblutung. Danach berichtete sie von keinen weiteren Vorfällen. Drei andere Frauen hatten eine einzige Durchbruchblutung im 2. (1 Patientin) und 3. Zyklus (2 Patientinnen).

Dysmenorrhöen: Vor der Diane®-Therapie hatten die meisten Patientinnen leichte Dysmenorrhöen und 6 sogar starke Beschwerden. In beiden Behandlungsgruppen verminderten sich Häufigkeit und Stärke der Dysmenorrhöen mit der Zeit, obwohl der Trend nicht statistisch signifikant war. Nach dem 4. Zyklus hatte keine Frau mehr Dysmenorrhöen.

Toleranz

Beide Diane®-Präparate wurden gut toleriert. 7 Patientinnen, die Diane®-35,

Tabelle 4 Zusammenfassung der Nebenwirkungen unter Diane®-35 und Diane®-50

Nebenwirkungen	Gesamtzahl der von den Pat. berichteten	Anzahl der Patienten pro Zyklus						
	Zyklus	1	2	3	4	5	6	8–11
DIANE®-35								
KEINE	7							
Brustspannen	2	2	1					
Kopfschmerzen	3	1*	3	1	1*	1		1*
Übelkeit	2	2	1					
Erbrechen	1	1						
Appetitlosigkeit	1	1	1					
Gereiztsein	1		1	1				
Aggressivität	2	1	2	1				
Nervosität	1		1	1				
DIANE®-50								
KEINE	5							
Brustspannen	7	6	6	1	1		1	
Kopfschmerzen	4	3**	2		1	1	1	
Übelkeit	6	3	5	1	1	1	1	
Erbrechen	3	2	1					
Schwindel	4	2	3					
Nervosität	1	1	1					
Ödeme	1		1					
Depression	1		1	1	1	1	1	
Varikosis-beschwerden	1			1	1	1	1	

* stark ** starke Symptome bei 2 der 3 Patientinnen

und 5, die Diane®-50 einnahmen (oder 40% aller Frauen) hatten überhaupt keine Nebenwirkungen. Tabelle 4 erfaßt das Auftreten negativer Begleitwirkungen in beiden Behandlungsgruppen im Verlauf der Studie. Es ist klar, daß die meisten Nebenwirkungen in den ersten zwei Monaten nach Therapiebeginn auftraten. Danach waren sie selten. Wie bereits erwähnt, hörten nur 2 Patientinnen, beide unter Diane®-35, wegen Nebenwirkungen mit der Einnahme auf.

In Tab. 4 kann man sehen, daß das häufigste Beschwerdebild Brustspannen war (9 Patientinnen), von denen 2 in der Diane®-35- und 7 in der Diane®-50-Gruppe waren. Nichtsdestoweniger klagte keine der Frauen über starke Beschwerden. Außerdem hielt das Symptom gewöhnlich nicht über den 2. Zyklus hinaus an.

Kopfschmerzen traten bei insgesamt 7 Frauen auf. Eine Patientin unter Diane®-35 klagte über migräneartige Kopfschmerzen während der ganzen Studie. In zwei Fällen unter Diane®-50 waren starke Kopfschmerzen auf den ersten Therapiezyklus beschränkt. 4 Patientinnen, die Diane®-50 nahmen, beklagten sich auch über Schwindel.

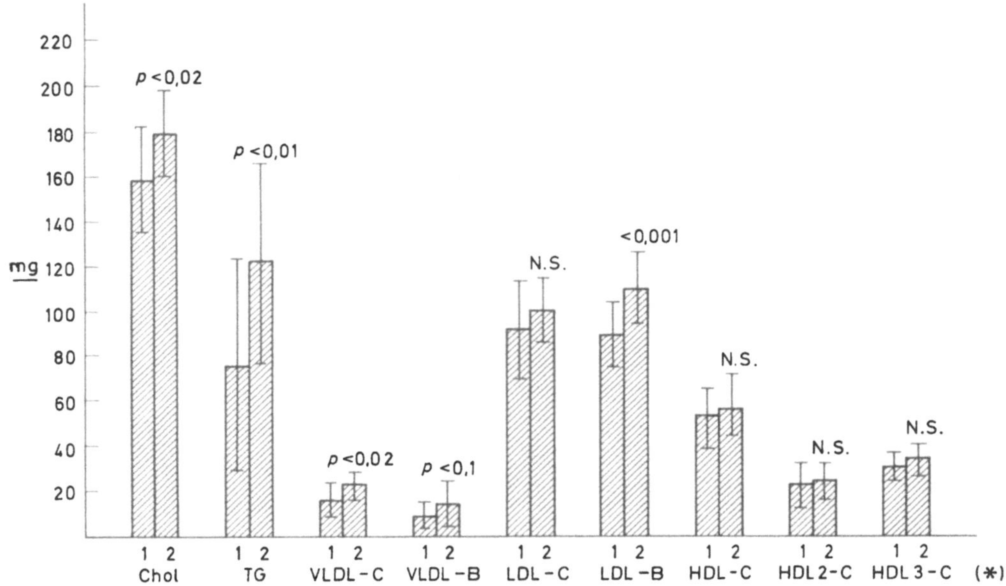

Abb. 1 Änderungen im Lipidprofil mit Diane®-35 und Diane®-50 (kombinierte Gruppe von 17 Patientinnen) vom Ausgangswert bis zum 4. Zyklus
Chol: Cholesterol
TG: Triglyzeride
VLDL-C: Very-low-density-Lipoprotein-Cholesterol
VLDL-B: Very-low-density-Lipoprotein-Apo B
HDL-C: High-density-Lipoprotein-Cholesterol

Gastrointestinale Störungen (Übelkeit, Erbrechen, Appetitverlust) traten gelegentlich am Anfang der Behandlung auf. Allerdings blieb die Übelkeit nur bei einer Patientin (Diane®-50) über den 2. Zyklus hinaus bestehen.

Stimmungsänderungen wie Nervosität, Empfindlichkeit, Depression und Aggressivität wurden im ganzen von 4 Frauen unter Diane®-35 und von 2 Patientinnen unter Diane®-50 berichtet. Eine der beiden letzten war während der ganzen Studie depressiv. Aber in diesem Fall lagen auch Umstände vor, die nicht im Zusammenhang mit der Behandlung standen.

Das Körpergewicht wurde während der Untersuchung regelmäßig überprüft. Es gab keine signifikanten Änderungen unter beiden Präparaten. Das durchschnittliche Körpergewicht zeigte in beiden Gruppen eine leichte Tendenz der Zunahme von nur 5 oder 6%. Der Blutdruck blieb ebenfalls während der Behandlung stabil.

Lipidprofile

Die Gesamt- und Lipoproteinlipide wurden bei 17 Frauen in Montreal vor der

Behandlung und nach jedem 3. Zyklus gemessen (7 unter Diane®-35, 10 unter Diane®-50).

Cholesterol und Triglyzeride zeigten in beiden Therapiegruppen eine steigende Tendenz. Aber der Anstieg war nur für die Triglyzeride in der Diane®-50-Gruppe signifikant ($p < 0{,}01$). Da die Patientenzahl klein war, wurden die Werte aller 17 Frauen zusammengelegt. Berechnungen mit der größeren Probenzahl erbrachten mit der Zeit signifikante Anstiege des Cholesterols und der Triglyzeride (Abb. 1).

Die Lipoproteine (VLDL-, LDL-, HDL-Cholesterol) zeigten in beiden Behandlungsgruppen ebenfalls eine Neigung, im Verlaufe des Beobachtungszeitraums anzusteigen. Aber die Änderungen erreichten in den einzelnen Behandlungsgruppen keine Signifikanz. Nach dem Zusammenlegen der Patientinnen zu einer Gruppe wurden signifikante Anstiege für VLDL-C ($p < 0{,}02$) und LDL-Apo B ($p < 0{,}001$) beobachtet. Wie in Abbildung 1 zu sehen ist, korrespondieren diese signifikanten Änderungen. Das zeigt, daß größere Patientenzahlen erforderlich sind, bevor eine endgültige Interpretation vorgenommen werden kann.

Es ist jedoch lohnend festzustellen, daß trotz der Anstiege in den einzelnen Lipoproteinarten keine signifikanten Änderungen im Verhältnis der Low- zu den High-density-Lipoproteinen, LDL-C/HDL-C vorhanden wäre, da beide Fraktionen ähnlich ansteigen.

Diskussion

Diane® hat mit seiner antiandrogenen Komponente das therapeutische Spektrum der Ärzte erweitert und eine wertvolle Zusammenarbeit von Dermatologen und Gynäkologen bei Frauen mit Androgensierungserscheinungen ermöglicht. In Kanada war man mit den positiven vorläufigen Ergebnissen dieser Studie sehr zufrieden. Die Patientinnen akzeptierten das Medikament ebenfalls gut.

Die Wirksamkeit beider Diane®-Präparate in der Behandlung der Akne und Seborrhö wurde innerhalb von 2 Monaten sichtbar und innerhalb von 4–6 Monaten signifikant. Dieser Zeitraum stimmt genau mit Beobachtungen anderer Untersucher überein [3, 4, 7].

Die niedrigdosierte Diane®-35 war genauso aktiv wie die hochdosierte. Tatsächlich deutete einiges darauf hin, daß Diane®-35 in bezug auf Einsetzen und Ausprägung seiner Wirkung Diane®-50 überlegen ist. Zum Beispiel neigen Akneläsionen unter Diane®-50 dazu, sich graduierlich mit der Zeit zurückzubilden, während die Verbesserung mit Diane®-35 in größeren Schritten von Monat zu Monat vor sich zu gehen scheint.

Betrachtet man die klinische Besserung der Akne, so blieben 6 Frauen unter Diane®-50 und 2 Frauen unter Diane®-35 über die ersten 4–6 Monate refraktär. Man kann also behaupten, daß die Erfolgsrate insgesamt etwa 86 % mit Diane®-35 und 60 % bei Diane®-50 betrug. Die Werte von Diane®-35 lagen mit denen auf einer Linie, die bisher für Diane®-50 veröffentlich wurden [3, 4]. In dieser Studie aber ergab sich für Diane®-50 eine niedrigere Erfolgsquote. Der Grund dafür ist nicht klar.

Auf der Basis dieser vorläufigen Ergebnisse darf die Schlußfolgerung gezogen werden, daß der therapeutische Effekt von Diane® durch die Reduktion der Ethinylestradiolkomponente in keiner Weise verringert wird. Es dürfte im Gegenteil sogar ein therapeutischer Vorteil mit Diane®-35 verbunden sein. Das bleibt jedoch eine Vermutung, bis mehr Fakten gesammelt worden sind. In beiden Behandlungsgruppen war die Zykluskontrolle hervorragend. Wahrscheinlich ist Diane® in bezug auf die Zykluskontrolle den z. Z. gebräuchlichen Kontrazeptiva überlegen. Zusätzlich blieb der Blutdruck stabil, und das durchschnittliche Körpergewicht stieg nur leicht an. Gaspard et al. [3] berichtete ebenfalls eine durchschnittliche Gewichtszunahme von 2,4 kg während einer 6monatigen Behandlung. Das stimmt fast mit den vorliegenden Befunden überein. Nebenwirkungen waren, wenn sie auftraten, leicht und meistens auf die ersten beiden Therapiemonate beschränkt.

Die Lipidspiegel stiegen über die ersten 6 Monate leicht an, was wieder in Übereinstimmung mit Gaspard [3] steht. Obwohl die Zahl zu klein war, um irgendwelche Schlüsse ziehen zu können, gibt es Hinweise darauf, daß der relative Anstieg dieser Werte bei Diane®-35 kleiner war. Sollte sich diese Beobachtung bei einer größeren Anzahl von Frauen letztendlich bestätigen, bringt dieses Präparat einen definitiven Vorteil in der klinischen Sicherheit. Es sollte jedoch betont werden, daß die Serumlipide und Lipoproteine, obwohl sie signifikant anstiegen, immer noch im Normbereich lagen.

Literatur

[1] Data on File, Schering AG, Berlin/Bergkamen, West Germany.

[2] Fotherby, F.: Oral contraceptives, lipids and cardiovascular disease. Contraception **32** (1985) 367—394.

[3] Gaspard, U. J., M. A. Romus, M. Soyeur-Broux et al.: Clinical, endocrinological and metabolic evaluation of women treated for acne by a combination of cyproterone acetate and ethinylestradiol (Diane®). In: Vokaer, R., D. Fanta (eds.): Combined antiandrogen-estrogen therapy in dermatology, pp. 75—94. Excerpta Medica, Amsterdam, Oxford, Princeton 1981.

[4] Keller, P. J.: Clinical experiences with antiandrogenic oral contraceptives. In: Vokaer, R., D. Fanta (eds.): Combined antiandrogen-estrogen therapy in dermatology, pp. 95—100. Excerpta Medica, Amsterdam, Oxford, Princeton 1981.

[5] Khodjasteh, Z., G. Copinschi, C. Lejeune-Lenain et al.: Hormonal profile acne before and during six months' Diane® administration. In: Vokaer, R., D. Fanta (eds.): Combined antiandrogen-estrogen therapy in dermatology, pp. 101—108. Excerpta Medica, Amsterdam, Oxford, Princeton 1981.

[6] Lussier-Cacan, S. et al.: apo E allele frequency in primary endogenous hypertriglyceridemia (IV) with and without hyperapobetalipoproteinemia. Arterial Sclerosis **5** (1985) 639—643.

[7] Thulliez, M.: Diane®: le point de vue d'un dermatologue belge. In: Vokaer, R., D. Fanta (eds.): Combined antiandrogen-estrogen therapy in dermatology, pp. 71—73. Excerpta Medica, Amsterdam, Oxford, Princeton 1981.

Ergebnisse einer erweiterten offenen Phase-III-Studie mit Diane®-35

S. Aydinlik

Einführung

Diane®, eine Antiandrogen-Östrogen-Kombination, hat sich bei der Behandlung von Androgenisierungserscheinungen bei der Frau gut bewährt [1, 4, 5, 6, 9, 10, 12–14]. Geht man jedoch von der Prämisse aus, immer so niedrig wie möglich zu dosieren, so erscheint es naheliegend, den Versuch zu unternehmen, den Östrogengehalt von Diane® – ähnlich wie bei der Entwicklung von oralen Kontrazeptiva – zu reduzieren. Dosisfindungsstudien von Professor Haspels gaben Anlaß, Diane®-35 zu entwickeln. Diane® bzw. Diane®-35 unterscheiden sich nur in der Dosierung des Östrogenanteils: Diane®-35 enthält 35µg Ethinylestradiol pro Dragee, also 15 µg weniger als Diane®.

In der nachfolgend geschilderten klinischen Studie sollte einerseits festgestellt werden, ob dieses Präparat in der Behandlung von Androgenisierungserscheinungen bei der Frau mit Diane® Schritt halten kann und ob unter dem neuen Produkt östrogenbedingte Nebenerscheinungen, die gelegentlich die Verträglichkeit von Diane® beeinflussen, seltener auftreten.

Von 1982–1984 wurde mit den beiden Präparaten eine multizentrische Doppelblind-Vergleichsstudie durchgeführt. In die Studie einbezogen wurden Frauen mit Androgenisierungserscheinungen wie Akne, Seborrhö und leichtem Hirsutismus [2, 11].

Nach den Ergebnissen dieser Studie konnte festgestellt werden, daß sich Diane®-35 und Diane bezüglich ihrer Therapieeffekte nicht wesentlich vonein-

Tabelle 1 Abheilung und Besserung aller Akne-Fälle (schwer und leicht)

	3. Zyklus		9. Zyklus	
	Diane®	Diane®-35	Diane®	Diane®-35
Gesicht	41,7%	51,9%	89,6%	91,5%
Hals	42,5%	45,3%	91,6%	89,9%
Rücken	52,7%	45,9%	92,2%	93,5%

Bezogen auf die Gesamtzahl der Frauen

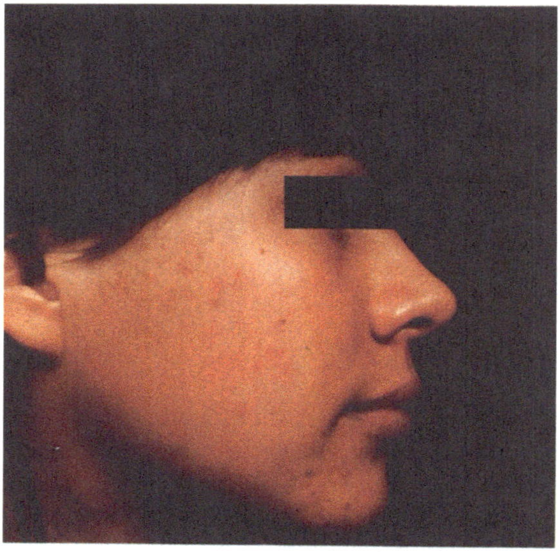

Abb. 1a

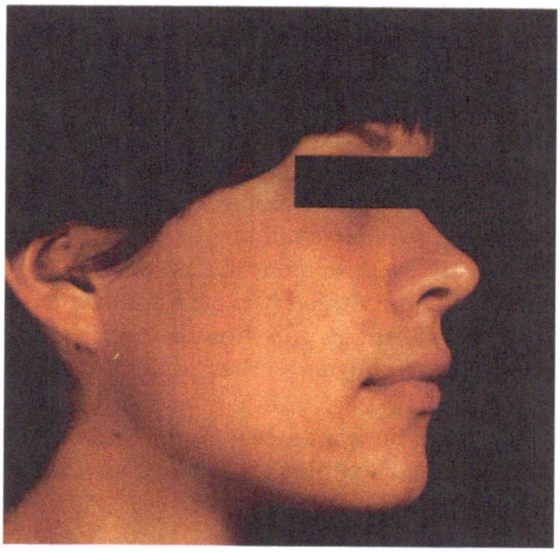

Abb. 1b

Abb. 1 Mittelschwere juvenile Akne
a) vor der Behandlung
b) nach 4monatiger Behandlung mit Diane®-35
Nach Dr. Reymann-Finsen Institutet/Dänemark

ander unterscheiden und daß die positiven Ergebnisse mit Diane®-35 sogar früher zu erkennen waren als mit Diane® (Abb. 1). Dieser sehr wichtige Befund wurde von anderen Prüfern in Kanada, Holland und Schweden bestätigt. Auch

Tabelle 2 Nebenwirkungen

	Diane®-35	Diane®
Brustspannen	20,2%	28,0%
Ödeme	1,0%	2,4%
Varizenbeschwerden	3,2%	5,3%
Erbrechen	0,5%	3,4%
Schwindel	4,1%	5,8%

Bezogen auf die Gesamtzahl der Frauen

wurden dem Östrogenanteil zugeschriebene Begleiterscheinungen unter Diane®-35 seltener beobachtet als unter Diane®. Tabelle 1 zeigt die Abheilungs- bzw. Besserungsraten aller Akne-Fälle bei 425 Frauen, die an der Doppelblind-Studie teilnahmen:

Obwohl hier für Diane®-35 im 3. Zyklus bessere Abheilungs- und Besserungsquoten zu sehen sind, können zwischen den beiden Präparaten keine signifikanten Unterschiede festgestellt werden. Ein Trend ist jedoch eindeutig zu erkennen. Ähnliches gilt auch für die Behandlungsergebnisse bei Seborrhö. Die östrogenbedingten Nebenwirkungen traten seltener unter Diane®-35 als unter Diane® auf (Tab. 2).

Bei einigen Begleiterscheinungen, wie z. B. Brustspannen und Erbrechen, ist ein statistisch signifikanter Unterschied zu erkennen.

Ein signifikanter Unterschied ($p < 0,05$) zugunsten von Diane®-35 war auch hinsichtlich der Gewichtsveränderungen festzustellen. Am Ende des 9. Zyklus war eine Gewichtszunahme von mehr als 2 kg nur bei 13,2 % der Patientinnen unter Diane®-35 zu beobachten, bei der Diane®-Gruppe waren es 21 %.

Bezüglich der Zykluskontrolle waren Diane® und Diane®-35 identisch. Die Quoten an Zwischenblutungen und an Amenorrhö sind mit den unter den modernen Gestagen-Östrogen-Kombinationen registrierten Quoten vergleichbar.

Phase-III-Studie

Im Anschluß an diese Doppelblind-Studie wurde eine ausgedehnte offene, multizentrische Phase-III-Studie begonnen, um einen besseren Überblick über die günstige Wirkung von Diane®-35 bei leichteren und mittelschweren Androgenisierungserscheinungen bei der Frau zu gewinnen und auch um festzustellen, ob das Präparat bei guter Zykluskontrolle und Verträglichkeit einen zuverlässigen Konzeptionsschutz gewährleistet.

Die Prüfung wurde 1984 in Deutschland, Österreich, Holland, Italien und

Frankreich, sowohl in Kliniken als auch bei niedergelassenen Gynäkologen und Dermatologen durchgeführt. Die bisher verfügbare Zwischenauswertung dieser Prüfung umfaßt 10653 Zyklen. Rekrutiert wurden insgesamt 875 Frauen, die bereits genannte Androgenisierungserscheinungen aufwiesen und die mit der gleichzeitigen kontrazeptiven Wirkung des Präparates einverstanden waren.

802 Frauen (91,7% aller Frauen) erhielten das Präparat über 6 Zyklen, 611 Frauen (69,8%) über 12 Zyklen, 223 Frauen über 18 Zyklen und 64 Frauen nahmen bisher das Präparat seit mehr als 24 Zyklen ein. Diese Prüfung wird nächstes Jahr abgeschlossen sein. Obwohl in 210 Zyklen Einnahmefehler zugegeben wurden, trat während der dokumentierten Behandlungszeit nur eine Schwangerschaft ein, die eindeutig auf einen Patientinnenfehler zurückzuführen war.

Zykluskontrolle

Wie bereits bei der Doppelblind-Studie erwähnt, war der Zyklusverlauf unter Diane®-35 durchaus vergleichbar mit den bei anderen Östrogen-Gestagen-Kombinationen (Tab. 3).

Tabelle 3 Zwischenblutungen in 10.215 Zyklen unter Diane®-35

Spotting	5,2%
Durchbruchblutung	0,9%
Spotting und Durchbruchblutung	0,4%

In Tabelle 4 sind die Ergebnisse bei korrekter und fehlerhafter Einnahme gegenübergestellt. Erwartungsgemäß liegen die entsprechenden Quoten in der zuverlässigen Gruppe deutlich niedriger.

Tabelle 4 Zwischenblutungen unter Diane®-35

	mit Einnahmefehlern (210 Zyklen)	ohne Einnahmefehler (10.005 Zyklen)
Spotting	20,0%	4,9%
Durchbruchblutung	4,8%	0,8%
Spotting und Durchbruchblutung	1,4%	0,3%

Bezogen auf 10653 Zyklen blieb in 24 Zyklen unter Diane®-35 die erwartete Entzugsblutung aus. Die Amenorrhöquote beträgt somit 0,2% und ist als niedrig anzusehen.

Nebenerscheinungen

Angaben über die subjektiven Nebenerscheinungen wurden im letzten Zyklus vor Behandlungsbeginn und nach jedem Behandlungszyklus – sowie sie spontan geäußert wurden – registriert. Wenn die Mittelwerte der prozentualen Häufigkeit der Nebenerscheinungen für die 24monatige Prüfdauer errechnet und den Ausgangswerten gegenübergestellt werden, erhält man das in Tabelle 5 aufgeführte Ergebnis.

Tabelle 5 Subjektive und objektivierbare Nebenerscheinungen

	Vorbehandlung %	1.–24. Zyklus
Dysmenorrhoe		
leicht	21,1	9,5
schwer	6,5	0,2
Kopfschmerzen	6,8	4,3
migräneartig	1,3	0,2
Libido		
vermehrt	0,2	0,4
vermindert	2,6	2,2
Schwindel	2,3	0,9
Brustspannen	8,9	5,5
Nervosität	8,9	3,7
Depressive Verstimmungen	5,5	2,0
Chloasma	3,7	3,0
Oedeme	1,8	1,4
Varizenbeschwerden	2,4	2,6

Bezogen auf die Gesamtzahl der Zyklen

Besonders auffallend ist der sehr günstige Einfluß des Präparates auf Dysmenorrhö. Bei den anderen Nebenerscheinungen ist gegenüber den Ausgangswerten keine wesentliche Veränderung, oft sogar ein Rückgang, festzustellen. Auch für objektivierbare Begleiterscheinungen ergeben sich keine auffälligen Unterschiede im Vorwert/Nachwert-Vergleich.

Obwohl die Studie schon bei einigen Frauen über 24 Zyklen lief, waren Gewichtsveränderungen sehr selten. Unter Diane®-35 blieb das Körpergewicht im 3. Zyklus bei 89,7 %, im 6. Zyklus bei 86,5 % und im 12. Zyklus bei 82,2 % der Frauen unbeeinflußt.

Die Langzeitdokumentation der Blutdruckwerte deutet auf einen guten Einfluß von Diane®-35 auf das Blutdruckverhalten. Unter Diane®-35 lag der systolische Blutdruck im 12. Zyklus bei 98,4% der Frauen im Normbereich. Auffallend war der Einfluß des Präparates auf die diastolischen Blutdruckwerte. Der diastolische Blutdruck von vielen Frauen mit Ausgangswerten von 90–105 mmHg normalisierte sich in erstaunlich vielen Fällen. Im 12. Zyklus unter Diane®-35 lag die Prozentzahl der Frauen mit diastolischen Blutdruckwerten unter 90 mmHg bei 97,4%. Es bleibt abzuwarten, ob sich dieses Ergebnis bei der Endauswertung weiter erhärtet.

Therapeutische Wirkung

An der Studie beteiligt waren Frauen mit leichter und mittelschwerer Akne und Seborrhö, leichtem Hirsutismus und auch Fälle mit schwerer Symptomatik. Als Beispiel sei das Kollektiv der Gesichtsakne erwähnt, das aus 451 Frauen mit leichter und immerhin 323 Frauen mit schwerer und mittelschwerer Akne besteht. Tabelle 6 zeigt die Abheilungs- und Besserungsraten für alle Akne-Fälle, die während der 12monatigen Behandlung registriert worden sind:

Tabelle 6 Abheilung/Besserung aller Akne-Fälle (schwer und leicht)

	3. Zyklus	6. Zyklus	12. Zyklus
Gesicht	36,2%	68,9%	90,5%
Dekolleté	33,7%	71,5%	87,6%
Rücken	37,2%	69,2%	88,1%

Die Abheilungs- und Besserungsraten bei schwerer und mittelschwerer Akne sind sogar noch eindrucksvoller (z. B. 98,5% im 12. Zyklus bei Gesichtsakne). Auch bei leichten Fällen von Gesichtsbehaarung wurden gute Therapieergebnisse registriert. Nach 12monatiger Behandlung wurde bei diesen Fällen eine völlige Abheilung von 33,8% beobachtet. Diese Ergebnisse sind mit denen der Doppelblind-Studie vergleichbar.

Vergleichsstudie

Die Ergebnisse von Professor Carlborgs Studie haben die Überlegenheit von Diane® und Diane®-35 gegenüber einem levonorgestrelhaltigen Kontrazeptivum, Microgynon®, gezeigt. Auch wir haben bei einer offenen und in Finnland durchgeführten Vergleichsstudie zu einem desogestrelhaltigen monophasischen Kontrazeptivum, Marvelon®, ähnliche Resultate erzielt.

Es ist bekannt, daß orale Kontrazeptiva durch die Verminderung ovarieller Androgenbiosynthese einen günstigen Einfluß auf Akne ausüben können, daher dieser Vergleich [3, 7, 8].

Die Zusammensetzung beider Präparate stellt sich wie folgt dar:
Diane®-35
2 mg Cyproteronacetat
0,035 mg Ethinylestradiol pro Dragee
Marvelon®
0,150 mg Desogestrel
0,030 mg Ethinylestradiol pro Dragee
Die Prüfdauer betrug 9 Monate. Insgesamt 162 Frauen nahmen die Prüfpräparate über 1278 Zyklen ein, davon 84 Frauen Diane®-35 über 658 Zyklen und 78 Frauen das Referenzprodukt über 618 Zyklen.

In dieser Studie zeigten sich einige interessante Ergebnisse: Zykluskontrolle war unter den beiden Präparaten gut; jedoch Schmier- und Durchbruchblutungen wurden unter Marvelon® – wenn auch nicht signifikant – häufiger registriert als unter Diane®-35 (Tab. 7).

Tabelle 7 Zwischenblutungen

	Diane®-35	Marvelon®
Anzahl der Zyklen	610	555
Spotting	2,5%	4,0%
Durchbruchblutungen	1,1%	2,8%
Spotting und Durchbruchblutung	0,8%	0,8%

Bezogen auf die Gesamtzahl der Zyklen

Was die Begleiterscheinungen anbelangt, konnten wir ebenfalls Unterschiede zwischen den beiden Präparaten feststellen. Brustspannungen, Nervosität, Depression, Varizen und Libidoverminderung wurden unter Marvelon® häufiger beobachtet als unter Diane®-35 (Tab. 8).

Von besonderem Interesse war natürlich die Beeinflussung der Androgenisierungserscheinungen von beiden Präparaten. Tabelle 9 zeigt die Ergebnisse, die Unterschiede zugunsten Diane®-35 sind signifikant ($p < 0,05$).

Schlußfolgerungen

Aus allen drei erwähnten Studien geht hervor, daß Diane®-35 die Erwartungen für eine optimale Therapie bei Androgenisierungserscheinungen bei der Frau ausgezeichnet erfüllt. Mit 35 µg pro Einzeldosis entspricht es auch den heute gültigen Erfordernissen, nämlich möglichst niedrige Östrogen-Dosierungen zu wählen. Die Therapieerfolge sprechen eindeutig für eine Überlegenheit der Östrogen-Antiandrogenkombination gegenüber einer Östrogen-Gestagen-The-

Tabelle 8 Nebenerscheinungen

	Diane®-35 1.–9. Zyklus (%) (658 Zyklen)	Marvelon® 1.–9. Zyklus (%) (618 Zyklen)
Dysmenorrhoe		
leicht	4,6	6,2
schwer	0,5	0,9
Kopfschmerzen	6,9	7,2
migräneartig	4,4	4,3
Libido		
vermehrt	–	–
vermindert	0,7	4,6*
Nervosität	3,1	7,6*
Depressive Verstimmungen	3,5	7,1*
Brustspannen	2,9	9,1*
Chloasma	–	–
Ödeme	4,3	4,3
Varizenbeschwerden	0,5	1,5

Bezogen auf die Gesamtzahl der Zyklen *$p < 0{,}05$

Tabelle 9 Abheilung/Besserung bei Akne im Gesicht

	Diane®-35		Marvelon®	
	3. Zyklus	9. Zyklus	3. Zyklus	9. Zyklus
Gesichtsakne	58,4%	80,7%	38,4%	63,3%

Bezogen auf die Gesamtzahl der Frauen

rapie. Die Verringerung der Östrogendosierung von Diane®-35 gegenüber der bewährten Diane® führte zu keiner Einschränkung der therapeutischen Wirkung. Im Gegenteil, es zeigte sich eher eine Tendenz zu schnellerem Einsetzen des Effektes. Darüber hinaus ist das östrogenbedingte Nebenwirkungspotential unter dem neuen Präparat geringer.

Literatur

[1] Aydinlik, S., U. Lachnit-Fixson: Diane – eine Gestagen-Östrogen-Kombination mit Antiandrogenwirkung. Med. Mschr. **31** (1977) 425—429.

[2] Aydinlik, S., U. Lachnit-Fixson: Östrogenreduzierter Ovulationshemmer zur Aknetherapie. Fortschr. d. Med., 27—28, pp. 547—551 (1986).

[3] Barfield, W. E.: Acne successfully treated by inhibition of ovulation. J. Amer. med. Ass. **201** (1967) 30.

[4] Carlborg, L., S. Rosengren: Antiandrogen Treatment of Women with Acne Tarda. Curr. Ther. Res. **31** (1982) 740—745.

[5] Fanta, D., W. H. F. Schneider, J. Spona et al.: Die Anwendung von Antiandrogenen in der Behandlung der Akne. Wien. klin. Wschr. **89** (1977) 622—627.

[6] Gaspard, U. J. et al.: Clinical, endocrinological and metabolic evaluation of women treated for acne by a combination of cyproterone acetate and ethinylestradiol (Diane®). In: R. Vokaer, D. Fanta (eds.): Combined antiandrogen-estrogen therapy in dermatology, Proceedings of the Diane Symposium, Brussels, Sept. 11, 1980, pp. 75—93. Exerpta Medica, Amsterdam 1981.

[7] Kümmel, J.: Beeinflussung der Akne vulgaris durch Ovulationshemmer. Med. Welt (Stuttgt.) **17** (1966) 138—140.

[8] Lachnit-Fixson, U., J. Kaufmann: Zur Beeinflussung von Androgenisierungserscheinungen. Doppelblindstudie eines cyproteronacetathaltigen Präparats (SHB 209 AB) gegen Neogynon®. Med. Klin. **72** (1977) 1922—1926.

[9] Ludwig, E., W. Meinhof, H. Zaun: Zur Therapie androgen-abhängiger Hauterscheinungen mit Cyproteronacetat-Östrogen-Kombinationen. Akt. Dermatl. **3** (1977) 201—209.

[10] Moltz, L., E. Kaiser: Mittelhochdosierte orale Cyproteronacetat-Therapie bei Frauen mit mittelgradig ausgeprägten Androgenisierungserscheinungen — Ergebnisse aus einer multizentrischen Doppelblind-Studie. Geburtsh. u. Frauenheilk. **44** (1984) 47—52.

[11] Neumann, F., S. Aydinlik, U. Lachnit-Fixson: The treatment of androgen-induced or mediated disorders of the skin with cyproterone acetate, In: N. Bruchovsky, A. Chapdelaine, F. Neumann (eds.): Regulation of Androgen Action. Proceedings of an Intl. Symposium, Montreal 1984, 109—113. Congressdruck R. Brückner, Berlin (West) 1985.

[12] Neumann, F., U. Lachnit-Fixson: Sexualhormone: Zielorgan Haut — Anwendungsmöglichkeiten von Antiandrogenen in der Dermatologie. Ärztl. Praxis **100** (1978) 346—347.

[13] Palatsi, R., P. Ylöstalo, A. Taipale: Treatment of acne with cyproterone acetate and ethinyl estradiol. Acta Dermatovener (Stockholm) **58** (1978) 449—454.

[14] Zaun, H.: Ovulationshemmer und Antiandrogene in dermatologischer Indikation. Fortschritte der praktischen Dermatologie und Venerologie. Band 9, herausg. von O. Braun-Falco u. H. H. Wolff, Springer, Berlin/Heidelberg 1979, 371—376.

Diskussion

Samsioe: Als Vorsitzender nehme ich die Gelegenheit wahr, allen zu der guten Präsentation ihrer Studien zu gratulieren. Ich möchte betonen, daß solche Untersuchungen sehr schwer durchzuführen sind, da die Akne jahreszeitlichen Schwankungen unterworfen ist. Hinzu kommt, daß man keine Kontrollgruppe erstellen kann, und die Bereitschaft der Patienten zur Mitarbeit kann schlecht sein. Weiterhin möchte ich einige Kommentare, was die metabolischen Studien betrifft, abgeben. Der Gebrauch der Methode, die Lipoproteinkonzentrationen mit Hilfe der Ultrazentrifugation zu bestimmen, führt zu einer Unterschätzung des HDL-Anstieges. Zusätzlich müssen die Ergebnisse, die durch Präzipitation erhalten werden, mit Vorsicht betrachtet werden. Das liegt an den eingesetzten Errechnungsmethoden, die eine bestimmte Verteilung von Triglyzeriden zwischen den Lipoproteinen in Betracht ziehen. Diese Fraktion kann unter dem Einfluß von Östrogenen variieren und kann deshalb zu falschen Ergebnissen in der Berechnung führen. Das trifft besonders auf LDL zu. Auch kann die Differenzierung zwischen HDL_2 und HDL_3 zu irreführenden Resultaten führen, wenn die allgemein anerkannte Dextranmethode eingesetzt wird. Der Grund dafür ist, daß die Triglyzeridkonzentrationen die Analyse beeinflussen können. Das kann zu einer Überschätzung der HDL_2-Fraktion führen, wenn sie mit der Präzipitationsmethode bestimmt wird. Bei der Diskussion der Vormittagsvorträge sollten diese Überlegungen berücksichtigt werden.

Die Beiträge des Abschnitts »Metabolische und klinische Aspekte« stehen jetzt zur Diskussion an.

Frau Schindler: Nimmt man die Berichte von Dr. Silfverstolpe und Dr. Jacob zusammen, scheint man den Schluß ziehen zu können, daß die erhaltenen Ergebnisse unabhängig vom Typ des eingesetzten Progestagens sind und nicht von der Menge des Ethinylestradiol beeinflußt werden. Ich möchte daran erinnern, daß in den beiden Studien 20 bzw. 50 μg Ethinylestradiol benutzt wurden.

Silfverstolpe: Es wurde ein Unterschied in den VLDL-Serumkonzentrationen zwischen den beiden Patientengruppen gefunden, die 35 μg und 50 μg Ethinylestradiolkombinationen genommen haben. Dieser Unterschied war aber wegen der geringen Patientenzahl nicht signifikant.

Samsioe: Ich möchte Frau Levinska bitten, sich zu ihrer Beobachtung zu äußern, daß die Applikation von Diane® alleine und Diane® plus Tetrazykline zu keinen unterschiedlichen Ergebnissen führt. Könnte Tetrazyklin dieses Phänomen verursachen? Es ist gezeigt worden, daß dieses Antibiotikum den enterohapatischen Kreislauf für Hormone herabsetzt. Deshalb könnte es ja diese Ergebnisse zur Folge haben.

Levinska (Burke): Herabgesetzte Talgexkretionsraten in Gruppen, die mit Diane® plus Tetrazykline behandelt wurden, deuten darauf hin, daß die enterohepatische Zirkulation der Steroide durch Tetrazykline reduziert wird. Demzufolge kann diese Erklärung auch dazu herangezogen werden, die Ergebnisse unserer Gruppe zu interpretieren.

Ein holländischer Dermatologe: Dr. Ashton zeigte, daß der Einsatz hoher Dosen Cyproteronacetat zu einer schnelleren Reaktion führt als niedrigere Dosen. In den letzten Studien schien es, als ob Diane®-35 bei Akne zu einer schnelleren Antwort führt als Diane®-50. Würde es zu einer weiteren Besserung bei Aknepatientinnen kommen, wenn man zu Diane®-35 eine höhere CPA-Dosis hinzugeben würde?

Gaspard: Von uns präsentierte Daten haben klar gezeigt, daß eine Kombination, die 35 μg Ethinylestradiol plus 5 mg Cyproteronacetat enthält, bei Patientinnen mit Akne und Seborrhoe kein schnelleres Ansprechen hervorruft, als es bei Kombination mit 2 mg Cyproteronacetat gesehen wurde.

Falsetti: Wenn ich mich an die gezeigten Werte richtig erinnere, erbrachte die 5 mg CPA-Kombination den gleichen SHBG-Anstieg wie die 2 mg CPA-Kombination. Könnten Sie daraufhin zum Mechanismus des CPA etwas sagen?

Gaspard: Der Anstieg des SHBG lag dreimal höher als die Ausgangswerte. Die Werte blieben über die Zeit ziemlich stabil. Die Wirkungen der Kombination CPA plus Ethinylestradiol waren sehr verschieden von denen, die mit der Kombination von Ethinylestradiol und 19-Nortestosteron beobachtet wurden. Bei den Kombinationen, die als Progestagen 19-Nortestosteronderivate enthalten, ist eine deutliche Senkung der SHBG-Serumspiegel durch dieses Derivat zu sehen. Die antiöstrogene Wirkung des CPA ist sehr gering. Der Anstieg des SHBG ist allein dem Effekt des Ethinylestradiol zuzuschreiben, ohne die Gegenwirkung einer Progestagenkomponente. Das ist der Unterschied bei Beobachtungen mit 19-Nortestosteronderivaten im Gegensatz zu CPA.

Schindler: Es ist gezeigt worden, daß die Kombination mit 2 mg CPA und 35 μg Ethinylestradiol zu einer schnelleren Reaktion führt als die, die 50 μg Ethinylestradiol enthält. Allerdings entsprechen sich die Reaktionsraten zu einem späteren Zeitpunkt, nämlich nach 6 oder 9 Monaten. Hat irgend jemand eine Erklärung für diese Beobachtung?

Lachnit: Die schnellere Antwort auf Diane®-35 dürfte wenigstens teilweise durch die Fakten zu erklären sein, die Prof. Spona demonstrierte. Er zeigte, daß endogenes 17β-Östradiol während der ersten 3 Monate in einem geringeren Ausmaß unterdrückt wird, als es mit Diane®-50 der Fall war. Dies dürfte zu günstigeren Serumspiegeln der Östrogene insgesamt führen und demzufolge ein schnelleres Ansprechen verursachen. Ich möchte Ihre Aufmerksamkeit auf Studien lenken, die Prof. Breckwoldt vor vielen Jahren unternommen hat. Er verglich das hoch dosierte Originalschema von Hammerstein mit der regulären Diane®. Dabei beobachtete er ein ähnliches Phänomen, wie es hier berichtet wurde. Die Reaktionsraten waren am Anfang schneller, glichen sich aber nach 12 Behandlungsmonaten aus. Diese Ergebnisse unterstützen die Vorstellung, die niedrigst mögliche Dosis der Hormone einzusetzen.

Vermeulen: Ich möchte etwas zu der größeren Wirksamkeit von Diane®-35 sagen. Beobachtungen an einer kleinen Patientenzahl haben darauf hingedeutet, daß Diane®-35 die Androstendionspiegel in einem größeren Ausmaß unterdrückt, als es Diane® mit 50 μg Ethinylestradiol tut. Dieser Unterschied in 5-Androstendion könnte ebenfalls eine Erklärung der schnelleren Reaktion von Diane®-35 sein.

Samsioe: Die schnelle Antwort auf die Therapie ist bei Aknepatientinnen von großer Wichtigkeit, um eine hohe Bereitschaft der Patienten zur Mitarbeit zu erhalten. Deshalb ist eine schnellere Reaktionsrate mit Diane®-35 sehr wichtig.

Schindler: Welches waren die kontrazeptiven Maßnahmen in der Patientengruppe in Dr. Burkes Studie, die nur Tetrazykline einnahmen?

Levinska (Burke): Das Protokoll der Studie verlangt in allen Patientengruppen den Gebrauch anderer kontrazeptiver Methoden.

Denvoers (holländischer Dermatologe): Die bisherigen Studien haben gezeigt, daß Diane®-35 in bezug auf das schnellere Einsetzen von Therapieerfolgen Diane® überlegen ist. Könnte man diese Ergebnisse noch weiter verbessern, indem man zur Behandlung von Aknepatienten eine zusätzliche Dosis CPA zu der in Diane®-35 enthaltenen gibt?

Lachnit: Wie Sie gesehen haben, verursacht Diane®-35 ein relativ schnelles Einsetzen der Therapiewirkung. Es gibt keinen Grund, warum man zu Diane®-35 nicht 5 oder 10 mg CPA hinzugeben sollte, wenn man es möchte. 10 mg CPA ist in Tablettenform erhältlich. Aber ich würde raten, es nicht über den ganzen Zyklus zu geben, weil CPA einen starken Depoteffekt hat. Deshalb sollten 5 oder 10 mg CPA vom 1. bis 15. Tag gegeben werden, um nicht die Entzugsblutung zu stören.

Übachs: Könnte eine zusätzliche CPA-Gabe zu Diane®-35 die Heilungsrate für Hirsutismus verbessern?

Lachnit: Die CPA-Dosis von 2 mg in Diane®-35 ist für leichten Hirsutismus im Gesicht hoch genug. Bei schwerem Hirsutismus sollte die CPA-Dosis allerdings angehoben werden.

Aydinlik: Hirsutismus im Gesicht reagiert auf die Behandlung mit Diane®-35 besser als Hirsutismus an anderen Stellen. Wir beobachteten, daß Diane®-35 bei 34% der Patientinnen in einer Heilung des Hirsutismus im Gesicht resultierte. Für andere Lokalisationen sind die Therapieerfolge mit Diane®-35 nicht so gut.

Nürnberger: Ich stimme mit Ihnen überein, daß Diane®-35 für Patienten mit Gesichtshirsutismus gut genug ist. Patientinnen mit schwerem Hirsutismus sollten vom 5. Bis 14. Tag zusätzlich zu Diane®-35 wenigstens 10 mg CPA bekommen.

Karger: Wir gaben in der Behandlung von schwerem Hirsutismus und Akne 100 mg CPA zu Diane® dazu. Vielleicht können Sie dazu etwas sagen.

Lachnit: Man muß bei Patienten mit schwerem Hirsutismus und Akne CPA zu Diane® dazugeben. Ich glaube, Prof. Schindler kann dazu etwas sagen.

Schindler: Es besteht inzwischen eine mehr als 10jährige Erfahrung mit Diane®. Es besteht eine völlige Übereinstimmung, daß man zwischen der Behandlung von Seborrhoe, Akne und sehr leichten Formen des Hirsutismus und der Therapie von schwerem Hirsutismus unterscheiden muß. In der ersten Indikationsgruppe wird Diane®-35 genügen. Aber bei schweren Formen des Hirsutismus müssen 100 mg CPA im ersten Teil des Zyklus, d. h. vom 5. bis 14. Tag, hinzugegeben werden. Es ist allerdings nicht empfehlenswert, CPA zusätzlich zu einem oralen Kontrazeptivum zu geben, das als Progestin ein 19-Nortestosteronderivat enthält. Man sollte 100 mg in Form der umgekehrten Sequenztherapie in Kombination mit Ethinylestradiol einsetzen. Wenn dann ein Therapieerfolg einsetzt, kann man diese hohe CPA-Dosis langsam reduzieren, um so eine Dosis zu erreichen, mit der ein andauernder Therapieeffekt erhalten werden kann.

Lachnit: Das ist eine Empfehlung, mit der wir vollkommen übereinstimmen. Man kann die Dosis von CPA in dem Moment senken, in dem die volle Therapiewirkung beobachtet wird, d. h. nach ungefähr 12 Monaten. Dann kann man fortfahren, die Patienten mit Diane®-35 zu behandeln.

Spona: Ich beziehe mich auf den Bericht von Frau Aydinlik. Sie zeigte, daß Marvelon® und Diane®-35 in ihren therapeutischen Ergebnissen nur im Gesichtsbereich differieren, während bei anderen Lokalisationen des Hirsutismus kein Unterschied registriert werden konnte. Haben Sie eine Erklärung für diese Ergebnisse?

Aydinlik: Zur Zeit können wir noch keine Erklärung für diese Unterschiede liefern.

Lachnit: Wenn es keine weiteren Fragen gibt, möchte ich den Teilnehmern dieses interessanten Treffens im Namen von Schering, Italien, und auch Schering, Berlin, danken. Ich bedanke mich für alle Beiträge und die Kommentare in den Diskussionen. Vielen Dank auch an Prof. Falsetti und den Präsidenten des Treffens, Prof. Schindler.

Schlußbemerkung

U. Lachnit-Fixson

Abschließend möchte ich einige der wichtigsten Ergebnisse dieser Konferenz kurz zusammenfassen:

1. Es besteht kein Zweifel mehr, daß cyproteronacetathaltige Präparate höchst effektiv in der Therapie von Androgenisierungserscheinungen bei Frauen sind.
   In der Aknebehandlung stellen sie eine wertvolle Ergänzung des therapeutischen Rüstzeugs der Dermatologen dar.
2. Die therapeutische Wirksamkeit von Kombinationen mit 2 mg Cyproteronacetat beruht nicht allein auf der Unterdrückung der Androgenbiosynthese, die als Folge der Ovulationshemmung auftritt.
   Doppelblindstudien haben klar demonstriert, daß die Wirkung dieser Kombinationen die solcher Ovulationshemmer übertrifft, die Gestagene ohne eine antiandrogene Partialwirkung enthalten.
3. In Vergleichsstudien konnte gezeigt werden, daß Diane®-35 die gleiche therapeutische Wirksamkeit wie Diane®-50 besitzt. Zusätzlich scheint sich die positive Wirkung von Diane®-35 etwas früher zu manifestieren. Die Senkung der Östrogendosis hat das Wirkungsspektrum also nicht negativ beeinflußt.
   Dagegen konnte das Auftreten östrogeninduzierter Nebenwirkungen deutlich gesenkt werden. Dies ist sowohl für eine bessere Verträglichkeit als auch für die Bereitschaft der Patienten zur Mitarbeit (patient compliance) wichtig.
   Diane®-35 garantiert zudem einen vollständigen kontrazeptiven Schutz. Seine Zykluskontrolle ist vorteilhafter als bei oralen low-dose Kontrazeptiva, die 19-Nortestosteronderivate als Gestagenkomponente enthalten.
4. Diane®-35 hat bemerkenswert wenig unerwünschte Wirkungen auf metabolische und hämostatische Parameter – zwei wichtige Aspekte für die medikamentöse Sicherheit. Tatsächlich können einige der beobachteten Änderungen – zum Beispiel im Fettstoffwechsel – sogar als eher positiv eingestuft werden.

Meine sehr geehrten Damen und Herren, unser Workshop nähert sich dem Ende. Wir hatten zwei sehr interessante Tage, und ich hoffe, daß Ihnen diese Konferenz gefallen hat. Im Namen von Schering möchte ich Ihnen allen für die Teilnahme danken, besonders natürlich unserem Präsidenten, Herrn Professor Schindler, für seine souveräne Leitung, sowie allen Sprechern für ihre Referate und allen Vorsitzenden für die Diskussionsmoderation.

Liste der erstgenannten Autoren

Ashton, R. E., Dr., Royal Naval Hospital, Gosport-Hents, PO 12 2AA, Great Britain

Aydinlik, S., Clinical Endocrinology and Fertility Research, Schering AG, Müllerstraße 172—178, 1000 Berlin 65, Germany

Bruni, V., Prof. Dr., Clinica Ostetrica e Ginecologica della Università di Firenze, Policlinico Careggi, 50 134 Firenze, Italy

Carlborg, L., Dr., Department of Obstetrics & Gynecology, Länssjukhuset, Kvinnokliniken, 301 85 Halmstad, Sweden

De Cecco, L., Prof. Dr., 2nd Obstetrical Gynaecological Clinic, University of Genoa, Genoa, Italy

Ernst, E., Priv.-Doz. Dr., Klinik für Physikalische Medizin der Universität München, Ziemssenstraße 1, 8000 München 2, Germany

Falsetti, L., Prof. Dr., 1. Clinica Ostetrica e Ginecologica dell'Università Spedali Civili, 25 100 Brescia, Italy

Fedele, L., Prof. Dr., Istituto Ostetrico Ginecologico 'L. Mangiagalli' dell'Università di Milano, 20 122 Milano, Italy

Flamigni, C., Prof. Dr., Fisiopatologica della Riproduzione, Policlinico S. Orsola, 40 138 Bologna, Italy

Fugère, P., Dr., Hôpital Saint-Luc, Université de Montréal, 1058 rue Saint-Dénis, Montréal H2X 3J4, Quebec, Canada

Gaspard, U. J., Prof. Dr., Faculté de Médecine, Clinique gynécologique et obstétricale, Boulevard de la Constitution 81 (Bât. J15), 4020 Liège, Belgium

Greenwood, R., Dr., Dermatology Department, Leeds General Infirmary, Leeds, West Yorkshire, Great Britain

Haspels, A. A., Prof. Dr., Academisch Ziekenhuis Utrecht, Universiteitskliniek voor Obstetrie en Gynaecologie, Postbus 16250, 3511 GV Utrecht, Netherlands

Higgins, H. P., Dr., Departments of Dermatology, Leicester Royal Infirmary, Infirmary Square, Leicester LE 1 5WW, Great Britain

Hirvonen, E., Dr., Departments I and II of Obstetrics & Gynecology, University Central Hospital, Helsinki, Finland

Kaiser, E., Prof. Dr., Deutsche Klinik für Diagnostik, Fachbereich Gynäkologie/Gynäkologische Endokrinologie, Aukammallee 33, 6200 Wiesbaden 1, Germany

Lachnit-Fixson, U., Dr., Clinical Endocrinology and Fertility Research, Schering AG, Müllerstraße 172—178, 1000 Berlin 65, Germany

Neumann, F., Prof. Dr., Main Department Endocrine Pharmacology, Schering AG, Müllerstraße 172—178, 1000 Berlin 65, Germany

Nürnberger, F., Prof. Dr., Hautklinik und Poliklinik der Freien Universität Berlin im Rudolf-Virchow-Krankenhaus, Augustenburger Platz 1, 1000 Berlin 65, Germany

Rubens, R., Dr., Afdeling Endocrinologie — Hematologie, Stofwisselingsziekten, Akademisch Ziekenhuis, De Pintelaan 185, 9000 Gent, Belgium

Schindler, A. E., Prof. Dr., Direktor Zentrum für Frauenheilkunde, Universitätsklinikum Essen, Hufelandstraße 55, 4300 Essen 1, Germany

Silfverstolpe, G., Dr., University of Göteborg, Department of Obstetrics & Gynecology, Sahlgren's Hospital, 413 45 Göteborg, Sweden

Spona, J., Prof. Dr., I. Universitäts-Frauenklinik, Spitalgasse 23, 1090 Wien, Austria

Zurth, Chr., Dr., Dept. Pharmacokinetics A, Schering AG, Müllerstraße 172—178, 1000 Berlin 65, Germany

Rainer Gros

Die weibliche Brust

Handbuch und Atlas
Mit einem Geleitwort von Ivo Pitanguy

19 x 26 cm. XIV, 192 Seiten. Mit 78, teils farbigen Abbildungen. 1987.
Broschur **DM 29,80** ISBN 3 11 010869 0

Die weibliche Brust ist ein Organ, das in der Summierung seiner ästhetischen, emotionalen und medizinischen Bedeutung ohne Beispiel ist. Kein anderes Organ erfährt eine so hohe Wertschätzung und besitzt dabei gleichzeitig ein so hohes Erkrankungsrisiko.

Dieses Buch richtet sich an jede Frau, es ist in allgemeinverständlicher und anschaulicher Form verfaßt. Die vielschichtigen medizinischen und ästhetischen Probleme der weiblichen Brust werden ganz bewußt nüchtern und sachlich dargestellt. Dies soll den Frauen helfen, die „Scheu vor der eigenen Brust" abzulegen. Denn Ängste und Unsicherheiten halten die Mehrheit der Frauen noch davon ab, ihre Brust selbst zu untersuchen und mögliche Veränderungen rechtzeitig zu erkennen.

Die praktisch lückenlose Information wird durch ein umfangreiches, teils farbiges Bildmaterial ergänzt:

- Anatomie
- Pflege der weiblichen Brust
- Stillen
- Veränderungen an Form und Größe der Brust
- plastische Operationen
- gutartige Erkrankungen
- Brustkrebs
- Untersuchungen der Brust
- Operationen bei Brustkrebs
- Zusatzbehandlung bei Brustkrebs
- Wiederaufbauoperationen
- Nachsorge
- Brustkrebs und Schwangerschaft
- Problematik der »anderen« Brust
- vorbeugende Brustoperationen
- begleitende Maßnahmen bei Brustoperationen
- Brustprothesen
- Verzeichnis medizinischer Fachausdrücke

W DE G

de Gruyter